Das Qi verwurzeln

Frieder Anders

Das Qi verwurzeln

Qigong und Atemtypen

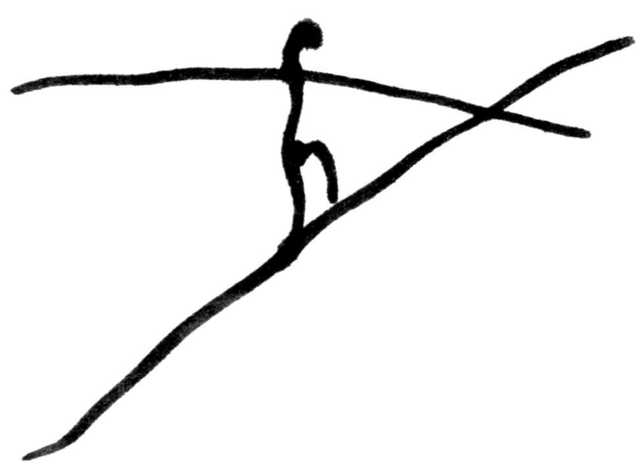

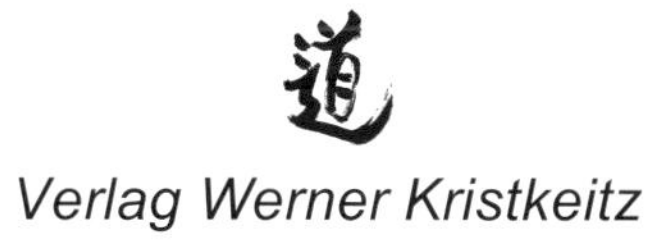

Verlag Werner Kristkeitz

Die Inhalte des vorliegenden Buches wurden sorgfältig recherchiert und werden nach bestem Wissen und Gewissen weitergegeben. Dennoch übernehmen weder Autor noch Verlag Haftung für eventuelle Schäden, die bei unsachgemäßer Ausführung der Übungen entstehen könnten. Die Übungen ersetzen keine medizinische Beratung oder Behandlung, falls eine solche erforderlich ist.

Umschlagbilder:
Foto: Michael Borgers – pixabay; Illustration: Wang Ning

Buchgestaltung:
Matthias Emde, Andrea Thiele

ISBN 978-3-948378-00-4

www.kristkeitz.de

Inhalt

Vorwort

Vielleicht wundern Sie sich, geneigte Leserin, geneigter Leser, über das Titelbild dieses Buches: Was hat «Verwurzelung» mit Hochseilartistik zu tun? Da tanzt oder schwebt doch jemand hoch über der Erde und berührt sie nicht einmal. Dabei scheint der direkte Kontakt mit der Erde doch unbedingt notwendig zu sein, wenn man sich verwurzeln will.

Versteht man das Verwurzeln als ein Nachgeben an die Schwerkraft, indem wir uns niederlassen hin zur Erde, die uns trägt, dann ist der Vergleich zum Hochseilakt in der Tat absurd. Aber Verwurzeln ist eben nicht nur die Anpassung an die Schwerkraft – denn dann wäre das Auf-dem-Boden-Liegen die absolute Verwurzelung –, sondern es ist die Basis für die Aufrichtung, die wir Menschen in unserer Bipedie, also der Fortbewegung auf zwei Beinen, verwirklichen. Dazu müssen wir einen ständigen Ausgleich zwischen Gravitation und Bodenreaktionskraft herstellen – oder «Himmel und Erde verbinden», wie es die Chinesen genannt haben.

So gesehen sind die Hochseilartisten wirkliche Meister der Verwurzelung und der Aufrichtung: Sie können sich der Schwerkraft nur soweit überlassen, wie sie einen festen Halt auf dem schwankenden Grund haben, um eine Aufrichtung zu finden, die aus der Verwurzelung erwächst. Das heißt, nichts hinzutun, nichts wegzunehmen von der Körperspannung, die ihre Balance zwischen Erde und Himmel ermöglicht und sie nicht abstürzen lässt.

Darum geht es in diesem Buch: Hinweise zu geben, wie die Polarität zwischen Sinken und Aufrichten gelingen kann, und damit ein Sinken zu vermeiden, das keine Aufrichtung hervorbringt («schlechte Haltung»), und eine Aufrichtung zu vermeiden, die das Sinken, also die Wirkung der Schwerkraft, nicht mit einbezieht («Halte dich gerade!»). Gelingt die verwurzelte Aufrichtung, entsteht Innere Kraft.

Zum Verständnis der Hintergründe werden die philosophischen Grundlagen des westlichen und östlichen Körperverständnisses aufgezeigt, die den Unterschied von innerer, verwurzelter, und äußerer Kraft nachvollziehbar machen können. Des Weiteren wird das Basiswissen der chinesischen Medizin und der neuen Faszienmodelle vorgestellt und ihre Verbindung aufgezeigt: Das Zusammenspiel der «myofaszialen Leitbahnen» und der «Qi-Meridiane» ist ein neuer Ansatz in diesem Buch. Im Übungsteil wird dann das Einüben der beschriebenen Prinzipien im LebenstorQigong® angeleitet.

Um beste Ergebnisse zu erzielen, ist dabei die Beachtung des «individuellen Atemtyps» (siehe Kapitel 4) erforderlich. Es gibt zwei verschiedene Atemtypen, Einatmer und Ausatmer, und jeder Mensch gehört entweder dem einen oder dem anderen Atemtyp an. Einatmer beziehen ihre Kraft aus dem aktiven Einatmen, Ausatmer aus dem aktiven Ausatmen. Das muss in der Körperhaltung und den Bewegungen berücksichtigt werden.

Dieses Buch ist für alle geschrieben, die Qigong erlernen oder bereits Qigong oder Taiji üben und ihr Verständnis von «Verwurzelung» vertiefen möchten, wie auch für Praktizierende der Kampfkünste, die bestrebt sind ihre Haltung zu optimieren. Wie wichtig die Aufrichtung gerade im Taiji ist, zeigt die Tatsache, dass in dieser Kampfkunst keine Falltechniken geübt werden, um den Verlust der Aufrichtung zu mindern, wenn man vom Gegner zu Boden geworfen wird. Im Taiji soll man nie fallen, sondern «hüpfen wie ein Spatz», wenn man vom Partner entwurzelt wird.

Und für alle ohne Kampfkunstambitionen wird hier ein Übungsweg dargestellt, der hilft, ihre Mitte und mehr «Bodenhaftung» zu finden, um die eigene Lebendigkeit zu spüren und innere Kraft und Standfestigkeit in mitunter hektischen Zeiten zu erlangen.

LebenstorQigong®, wie es hier vorgestellt wird, entstand aus den Qigong-Übungen, die ich in meiner 26-jährigen Zeit bei Meister K. H. Chu von ihm erlernen konnte. Den Grundstock – acht Qigong-Positionen, dazu vorbereitende Übungen der Arme und Hände – möchte ich allen Interessierten nun weitergeben und ihnen damit ein geeignetes Mittel an die Hand geben, um sich selbst flexibel und stabil im Qi zu verwurzeln.

Frieder Anders

Frühjahr 2019

Mit dem Kopf in den Wolken
und den Füßen auf der Erde.
(Chinesische Redensart)

Einleitung

Die Mitte finden

Der Ausgleich zwischen Himmel und Erde, wie er im Vorwort anhand eines extremen Beispiels – des Balanceakts auf dem Hochseil – dargestellt wurde, führt zur eigenen Mitte, die nicht nur der Körperschwerpunkt ist, sondern auch die «Erdmitte» des Menschen, wie sie Karlfried Graf Dürckheim (1896–1988) genannt hat. Sie ist also der Ort, wo sich Himmel und Erde im Menschen treffen, und gleichzeitig ist die «Erdmitte», der Bauch, aber auch ein zweites Gehirn, wie neuere Forschungen gezeigt haben.

«Die Vorstellung, der Magen-Darm-Trakt sei eine langweilige Verdauungsmaschine, ist in der Medizin längst passé. Denn die Forschung hat gezeigt, dass in unserem Bauchraum ein empfindliches Nervensystem mit erstaunlichen Eigenschaften sitzt. Dieses auch Bauchgehirn oder ‹zweites Gehirn› genannte Geflecht aus Nervenzellen ist strukturell ganz ähnlich aufgebaut wie unser Gehirn im Kopf. Interessanterweise ist es evolutionsgeschichtlich jedoch älter als dieses – bevor die ersten Lebewesen ein Kopfgehirn entwickelten, besaßen sie eines im Bauch. Die Hauptaufgabe dieses faszinierenden Nervensystems ist die Verdauung. Doch sein Einfluss reicht noch um einiges weiter. So reguliert das Bauchgehirn nicht nur unsere Darmtätigkeit und unser Sättigungsgefühl. Es scheint sogar unsere Emotionen kontrollieren zu können und möglicherweise an neurodegenerativen Erkrankungen wie Parkinson beteiligt zu sein.» (Albat, Daniela in: cinexx.de/dossier/das-bauchgehirn, Stand: 8.7.2019)

Die Mitte ist heute aber den meisten abhandengekommen oder in den Kopf gewandert. Nun scheint als Sitz des Bewusstseins eher dort, im

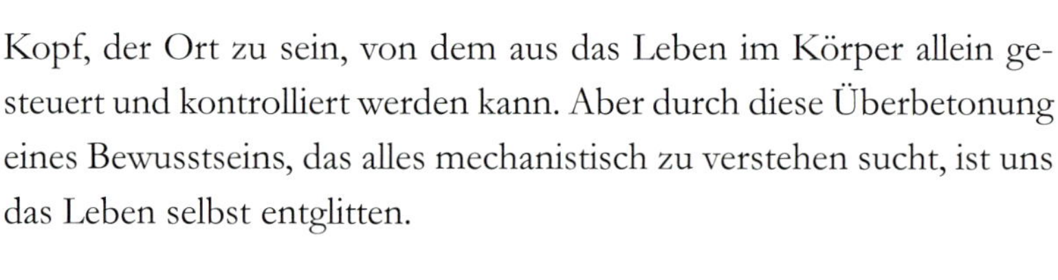

Kopf, der Ort zu sein, von dem aus das Leben im Körper allein gesteuert und kontrolliert werden kann. Aber durch diese Überbetonung eines Bewusstseins, das alles mechanistisch zu verstehen sucht, ist uns das Leben selbst entglitten.

Die rationale Sicht der Naturwissenschaft auf die Welt, die, nach Galilei alles zu messen, nach Descartes alles in kleinste Teile zu zerlegen und nach Newton überall Ursachen zu finden sucht, hat in den letzten Jahrhunderten das menschliche Individuum mit seinen Gefühlen und Problemen ausgeklammert.

«Als Darstellung der Wirklichkeit ist die naturwissenschaftliche Abbildung der Welt nicht ausreichend, einfach aus dem Grund, weil die Naturwissenschaft nicht einmal den Anspruch erhebt, sich mit Erfahrung schlechthin zu befassen, sondern nur mit bestimmten Ausschnitten und nur in bestimmten Zusammenhängen. Die eher philosophisch interessierten Naturwissenschaftler waren sich dessen wohl bewusst. Aber unglücklicherweise hatten einige Naturwissenschaftler, viele Techniker und vor allem Konsumenten der vielen kleinen technischen Errungenschaften weder Zeit noch Interesse, den philosophischen Ursprüngen und Hintergründen der Naturwissenschaften nachzugehen.» (Aldous Huxley, in: Pietschmann 1980, S. 20)

Dass da in unserer Kultur etwas verschoben beziehungsweise nicht am richtigen Platz ist, zeigen auch die Antworten von Kursteilnehmern auf die Frage nach ihrer Motivation, sich mit Taiji und Qigong zu beschäftigen: Sie sprechen von der «eigenen inneren Mitte», die sie vermissen und finden möchten. Aber was wäre die «äußere Mitte»? Vielleicht ihr Lebensmittelpunkt, um das ihr Leben sich dreht, wie bei einem Hamster im Rad, das er selbst antreibt. Dieses Rad hat ja eine Mitte, um die es sich dreht, die aber nicht die Mitte des Hamsters ist.

Einfach stehen

Statt im Hamsterrad zu rennen, geht es also zunächst einmal darum, stehen zu bleiben bzw. einfach zu stehen. Denn die meisten Menschen begreifen ihre Füße lediglich als Vehikel, die den Körper tragen und ihn, frag- und besinnungslos, bewegen: nach vorn, nach oben, von der Erde weg – oder eben im Kreis herum. Die Füße dienen in diesem Verständnis als Werkzeuge, um Geist und Körper zu ihren Bewegungen, zum «Fortschritt» und zum «Vorwärtskommen» zu verhelfen. Dass es auch die Rolle der Füße sein könnte, den Menschen stehend zur Ruhe kommen zu lassen, gar zu verwurzeln, um innezuhalten und seine Mitte zu finden, wird kaum wahrgenommen. «Stehen» wird, wie bei stehendem Wasser, das nicht fließt, negativ als Stillstand empfunden: Man steht herum, steht an oder steht jemandem im Wege; nur in übertragenen Bedeutungen wie «für etwas einstehen», «seinen Mann stehen» oder «widerstehen» hat das Wort positive Bedeutung.

Der Philosoph Johann Gottlieb Fichte (1762–1814) beschreibt seine «freiheitstheoretische» Philosophie als eine einzige Flucht des Menschen von der Erde weg, die ja ohnehin nur mit seinen kleinsten Gliedmaßen, den Füßen, berührt wird.

«Durch ihren gewagten Gang, der ein immerfort dauernder Ausdruck ihrer Kühnheit und Geschicklichkeit ist, in Beobachtung des Gleichgewichts, erhält sie ihre Freiheit und Vernunft stets in der Übung, bleibt immerfort im Werden, und drückt es aus. Durch diese Stellung versetzt sie ihr Leben in das Reich des Lichts, und flieht immer die Erde, die sie mit dem kleinsten möglichsten Theile ihrer selbst berührt. Dem Thiere ist der Boden Bette, und Tisch; der Mensch erhebt alles das über die Erde.» (Bayertz, 2013, S. 243)

Wie ist es dazu gekommen? Da kann der Blick auf das unterschiedliche antike Verständnis des Himmels in West und Ost und helfen.

Himmel und Mensch

Seit Urzeiten war der «bestirnte Himmel über mir» (Kant) das ganz andere für den Menschen. Der Sternenhimmel, die Sonne und die Planeten, die Naturereignisse Blitz und Donner, Wolken und Regen waren (und sind) sowohl den «primitiven» wie den antiken Kulturvölkern heilig oder göttlich. Das Hohe war das Sakrale, und aus der Beobachtung des Himmels leiteten die Völker ihre Religionen ab. Das Verständnis des Himmels bestimmte ihr Menschenbild, und die Regeln für das menschliche Zusammenleben wurden aus den Gesetzmäßigkeiten, die der Mensch am Himmel entdeckte, hergeleitet.

Die alten Astronomen standen vor dem Problem, dass die Position der Sonne vor dem Sternenhimmel, die sich ja mit den Jahreszeiten verändert, gar nicht leicht zu bestimmen ist, da die Sonne bei Tag durch ihre Helligkeit die anderen Sterne überstrahlt und unerkennbar macht. Für dieses Problem wurden zwei unterschiedliche Lösungen gefunden:

Die alten Ägypter, Babylonier und Griechen konzentrierten sich auf die Beobachtung der sonnennächsten Sterne und Sternbilder, wie sie kurz nach Sonnenuntergang im Westen und kurz vor Sonnenaufgang im Osten am Horizont sichtbar werden. So entdeckten sie den scheinbaren Jahreslauf der Sonne durch den Tierkreis, die Ekliptik.

Die alten chinesischen Astronomen dagegen nahmen die sich drehende Erde – die sie, geozentrisch, als Mittelpunkt des Kosmos sahen – zur Grundlage ihres Koordinatensystems. So entwickelten sie ein «polares und äquatoriales System» der Himmelsbeobachtung und -messung, in welchem der Himmelsnordpol eine zentrale Rolle spielt. Der Polarstern ist der optische Mittelpunkt unseres Sternenhimmels: Alle Sterne und damit alle Sternbilder scheinen sich um ihn zu drehen. Dieser Eindruck ergibt sich deshalb, weil die Erdachse auf den Polarstern weist, der deshalb bei der täglichen Drehung der Erde um sich selbst stillzustehen scheint. (Aber der Polarstern beschreibt tatsächlich einen kleinen Kreis, der ihn nicht genau mit dem Himmelsnordpol zusammenfallen lässt.)

Diese beiden Ansichten ließen ein jeweils unterschiedliches Bild vom Kosmos und damit auch von der Rolle des Menschen darin entstehen.

Die Kugelgestalt, das Ideal der Vollkommenheit, garantiert allein für die Ewigkeit, die Unentstandenheit, Unvergänglichkeit und Unwandelbarkeit des Seins.

(Karen Gloy)

Das Weltbild Platons

Der Kosmos Platons, sein Bild der Welt und ihres Aufbaus, ist in sich abgeschlossen.

«In dieser Kosmologie stand die Erdkugel unbeweglich im Mittelpunkt des Kosmos. Um die Erde und die drei darauffolgenden sublunaren Sphären der Elemente waren die Himmelssphären angeordnet, die die Planeten trugen, bis hin zur äußersten, nicht mehr sichtbaren Sphäre, in der der Sitz Gottes angenommen wurde. [...]

Der Kosmos war prinzipiell geteilt zwischen der sublunaren Welt und den darüber liegenden Himmelssphären. Die Himmelssphären wurden bis auf ihre Bewegungen als vollkommen und unveränderlich verstanden. Wandel, Fehler, Imperfektion und Ähnliches waren dagegen auf die sublunare Welt beschränkt, die ihrerseits aus vier Elementsphären aufgebaut war.» (Tarnas, 2006, S. 62)

Platon ging einen Schritt zurück zu früheren mythologischen Vorstellungen, indem er die Himmelsobjekte wieder als personale, mit Verstand ausgerüstete göttliche Wesen annahm, während griechische Philosophen vor ihm die Himmelsobjekte viel «moderner» bereits «entgöttlicht» als physikalische Natur betrachtet hatten. Aber die Annahmen Platons (die von Aristoteles übernommen wurden) blieben bis Ende des Mittelalters als Grundlage zur Betrachtung des Himmels im Wesentlichen unverändert und wirken in ihrer Prägung des westlichen Menschenbildes bis heute fort.

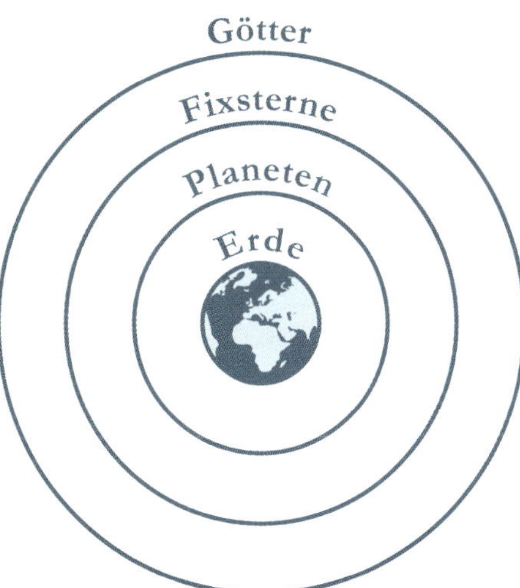

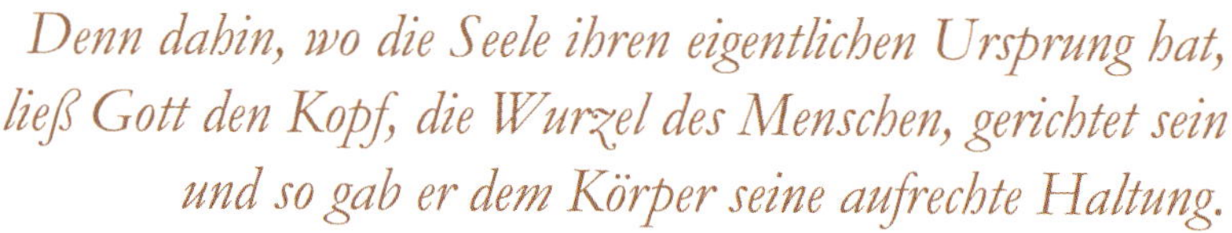

Denn dahin, wo die Seele ihren eigentlichen Ursprung hat, ließ Gott den Kopf, die Wurzel des Menschen, gerichtet sein und so gab er dem Körper seine aufrechte Haltung.

(Platon)

Die Erschaffung des Menschen

Nach Platon wurden der Kosmos und der Mensch von einem «Demiurgen» erschaffen. Demiurg bezeichnete ursprünglich einen «Anfertiger» oder «Erbauer», dann, u. a. bei Platon, den göttlichen «Erbauer» oder Schöpfergott. Den Menschen schuf der Demiurg nach diesem Verständnis indes nur als Seele. Die «Hilfsgötter» – die Planeten, selbst rund und vollkommen – konstruierten dann den Kopf nach ihrem und dem Vorbild des Kosmos als rundes Behältnis der Seele. Damit der Kopf aber nicht unkontrolliert auf der Erde umherkugeln konnte, wurden im zweiten Schöpfungsschritt von den Hilfsgöttern der Rumpf und die Gliedmaßen konstruiert – als «Fahrgestell» für den Kopf. Gleichzeitig diente der Rumpf als Behälter für zwei weitere Bestandteile der Seele: Der tapfere und ehrliebende Teil wurde im Brustkorb, im Herzen, untergebracht und der animalische und triebhafte Seelenteil im Unterleib. Der Kopf, nach Platon die «Wohnstätte des Göttlichsten und Heiligsten in uns», wird also «in überragender Stellung» gehalten und getragen, weil er die Herrschaft über die unter ihm befindlichen Seelenteile ausübt.

Als Modell gilt hier das Gleichnis vom Wagenlenker (vgl. Phaidros 246 3a): Der Vernunftteil, als Gespannlenker, setzt die Kraft eines gehorsamen Pferdes, das das «Muthafte» symbolisiert, gegen die Kraft eines zweiten, ungebärdigen Pferdes, Sinnbild der Triebe und Begierden, ein, und lenkt so das Ganze zu seinem Ziel, das nur die Vernunft bestimmen kann. (nach L. Geldsetzer, Philosophische Anthropologie, WS 98/99 Heinrich Heine Uni Düsseldorf)

Beine und Füße, noch unterhalb der Geschlechts- und Ausscheidungsorgane gelegen, stehen demnach am tiefsten in der Hierarchie, weil sie lediglich die Aufgabe haben, die aufrechte Haltung zum Himmel hin und die Bewegung auf Erden zu ermöglichen. Der Vergleich mit einem Baum liegt nah.

«Aber der Mensch ist nicht einfach ein Baum, sondern ein umgekehrter Baum, weil seine ‹Wurzeln› nicht unten in der Erde, sondern oben im Himmel sind», denn «... während Bäume ihre Nahrung aus der Erde ziehen, nimmt der Mensch sie aus dem Himmel.» (Bayertz, 2013, S. 43) Damit bildet der Mensch als Mikrokosmos die hierarchische kosmische Ordnung ab: unten die veränderliche materielle Welt und oben das Reich des Ewigen, Göttlichen, Vernünftigen.

Das Christentum hat dieses Bild vom Menschen übernommen. «Besonders unter dem Einfluss der neuplatonischen christlichen Theologen verschob sich der Schwerpunkt gegenüber dem frühen jüdisch-christlichen Glauben an eine Erlösung des ganzen Menschen und der gesamten natürlichen Welt hin zu der Vorstellung einer rein spirituellen Erlösung, in der allein das höchste menschliche Vermögen, die göttliche Essenz der menschlichen Seele, mit Gott wiedervereinigt würde.» (Tarnas, 2006, S. 176)

Aber auch, wenn dem christlichen Glauben abgeschworen wurde, prägte die «Ausrichtung nach oben» über die Jahrhunderte bis heute immer noch die Stellung des (westlichen) Menschen in der Welt. Die «Wagenlenker-Hierarchie» bestimmt weiterhin das Verhältnis des Menschen zu seiner Körperlichkeit. So wie der vernünftige Kopf die vitalen Bedürfnisse und Äußerungen des «Fleisches» kontrolliert, so geht damit eine Instrumentalisierung des Körperlichen einher: Der Körper soll nur vernünftige Bewegungen ausführen, solche, die ihm von der «Seele im Kopf», dem Geist, befohlen werden.

Körper haben – Körper sein

Wir haben einen Körper, und wir sind ein Körper, ein Leib.

Den Körper, den wir haben, hat die Naturwissenschaft in den letzten drei Jahrhunderten untersucht und dabei faszinierende Ergebnisse erzielt. Der forschende Blick dringt von außen ins Innere des Körpers, zerlegt seine Strukturen und gelangt in Bereiche, die sich dem bloßen Auge entziehen.

Der Körper, der wir sind, also unser Leib, den wir fühlen, wird entdeckt durch die Innenschau: das Spüren, Fühlen, Ahnen, das intuitive Erkennen. In ihm wohnt die Psyche, die nicht entdeckt und seziert werden kann, weil sie kein Organ ist, sondern nur gefühlt werden kann, gespiegelt durch empathische Teilnahme eines Gegenübers.

Der Körper, den wir haben, ist unser Instrument: einsetzbar für Arbeit, die uns ernährt, sowie nutzbar für von diesem Zweck grundsätzlich freie Aktivitäten, wie etwa Bewegung und Kunst, die mit diesem Instrument realisiert bzw. ausgedrückt werden können.

Den Leib – den Körper, der wir sind – erforschen wir durch Fragen, also einen Zugang von innen, der nicht zergliedern, sondern ganzheitliche Zusammenhänge erkennen und erleben möchte. Auf diese Fragen antwortet unser Innenleben, das gleichwohl den Körper braucht, um sich zu äußern.

Innen und außen, Sein und Haben sind, wie der Philosoph Helmut Plessner (1892–1985), ein Hauptvertreter der Philosophischen Anthropologie, gezeigt hat, nicht zu trennen. Er nennt diese doppelte Verschränktheit von Körper-Haben und Körper-Sein «exzentrische Positionalität»: Die Organisationsform des Menschen ist deswegen exzentrisch, weil der Mensch «jederzeit in ein reflexives Verhältnis zu seinem Leben treten kann. Ein Moment dieses reflexiven Verhältnisses bildet das Selbstbewusstsein, das Plessner nicht wie in der philosophischen Tradition üblich als geistiges Phänomen behandelt, sondern aus seiner biologischen Wurzel heraus entwickelt. Er analysiert diese Organisationsweise als Doppelaspekt: als Menschen haben wir einen Körper und sind zugleich ein Leib.» (de.wikipedia.org/wiki/Helmuth_Plessner, 27.8.2019)

Körper haben – der Gebrauch eines Instruments

Ein Feld für die menschliche Bewegung ist der Sport, in dem der Körper als Instrument gebraucht und bewertet wird: Mit dem Blick von außen wird seine Bewegungsqualität beurteilt und mithilfe von technischen Apparaten seine Leistungsfähigkeit gemessen. Wie der Blick von außen nach innen geschieht auch das, was den Körper zur Bewegung antreibt, in dieser Richtung: Der menschliche Wille, der irgendwo im Geist verortet wird, treibt, gefühlt von außen, das Instrument Körper an, damit dieses Instrument funktioniert und potenziell die Grenzen seiner Möglichkeiten überwindet. Dieser Ansatz, der keine Grenzen hat, weil er sein Innen nicht kennt, ist immer noch bestimmend im westlichen Verständnis des Körpers und seiner Bewegungsmöglichkeiten.

Das «Körper-Haben», die «instrumentale» Körperlichkeit, wird so zur «instrumentellen» Körperlichkeit deformiert und gelebt: Der Körper ist in diesem Gebrauch der Knecht des Geistes bzw. des Ichs.

Niemand kam je auf den Einfall,
seinen Magen als einen fremden,
etwa einen göttlichen Magen zu verstehen.

(Nietzsche)

Körper sein – die Wiederentdeckung des Leibes

Das mechanistische Welt- und Menschenbild, die Geometrisierung sowie die Ausrichtung der Körperhaltung nach oben bestimmten – und bestimmen – das Verhältnis des westlichen Menschen zu seinem Körper. Aber natürlich gab es auch Gegenbewegungen zu diesem seit der Neuzeit im Westen dominierenden Menschenbild des «Körper-Habens».

So wandte sich im 19. Jahrhundert der Vitalismus gegen diese rationalistische Betonung der Leib-Körperlichkeit als Körper-Haben, indem er die Rückführung des Lebendigen auf bloß chemische und physikalische Grundlagen – «tote Materie» – und deren kausal-analytische Erklärungen ablehnte und stattdessen die Lebenskraft (vis vitalis) als eigenständiges Prinzip zum Verständnis des Lebendigen einführte. An die Stelle des «Körper-Dings», das der Mensch mechanistisch-materialistisch (scheinbar) nach Belieben beherrscht, wurde nun der Leib, also der Körper, der der Mensch ist, gesetzt. Vor allem in der metaphysischen Richtung der «Lebensphilosophie» (Bergson, Dilthey, Klages, Driesch) versuchte man, das Phänomen des Lebens eher antisystematisch oder «organizistisch» (vgl. Gloy, 1996) zu erklären, aber auch Schopenhauer und Nietzsche dachten in diese Richtung.

An die Stelle des selbstreflexiven Bewusstseins als Quelle seiner Identität – Descartes' «Ich denke, also bin ich» – setzt dieses Denken den Leib: «Hinter deinen Gedanken und Gefühlen, mein Bruder, steht ein mächtiger Gebieter, ein unbekannter Weiser – der heißt Selbst. In deinem Leib wohnt er, dein Leib ist er.» (Nietzsche, bei Meinberg, 1988, S. 393)

Aber diese Hypostasierung des Leibes als die eigentliche «erste Wirklichkeit» ist wiederum dualistisch, denn Physisches und Geistiges fassen ineinander, ohne sich gegenseitig aufzulösen: «Körper, Leib, Seele, Geist, Bewusstsein und Ich können [...] nicht gegeneinander verhärtet, sondern müssen als eine spannungsvolle Einheit in verschiedenen Zuständen gesehen werden.» (Ebenda, S. 281) Das getan zu haben, also die «leiblich-naturale Verfassung des Menschen [...] neu und qualitativ anders interpretiert» (Meinberg) zu haben, ist das Verdienst von Helmut Plessner mit seiner «Philosophischen Anthropologie» (vgl. faustkultur.de/1677-0-Boehmer-Helmuth-Plessner.html, Stand 23.7.2019)

Heute wird «Körper-Sein» anerkannt und gepflegt in allen Disziplinen, die im ruhenden Körper diese Seite entdecken möchten: vor allem in östlichen Methoden wie Meditation, Qigong, Taiji, Yoga, aber auch in allen Arten der «Körperarbeit» – und vor allem in jeder Art von «Wellness».

In den Hippie- und Bhagwan-Zeiten der 1970er-Jahre gab es den Versuch, die Instrumentalisierung des Körpers durch den Geist einfach zu umgehen und den Körper bzw. die Gefühle in unkontrollierten ekstatischen Bewegungen freizulassen. Taiji und Qigong im Westen, als sie in den 1970er-Jahren hier ankamen, waren ebenso willkommen, weil auch sie einen Ausweg aus der instrumentellen Körperlichkeit versprachen. Nur ging und geht es hier aber nicht um Selbstvergessen im ekstatischen Außer-Sich-Sein, sondern um ein angenehmes Sich-Überlassen an die scheinbar anstrengungslosen Wohlfühlbewegungen der östlichen Wege, bei denen der Kopf so schön ausgeschaltet werden kann, um «zu sich», zur «Erdmitte», zu kommen – ein vorsichtiger Schritt hin zum «Körper-Sein».

Aber das entspricht nicht den traditionellen Möglichkeiten dieser Bewegungskünste, weil diese vielmehr einen Weg darstellen, Körper-Haben und Körper-Sein zu verbinden. Alle Bewegungen werden vom Geist geführt – das ist sowohl das Vermächtnis der fernöstlichen Wege der «Selbstkultivierung» wie auch das Platons und rechtfertigt insofern den Vergleich beider. Man muss allerdings den Kontrollmechanismus des Geistes über den Körper, wie er in der Platon'schen Hierarchie angelegt ist, durch dessen Führungsrolle, die den Körper leitet, aber nicht beherrscht, ersetzen.

Biografischer Exkurs 1

Mein Verständnis dieser Thematik verdanke ich meinen Erfahrungen in einer New Yorker Theatergruppe, der ich Anfang der 1970er eine Weile angehörte und wo es darum ging, den Körper «zu befreien», sich also über Improvisation ganz dem Modus «Körper-Sein» zu überlassen, allerdings begleitet vom wachen Geist, der ja alle entstandenen Bewegungsabläufe wahrnehmen und reproduzierbar machen sollte; schließlich ging es letztlich um szenische Darbietung. Nach meiner Rückkehr nach Deutschland versuchte ich in einer eigenen Theatergruppe, diese Arbeit fortzusetzen. Doch gab ich sie schließlich auf, da sie mir zu radikal erschien, und wandte mich Taiji und Qigong zu, wo ich einen sanfteren Weg fand, Sein und Haben des Körpers zu versöhnen.

Himmel und Mensch sind ursprünglich ein und dieselbe Idee.

(Zhu Xi, 1130–1200)

Kosmische Ordnung im alten China

Auch im alten China galt der Mensch als Mikrokosmos – in zweierlei Hinsicht. Einerseits ein Mikrokosmos, weil Abbild des Makrokosmos, stellte er zum andern die Verbindung zwischen Himmel und Erde durch die Weltachse bzw. Himmelsachse in beide Richtungen dar: von unten nach oben und von oben nach unten. Zudem war der Mensch auch verantwortlich dafür, die moralische Ordnung des Kosmos, in dessen Mitte er stand und die seine Werte bestimmte, durch sein Verhalten zu bewahren.

Der chinesische Kosmos existierte von sich aus, brauchte keinen Gott oder Götter, die ihn als etwas «Höheres» als die Erde erschufen, und alle Wesen hatten gleichermaßen teil am universellen «Wirkstoff» Qi, der alles Existierende durchdrang. Der Himmel war Vorbild für die Menschen: Freiwillig und ohne göttliches Gesetz akzeptierte der Mensch eine universelle Ordnung, die zwar hierarchisch gegliedert war, aber jedem Menschen seinen angestammten Platz im Kosmos zuwies. Bezeichnend ist, dass das Urpaar Yin und Yang, das die Beziehungen des Kosmos strukturiert, keine Herrschaftsbeziehung ausdrückt, sondern eine polare Einheit bildet. Außerdem wurden Yin und Yang nicht von gegensätzlichen Himmelserscheinungen, wie z. B. Sonne und Mond in anderen Religionen, abgeleitet, sondern von der Erde selbst – wenngleich als Reflexion vom Licht des Himmels.

Himmelspalast auf Erden

Im oben beschriebenen kosmischen Koordinatensystem ordnen sich die Sternbilder um den Polarstern als Mittelpunkt: Dieser zirkumpolare Bereich wurde als das (unbewegliche) Zentrum des Himmels angesehen, um welches – analog zur Erde – die vier Himmelsrichtungen festgelegt waren. Die Sterne gingen, durch die scheinbare Drehung des Himmels, im Osten auf und im Westen unter. Aus dieser

Ansicht des Himmels entwickelten die Chinesen ihr Weltbild, das gleichermaßen den Himmel auf der Erde nachbildete wie auch die Erde am Himmel wiederfand. Es existierte also eine Wechselbeziehung der Welten und keine einseitige Hierarchie von oben nach unten. Der zirkumpolare Bereich der Sternbilder war der «Zentrale Himmelspalast», der als das genaue Abbild des (irdischen) Kaiserpalasts angesehen wurde: Vertreten waren die kaiserliche Familie und der gesamte Hofstaat, dessen «Abteilungen» jeweils durch Sterne und Sternbilder repräsentiert wurden.

Nach einer sehr alten chinesischen Vorstellung sah man die Erde auch als Quadrat, dessen Seiten vom Meer begrenzt waren und welches der Himmel wie ein Baldachin überspannte. Dieser Baldachin wurde, wie ein Zirkuszelt, von (vier oder acht) Säulen an den Rändern der Erde getragen. Die Erde war jedoch nicht flach, also keine Scheibe, wie in anderen Kulturen angenommen wurde, sondern hatte die Form einer umgestürzten Schüssel. Ihre Oberfläche war jedoch nicht gewölbt, damit sie in die Himmelsglocke «hineinpassen» würde; «vielmehr besitzt die Erde die Gestalt eines Schachbretts, d. h. einer geköpften viereckigen Pyramide. Ihr Gipfel (die bewohnte Erde) ist eben und liegt genau unter dem höchsten Punkt des Baldachins, dort, wo der Große Bär und die Gestirne des himmlischen Palastes der Mitte stehen.» (Granet, 1963, S. 264)

Als Abbild des Kosmos wird der Mensch im Huainanzi, einem Kompendium der Han-Zeit (ca. 200 v. u. Z. bis 200 u. Z.), so beschrieben:

«Das Runde des Kopfes ähnelt dem Himmel; das Viereckige der Füße ähnelt der Erde. In Übereinstimmung mit den vier Jahreszeiten, den fünf Wandlungsphasen, den neun Himmelstoren und 366 Tagen hat der Mensch vier Gliedmaßen, fünf Speicher[organe], neun Körperöffnungen und 366 Gelenke ... Augen und Ohren entsprechen Sonne und Mond ...; Blut und Qi entsprechen Regen und Wind.» (Linck, 2000, S. 44)

Wenn der Kopf dem Himmel ähnelt, müssen die viereckigen Füße ihn tragen wie die Säulen das «Himmelszelt», und dazu müssen die Füße wie diese Säulen in der Erde tief gegründet oder verwurzelt sein.

Nur die aufrechte Körperhaltung bewahrt diese Weltordnung; eine Überzeugung, die als «soziokosmisches Weltbild» bezeichnet wird. Wich jemand davon ab, indem er durch die Körperhaltung diese Ordnung umkehrte, wurde er in der Tang- Dynastie (ca. 617–907 u. Z.) dafür bestraft – Gaukler und Akrobaten. «Denn wenn diese einen Kopfstand machen, könnte es ja geschehen, dass sie auch die Welt auf den Kopf stellen. Der Mensch hat eckige Füße, die auf dem Boden zu ruhen haben. Und er wird straffällig, wenn er den Kopf nicht mehr nach oben streckt, denn der Kopf ist rund, nach dem Vorbild des Himmels. Die Gestalt des menschlichen Wesens ist ein Abbild des Baugefüges der Welt, und mit beiden ist die Struktur der Gesellschaft im Einklang.» (Granet, 1963, S. 272)

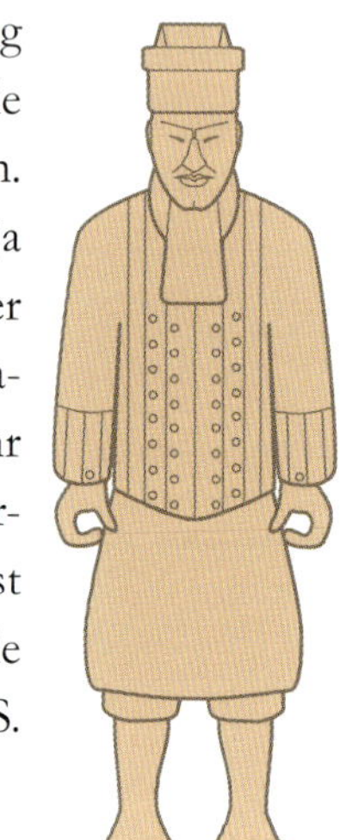

Auch der platonische Mensch durfte seine Aufrichtung nicht verändern, weil er sich als Mikrokosmos aus der Weltordnung herausnehmen würde, aber nicht, weil er die Weltordnung damit auf den Kopf stellte – die ist ja ewig und deswegen kann er das gar nicht –, sondern weil seine Seele nach der himmlischen Nahrung dürsten würde, die ihr dann fehlte.

Die Weltachse

Wenn schon die Haltung des Menschen ein wesentlicher Baustein für das Weltgefüge ist, so gilt das natürlich auch für die von ihm geschaffene Umgebung. Die Vorstellung, Erde und Himmel von Zentrum zu Zentrum zu verbinden, hat, wie Marcel Granet gezeigt hat (vgl. Granet 1963 u. 1980), die chinesische Zivilisation zutiefst geprägt. Dabei spielte ein Werkzeug eine wichtige Rolle: der Gnomon, chinesisch tianrigui 天日晷.

Der Gnomon (griech., der Schattenzeiger) ist laut Wikipedia «ein bereits vor der Antike bekanntes astronomisches Instrument in der Form eines senkrecht in den Boden gesteckten hölzernen Stabes. Er diente vor allem als Schattenstab für Sonnenuhren.»

Der Gnomon wurde als Teil der Weltachse verstanden und spielte nicht nur in der Astronomie eine wichtige Rolle, sondern diente auch als gestaltendes Element beim Aufbau der irdischen Welt.

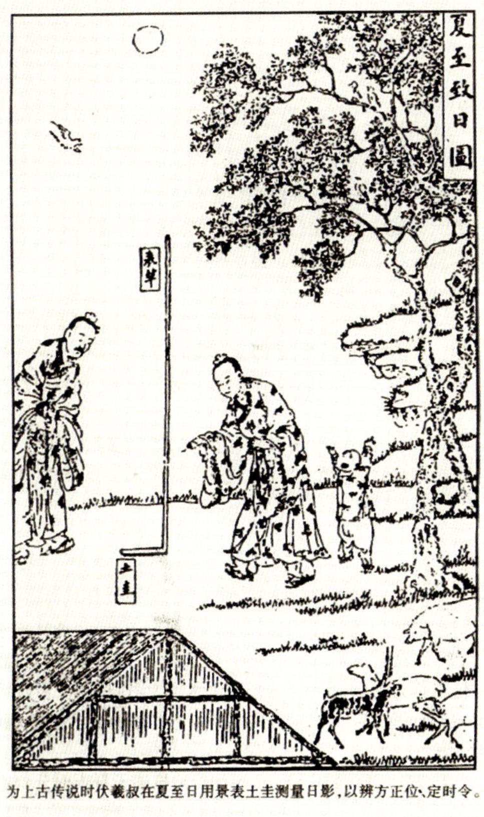

Gnomon

Mit ihm wurde der Mittelpunkt einer zu gründenden Stadt bestimmt, und Gelehrte berechneten damit und mithilfe des rechtwinkligen Dreiecks die Maße des Himmels. Die Architektur der Paläste folgte einerseits dem Vorbild des Himmlischen Palastes, stellte aber auch die Verbindung von Himmel und Erde her, indem diese entlang der Weltachse konstruiert wurden: «Bis in die Tiefe der Erde vorstoßend und bis zum Höchsten First (huangchi) [auch Taiji genannt, F. A.] reichend schien der Palast zur Achse des Kosmos geworden zu sein.» (Granet, 1963, S. 266) Aber «in der Mitte auch des ärmsten Hauses musste am Boden ein Abwasserschacht sein, der genau unter einer in der Spitze des Daches freigelassenen Öffnung lag.» (Ebenda)

Der Mensch, wiewohl er sich auf der Erdoberfläche befand, war nicht auf seine physischen Ausmaße beschränkt, sondern Füße und Kopf waren, symbolisch gesehen, auch Pole der Weltachse, um Erde, Mensch und Himmel miteinander verbinden zu können. Diese Verbindung wurde als «Drei Kräfte» bezeichnet.

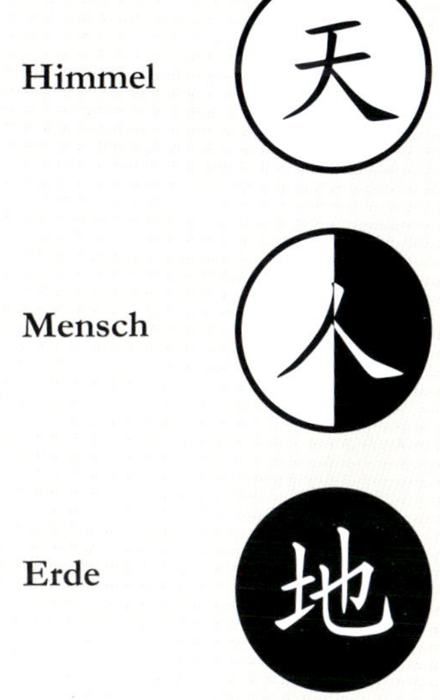

Drei Kräfte

«Mikrokosmisch» ist das auch die Abbildung des menschlichen Körpers: oben der Kopf, dem Himmel zugeordnet, unten Bauch und Unterleib – die Erde –, dazwischen die Brust – der Ort des Menschen –, und alle sind Teil der Erdachse. In jedem der drei Körperabschnitte ist ein Energiezentrum, das sogenannte Dantian, lokalisiert, in denen die «Drei Schätze» – Vitalität, Energie und Belebender Geist – zu Hause sind. Alle drei sind gleichberechtigt, nur kommt dem Geist die Führungsrolle zu, aber er herrscht nicht, wie bei Platon, über die niederen «Seelenteile» in Brust und Unterleib. Und der Rumpf ist verwurzelt durch Beine und Füße, die quasi bis zum Erdmittelpunkt reichen.

Die Herausforderung im Qigong und im Taiji besteht nun darin, den Rumpf mit Beinen und Füßen zu verbinden und in einer einzigen Achse zum Teil der Weltachse zu machen. Das ist die Bedeutung von «Verwurzelung».

Zentrale Begriffe der chinesischen Weltsicht

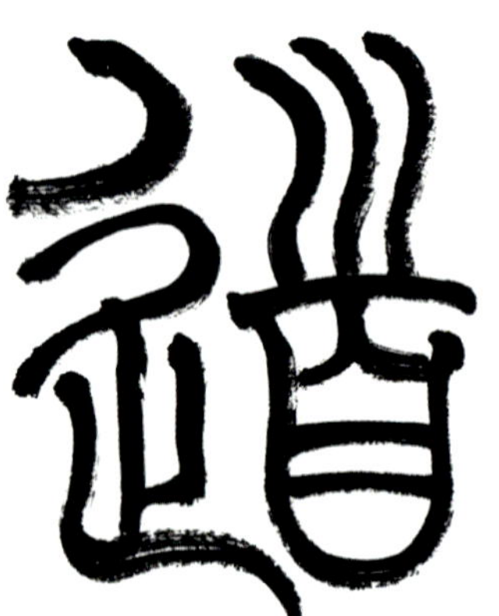

Um das Zusammenwirken der hierarchisch gegliederten Teile (des Mikro- und Makrokosmos) zu beschreiben, haben die Chinesen im Lauf ihrer Geschichte eine Reihe von Begriffen entwickelt, die sich in ihrer spezifischen Bedeutung – und Deutung – im Lauf der Geschichte sicherlich gewandelt, aber ihren grundlegenden Stellenwert beim Verständnis der Welt bewahrt haben: Dao, Yin und Yang, Wuwei, Shen und Qi.

Dao

In den verschiedenen philosophischen und religiösen Lehren, die in den letzten vier Jahrhunderten v. u. Z. entstanden, bildeten sich der Daoismus und der Konfuzianismus als diejenigen Lehren heraus, die die Entwicklung Chinas am stärksten bestimmten. In beiden spielt der Begriff Dao eine wichtige Rolle, hatte aber gegensätzliche Bedeutungen. Konfuzius (551–479) begriff Dao als den Weg des Edlen: ein vollkommener Mensch zu werden und Weisheit zu erlangen.

«Weisheit kann nur durch ständige Bemühung, jeden Augenblick und ein ganzes Leben lang, erreicht werden, durch die Kontrolle kleinster Details im Verhalten, durch die Einhaltung der Regeln des gesellschaftlichen Lebens, den Respekt vor anderen und vor sich selbst und den Sinn für Gerechtigkeit.» (Gernet, 1988, S. 84)

Dao

道 Dao; der Weg. Das Schriftzeichen setzt sich zusammen aus dem Zeichen «gehen» 辵 und dem Haupt eines Cerviden (Hirschs) 首, bedeutet also archaisch: «Wege, auf denen Hirsche wandern», also Wildwechsel. Die Wechsel der Tiere wurden von Menschen als erste Wege benutzt, daher die Bedeutung «Weg». Wie das Altgriechische ὁδός (hodós) «Weg» bedeutet 道 Dao auch: Art und Weise, ein Ziel zu erreichen; Methode.

Nach dem Daoismus ist 道 Dao undefinierbar, aber die «Mutter aller Dinge», eine Größe, die man «Urgrund des Seins» nennen kann. Da die Konstanz der Schöpfung anhält, der Fließprozess des Seins andauert, ist es eine dynamische Einheit, in die alle Seinsgegenstände «zurückkehren» und andere Seinsformen annehmen. (Rainald Simon)

Die Ausrichtung zum Himmel war dabei der Maßstab: «Wer kraft seiner Tugend herrscht, gleicht dem Polarstern. Der verweilt an seinem Ort und alle Sterne umkreisen ihn.» (Konfuzius, Lun Yu II, 1).

Die Daoisten dagegen suchten das Dao nicht durch Sich-Einfügen in das «Regelwerk» der Gesellschaft, sondern allein durch das Sich-Einfügen in die Ordnung des Kosmos und durch das Studium der Natur zu erlangen. Sie kritisierten Konfuzius und seine Lehren: «Alles Elend der Welt komme von den Entstellungen, Behinderungen und den Überflüssigkeiten, die der Natur durch die Kultur aufgezwungen wurden und die das Lebensprinzip schwächen.» (Gernet, 1988, S. 89)

Yin und Yang

Wie oben beschrieben, erhebt sich der Gnomon exakt im Mittelpunkt des Universums und bestimmt den Mittagspunkt, den Augenblick, an dem alles, was vollkommen gerade ist und also den kürzesten Schatten wirft. Er ist der unbewegte Angelpunkt, um den herum Licht und Schatten kreisen, die den Wechsel der Zeit anzeigen. Licht und Schatten – Yang und Yin – werden so symbolisch zu Kategorien, denen alle Erscheinungen des Kosmos zugeordnet sind: «An diesem Punkt vereinigen sich Himmel und Erde; da treffen die vier Jahreszeiten aufeinander, Regen und Wind sammeln sich, und Yin und Yang sind in Harmonie.» (Zhouli, «Riten der Zhou», Granet, 1980, S. 228)

«Die chinesische Philosophie postuliert, dass alle Dinge aus zwei komplementären Kräften bestehen. Yin-Kräfte sind solche, die den Organismus stützen und konservieren, die sich ruhig verhalten, kondensieren und konservieren (...) es sind Kräfte, die latent bleiben und darauf warten, organisiert zu werden. Sie stellen das Potential des Körper/Geists dar. Yang-Kräfte hingegen sind solche, die hervorbringen und in Bewegung setzen, Transformation und Veränderung bewirken, sich ausdehnen, zusammenbrechen und sich verflüchtigen. Das bedeutet, dass es sich hier um organisierende, dynamische Prinzipien handelt.» (Seem, 1994, S. 41)

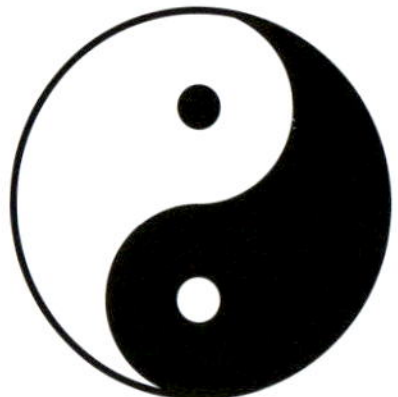

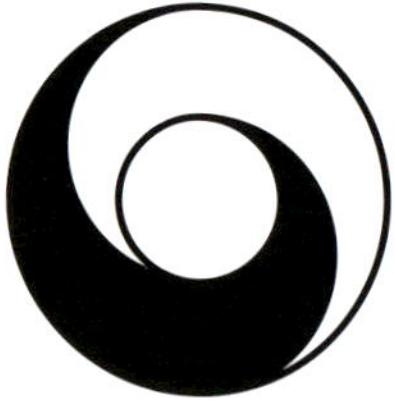

Das «Yin-Yang-Fische» oder «chinesische Monade» Symbol von Hu Wei (1633–1714) / Taijitu des Lai Zhide (1525–1604)

Yin und Yang

陰Yin und 陽Yang. Die rechte Seite des Zeichens 陰Yin zeigt eine «die Sonne verdeckende Wolke», seine Gesamtbedeutung ist «dunkel», während der rechte Teil des Zeichens 陽Yang demgegenüber «hell» bedeutet. Das beiden gemeinsame linksseitige Element ist das Klassenzeichen (Radikal) mit der Bedeutung «hoch liegende, steinlose Hochebene».

Die beiden Zeichen entstammen einer archaischen, dualistischen Weltdeutung, die von ganz einfachen, sinnlich wahrnehmbaren Beobachtungen ausging: Beim Versuch, ein Ordnungssystem für die Vielfalt der Seinsdinge zu finden, boten sich zunächst die dualistische, aber nicht antagonistische Ordnung an: Tag/Nacht, Mond/Sonne, heiß /kalt, männlich /weiblich usf. Seit der Han-Zeit (220 v. u. Z. – 206 n. u. Z.) verband sich mit den beiden Zentralbegriffen des chinesischen Dualismus eine Vielzahl von dinglichen und abstrakten Korrelationen.

Nach dem Daodejing (Laozi) befinden sich beide Größen in unablässiger Wechselwirkung: «Die zehntausend Dinge stützen sich auf Yin und tragen Yang in sich. Die hervorquellende Kraft Qi氣 bringt beide in Übereinstimmung.» Yin und Yang sind also auch eine Emanation des Dao, ebenso wie Qi. Der unendliche Fließprozess des Seins besteht in einem ständigen Ab- oder Zunehmen der beiden energetischen Fluida (Strömkräfte). (R.Simon)

Wuwei

Wei bedeutet «eingreifen» und bezieht sich auf die Anwendung von Gewalt und Willenskraft; («machen» bzw. «tun» würden wir heute sagen), und Wu bedeutet «nichts». Wei Wuwei heißt also wörtlich: »Tun nicht machen» und bezeichnet das Gegenteil: ein Sich-Einstimmen auf den natürlichen Gang der Dinge, um ein Handeln mit der Natur, nicht gegen sie, zu realisieren: Das Nichttun tun.

Wieder waren die Herrschaftsverhältnisse im Himmelspalast hier das Vorbild. Wie der Polarstern unbeweglich im Zentrum über die Sterne herrschte, die sich um ihn drehen, so sollte auch der irdische Herrscher über sein Volk herrschen, ohne einzugreifen. Er ist als Himmelssohn verantwortlich für ein mögliches Unglück, das das Volk heimsucht, weil er seine Tugend durch Vernachlässigung sei-

Wuwei

無爲Wuwei. Die beiden Zeichen bilden einen kompletten prohibitiven Satz: «Greife nicht ein.» Er stellt eine wichtige Maxime des Daoismus dar. In die autonomen (eigengesetzlich verursachten und geleiteten) Prozesse des Seins sollte nicht eingegriffen werden, da aktives Handeln, gleichbedeutend mit Eingreifen, destruktiv wirkt. Die Zurückhaltung und der sanfte Umgang mit der belebten und unbelebten Natur (und sich selbst) wird allerdings als durchaus aktive Haltung verstanden. Der berühmte Satz aus dem Daodejing (Laozi) 無爲而無不為wuwei er wu bu wei: «Greife nicht ein und da ist nichts, das nicht getan würde» (R. Simon)

ner kosmischen und rituellen Pflichten geschwächt hat. Dann muss er Opfer bringen, um den Himmel zu versöhnen. Vor allem muss er alles tun, um eine Herrscherseele zu erlangen, indem er alle günstigen Einflüsse in seiner Person zu sammeln sucht und indem er «in glorreicher Verborgenheit lebt – dabei die Lebenskraft in sich so pflegt, dass er die Unsterblichkeit, Vorrecht der Geister und Zeichen unbegrenzter Macht, erlangt – und diese Macht, ohne sie je zu delegieren, durch einfachen Einfluss auf die Handlungen aller Menschen und des gesamten Universums als ganze zur Wirkung bringt.» (Granet 1963, S. 247) Zumindest war das die Vorstellung von den mythischen Regenten; die Wirklichkeit in der Han-Zeit (206 v. u. Z. bis 220 u. Z.) sah bereits anders aus, als absolutistische Herrscher das Handeln einem lückenlos funktionierenden Staatsapparat übertrugen und insofern selber nicht mehr handeln mussten.

Wuwei durchzog alle Bereiche des chinesischen Lebens: Philosophie, Politik, Wissenschaften, Religion, die Praktiken der Selbstkultivierung. Das Vorbild für diese Doktrin liegt zum einen wiederum im Himmel, zum andern auch im Lauf der Natur, der das Leben im Agrarland China bestimmte.

Als Bauern entwickelten die Menschen andere Tugenden als beispielsweise Händler oder Nomaden – sie mussten ihr Leben nach dem Lauf der Natur ausrichten und abwarten, bis alles von selbst gereift war. Eingreifen war nur nötig, um die Bedingungen für das Wachstum der Pflanzen zu verbessern und um sie zu ernten, aber es war von Übel, zu versuchen die Natur zu korrigieren – wie es die bekannte Geschichte (bei Han Fei Zi) von dem Bauern erzählt, der die jungen Schösslinge aus der Erde herauszieht, weil er ihnen beim Wachsen helfen will.

Für den Heiligen oder Weisen ist der Aspekt der «Selbst-Beherrschung» oder Selbst-Kultivierung beim Praktizieren von Wuwei entscheidend – und ein solcher Mensch herrscht nicht über andere, er wirkt vielmehr durch sein Vorbild und lehrt daher, als Daoist, ohne Worte.

Und der «normale» Mensch? Außer seinem ethischen oder religiösen Bestreben, dem Vorbild des Herrschers und des Weisen zu folgen, bestimmte das Prinzip des «Nicht-Eingreifens» seine praktische Lebenswelt, denn diese nicht-intervenistische Einstellung hielt die Menschen dazu an, die Mechanismen der natürlichen Welt so weit wie möglich zu entdecken, ihre Kraftreserven auszunutzen und Wirkungen auf möglichst ökonomische Art zu erzielen. Die chinesische Redewendung «den Schlangen Beine anmalen» besagt genau dies, eben Überflüssiges zu vermeiden. Hier liegt auch im Vergleich zum westlichen Verständnis ein entscheidender Unterschied im Verhältnis des Menschen zu seinem Körper.

Dieser Unterschied wird fassbar am Begriff «Geist», wie er jeweils im Westen und im Osten verstanden wird. Descartes Satz «Cogito ergo sum» prägt bis heute unsere Auffassung der Beziehung von Geist und Körper. Er «besagt (...), dass Denken und das Bewusstsein vom Denken die eigentlichen Substrate vom Sein sind. Und da Descartes das Denken bekanntlich für eine Tätigkeit hielt, die sich völlig losgelöst vom Körper vollzieht, behauptet er in dieser Äußerung die radikale Trennung von Geist, der ‹denkenden Substanz› (res cogitans) und dem nichtdenkenden Körper, der Ausdehnung besitzt und über mechanische Teile verfügt (res extensa). [Aber] (...) wir sind, und dann erst denken wir, und wir denken nur insofern, als wir sind, da das Denken nun einmal durch die Strukturen und Funktionen des Seins verursacht wird.» (Damasio, 2005, S. 329)

Und nicht nur der «Common Sense» heute sieht den Menschen in seinem Leib-Seele-Verhältnis dualistisch: «Die mechanistische Denk- und Erklärungsweise findet nicht allein auf die Naturwissenschaft

Anwendung, auf Physiologie, Psychologie, Soziologie, Staatslehre usw. Sie wird zum Paradigma wissenschaftlicher Rationalität überhaupt und ist bis heute das dominante Strukturmodell der westlichen Zivilisation geblieben.» (Gloy, 1995, S. 163)

In China bedeutet Shen (Geist) hingegen die Vitalität des Einzelnen, das, was aus ihm diesen und keinen anderen Menschen macht. Ein Mensch mit Shen ist jemand, «dessen Kraft klar eingesetzt und von anderen wahrgenommen wird». (Seem, 1994, S. 61)

Es kann nicht gelehrt,
aber es kann erfahren werden.

(Ling Shu, «Nadelklassiker»)

Shen und Qi

Auch die Tradition der chinesischen Medizin war in ihrer Ausformung als TCM in den 1950er-Jahren von der mechanistischen Denk- und Erklärungsweise betroffen.

«In einer Zeit des mittelmäßigen Denkens, das sich auf rein instrumentale Intelligenz beschränkt und die Dinge beherrschen will, ohne ihre Verbundenheit zu berücksichtigen, werden solche zentralen Aspekte der Akupunktur immer mehr als historische Marginalie ausgeklammert. So genannte ‹wissenschaftliche Akupunktur› versucht Licht in dieses ‹primitive› Dunkel zu bringen, auf der Basis eines medizinischen Weltbildes, das auf der mechanistischen Weltanschauung des 18. Jahrhunderts beruht und dessen enge Grenzen von der wissenschaftlichen Entwicklung selbst aufgezeigt werden. ... Shen/Geist, auch manchmal als Gott übersetzt, wird sich immer einer solch rein materialistischen und objektivierbaren Perspektive entziehen, da er/sie eine innerliche Dimension darstellt, die erfordert, nach ihren eigenen Gesetzen erforscht zu werden, d. h., sie muss subjektiv erfahren werden. Weil dieser Bereich nicht mit den Methoden der heutigen mechanistischen Welt erforscht werden kann, heißt es noch lange nicht, dass es ihn nicht gibt. Es heißt nur, dass die Untersuchungsmethoden dem Untersuchungsgenstand angepasst sein müssen. (...) Damit dies jedoch nicht reine Philosophie bleibt, brauchen wir ein Medium, das es ermöglicht, Geist/Shen in verkörperter Realität zu manifestieren. Dieses Medium stellt Qi dar.» (Müller, 2004, S. 7)

Kapitel 1: Qi 氣

Qi ist das Element der Elemente.

(Tan Sitong, 1865–1898)

Qi und seine vielfältige Bedeutung

Wohl kein chinesischer Begriff ist so komplex und wird so unterschiedlich gebraucht wie der Begriff Qi, ausgenommen vielleicht Dao. Das hat mehrere Gründe. Zum einen hat dieser Begriff in der Geschichte Chinas einen Bedeutungswandel erfahren – der annähernd deutlich wird beim unten dargestellten Vergleich der Entwicklung des ältesten Schriftzeichens für Qi über die Interpretation der Neokonfuzianer im 11. und 12. Jahrhundert u. Z. bis heute. Zum andern ist Qi nicht bloß ein philosophisches Konzept, sondern seine Realität ist «am eigenen Leibe» erfahrbar. Erst durch die Arbeit und Übung der Selbstkultivierung wird es konkret, und unterschiedliche Wege der Selbstkultivierung, die unterschiedlichen Gebrauch von Qi machen, haben auch eine voneinander ganz verschiedene Auffassung von Qi. Und drittens gibt es ein Verständnisproblem des Westens: Die Einheit und die Harmonie des Kosmos, wie sie in der Strukturierung des Qi durch die Polarität von Yin und Yang gesehen wird, ist im abendländischen Denken

Qi

氣 Qi. Das Zeichen (erstes Auftreten in der Kleinen Siegelschrift, Qín-Zeit, 221 bis 206 v.u.Z.) bedeutet ursprünglich: «einen Gast mit Essen bewirten». Es setzt sich zusammen aus 气 «Wolkendunst» und 米 «Reiskorn» und bezeichnet dann den Aggregatzustand zwischen fest und flüssig: gasförmig, flüchtig.

Nach dem Daodejing (Laozi) ist es die treibende Kraft des 道 Dao in zwei ineinander übergehenden Kraftzuständen: Yin und Yang. Da Dao das gesamte Sein durchdringt, strömt es in Form des 氣 Qi durch alle (organischen und anorganischen) Seinsgegenstände (onta). Man kann also bei 氣 Qi vom energetischen Strom des Dao sprechen. (R. Simon)

nicht zu finden, zumindest nicht als Paradigma, als alles bestimmendes Muster, welches das Denken und Handeln der Menschen durchzieht.

Im *Huainanzi*, dem Kompendium aus der frühen Han-Zeit, heißt es: «Qi (...) eine sicht- oder spürbare Größe, die sich in der Regel innerhalb eines vorgegebenen Raumes ausbreitet; sogar Himmel und Erde bestehen aus verschiedenen Manifestationsformen des Qi. Es kann seiner Natur nach schwer oder leicht sein, woraus sich eine jeweils unterschiedliche Dynamik ergibt. Ferner besteht eine grundsätzliche Beziehung und sogar gegenseitige Wechselwirkung zwischen dem Qi des Mikrokosmos Mensch und dem Makrokosmos der Natur. Darin impliziert ist die Beobachtung, dass sowohl das Qi des Mikrokosmos wie das des Makrokosmos Veränderungen unterworfen ist, die sich wiederum nach bestimmten Gesetzmäßigkeiten oder sich wiederholenden Zyklen vollzieht.» (Hertzer, 2006, S. 195)

Alles ist Qi

Im Neokonfuzianismus, einer religiös-philosophischen Lehre der Song-Dynastie (960–1279 u. Z.), wurde Qi mit allen Begriffen gleichgesetzt, die bis dahin die höchste Wirklichkeit bezeichnet hatten: Dao, Höchste Leere (Taixu) oder Taiji – alles sei Qi, das in zwei Aggregatzuständen existiere, nämlich in der Formlosigkeit der «Höchsten Leere» und in einem Zustand der Geformtheit, also der sichtbaren Welt. Dadurch wurde der Mensch tatsächlich zu einem Teil des Universums, bestand er doch aus dem gleichen «Ätherstoff» wie der übrige Kosmos.

In einer kleinen Schrift, als «Westinschrift» (西銘 xi ming) bekannt, zeigt der Philosoph Zhang Zai (1020–1077) aus der Song-Dynastie die praktische Bedeutung des «Alles ist Qi», der Einheit von Leere und materieller Welt. Seine abschließenden Worte lauten:

«Der Himmel ist mein Vater und die Erde meine Mutter, und selbst solch ein kleines Wesen wie ich findet einen traulichen Platz in ihrer Mitte. Deswegen betrachte ich [alles], was den Kosmos durchzieht, als meinen eigenen Körper, und [alles], was den Körper lenkt, als meine eigene Natur. Alle Menschen sind meine Geschwister und alle Dinge meine Gefährten (...) Besitz, Ehre und Glück dienen der Bereiche-

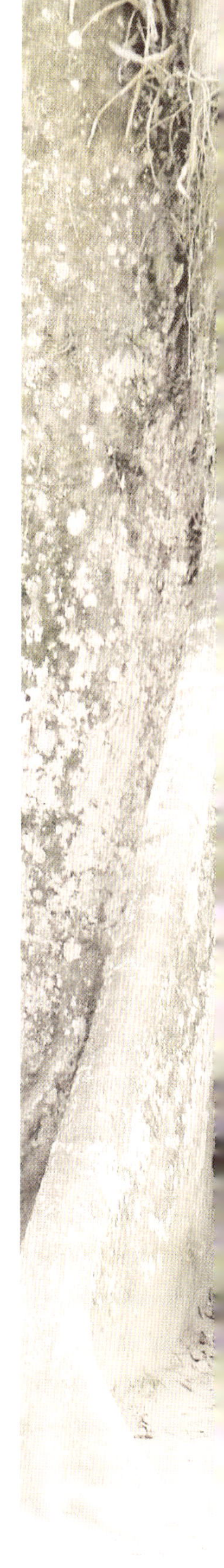

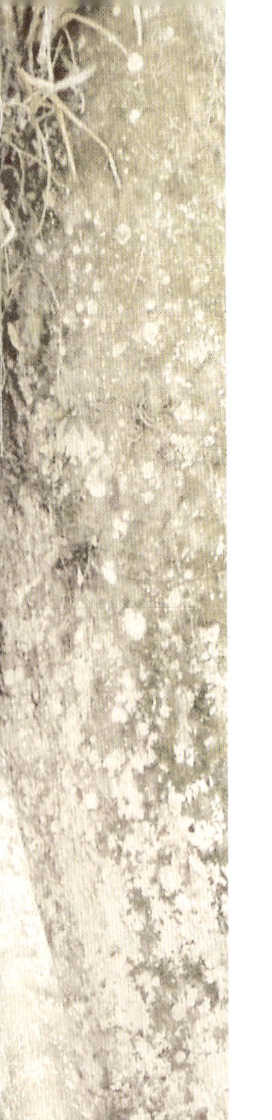

rung meines Lebens, Armut, niedrige Stellung und Unglück seiner Vollendung. Im Leben will ich [Himmel und Erde] nachfolgen und dienen, im Tode werde ich meinen Frieden finden.» (in: Bauer 1971, S. 253/254)

Qi – Atem und Lebensenergie

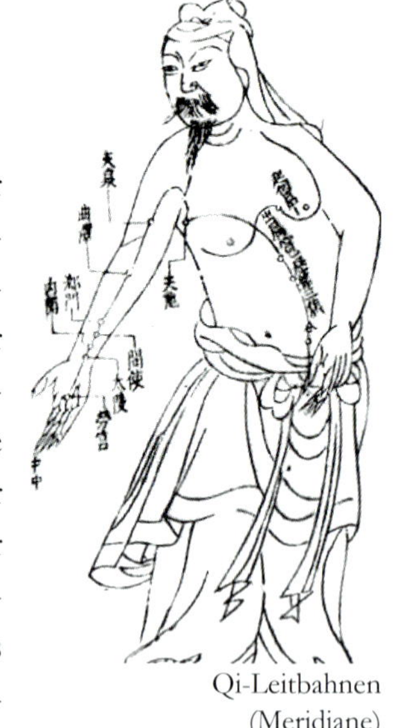
Qi-Leitbahnen (Meridiane)

Der «Uratem» des Kosmos, aus welchem bei der Entstehung der Welt Himmel und Erde hervorgingen, dringt bei der Geburt in den menschlichen Körper ein; er entspricht nach daoistischer Auffassung dem Ursprungs-Qi oder vorgeburtlichen Qi (Yuan-Qi), bedeutet also die ererbte Konstitution, die grundlegende Quelle aller Organenergien und ihrer Funktionen. Nach der Geburt kommt das nachgeburtliche Qi, erworben durch Atmung und Nahrung, hinzu. Das Ursprungs-Qi verbraucht sich im Lauf des Lebens; es kann durch das nachgeburtliche Qi ergänzt, aber nicht ersetzt werden. Die Aufgabe, beide zu verbinden und das Leben zu «pflegen», übernehmen die meditativen Praktiken der «Lebenspflege» oder «Selbstkultivierung» wie Qigong und Taiji.

Der Begriff «Qi» hat demnach eine vierfache Bedeutung: zum einen die doppelte Bedeutung als vorgeburtliches und nachgeburtliches Qi (die auch als himmlisches und irdisches Qi bezeichnet werden), zum andern die Unterscheidung von Atem und Lebensenergie – in äußere Luft, die man einatmet (Wai-Qi), und das «Innere Qi», das im menschlichen Körper zirkuliert (Nei-Qi).

Qi-Meridiane, Leitbahnen, Gefäße

Das «Innere Qi» fließt im Körper auf einem Netz von Leitbahnen, den Meridianen. (Eine andere Bezeichnung neben «Leitbahnen» in der Akupunktur ist auch »Gefäße». Hier wird der Name «Meridian» verwendet mit Ausnahme von «Lenkergefäß» und «Konzeptionsgefäß» für die beiden Sondermeridiane auf der Rück- bzw. Vorderseite des Rumpfes.) Dabei werden zwei Bewegungsrichtungen des Qi unterschieden: Die Yang-Bewegung geht von oben nach unten und die Yin-Bewegung von unten nach oben. Die zwölf Hauptmeridiane bilden dieses Qi-Bewegungsmuster exakt ab, wenn der Mensch beide Arme hebt. Sie sind zu einem Kreislauf verbunden, bei dem sich Yin- und Yang-Meridiane regelmäßig abwechseln. Arme und Beine haben jeweils drei Yin- und drei Yang-Meridiane. Zusammen ergeben sich so insgesamt zwölf dieser Leitbahnen. In diesen zirkuliert eine Mischung aus vorgeburtlichem und nachgeburtlichem Qi. Daneben gibt es noch die 8 nicht-paarigen Sondermeridiane, welche ein zusätzliches Qi-Reservoir bilden und die «Matrix» der Selbstkultivierung darstellen. Die Übung der Himmlischen Kreisläufe, Herzstück der meditativen Seite Selbstkultivierung, bezieht sich auf diese 8 Sondermeridiane sowie auf die beiden Sondermeridiane im Rumpf, das Lenkergefäß Du Mai und das Konzeptionsgefäß Ren Mai. Beide werden auch zu den Hauptmeridianen gezählt. Sind die Hauptmeridiane wie Flüsse, so können die Sondermeridiane mit Seen verglichen werden.

Von jedem der 12 Hauptmeridiane auf der rechten und linken Körperseite ziehen Sekundarströme zu den jeweiligen Organen, zu denen sie gehören. Außerdem zweigen von den Meridianen Nebenmeridiane ab, die als die sogenannten tendino-muskulären Meridiane zum Kopf und den Muskeln ziehen.

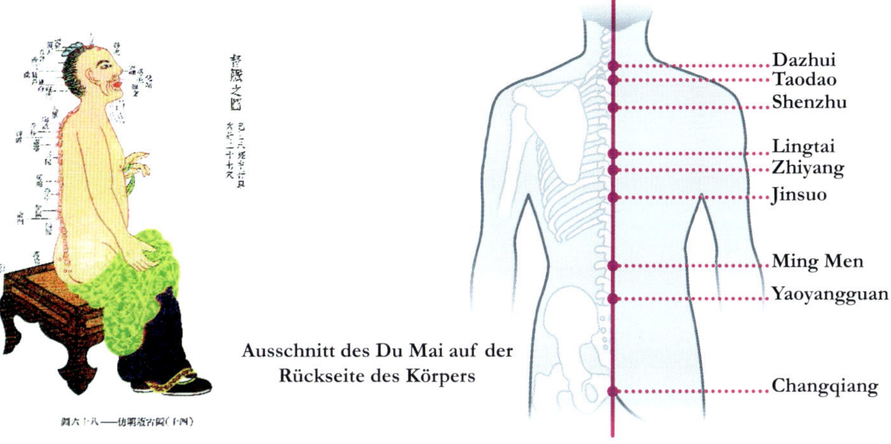

Du Mai: Lenkergefäß (auch «Gouverneursgefäß»), «Meer der Yang- Meridiane»: Entspringt im Unterleib, kommt im Perineum an die Oberfläche, verläuft entlang der Mittellinie sowohl innerhalb als auch entlang der Wirbelsäule zum Kopf und endet an der Oberlippe. Die Hauptleitbahn dringt in die Nieren und das Gehirn ein.

Linkes Bild: abz-nord.de/cms/bildersaal/leitbahntafeln-ming-dynastie.html

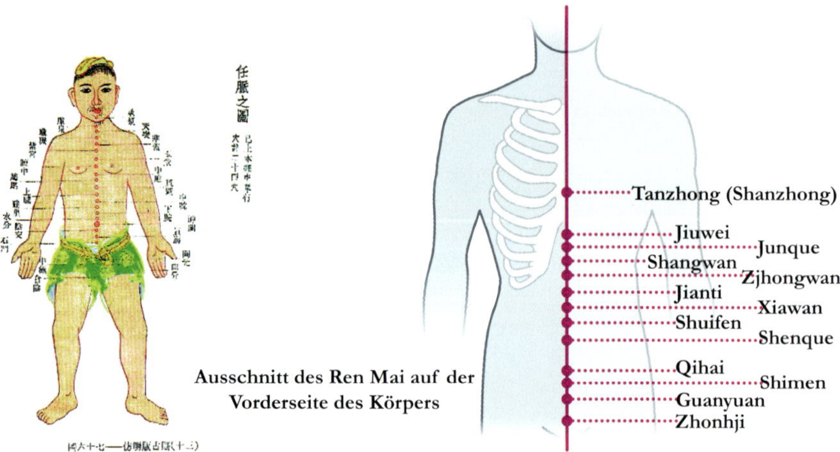

Ausschnitt des Ren Mai auf der Vorderseite des Körpers

Ren Mai: Konzeptionsgefäß (auch «Dienergefäß»), «Meer der Yin- Meridiane»: Entspringt im Unterleib, bei Frauen im Uterus, kommt im Perineum an die Oberfläche, steigt entlang der Mittellinie auf der Vorderseite des Körpers nach oben und endet bei Ren 24. Ein innerer Anteil verbindet sich im Bereich der Oberlippe mit dem Du Mai. Ein hinterer Ast dringt in die Wirbelsäule ein und steigt entlang des Rückens nach oben. (Ren 1 = Kreuzungspunkt von Ren, Du und Chong)

Linkes Bild: abz-nord.de/cms/bildersaal/leitbahntafeln-ming-dynastie.html

«Das Konzeptionsgefäß und das Lenkergefäß sind wie Mitternacht und Mittag, sie stellen polare Achsen des Körpers dar (...) es bestehen eine Quelle und zwei Äste, einer verläuft zur Vorderseite und einer zur Rückseite des Körpers (...), wenn wir versuchen sie zu trennen, sehen wir, dass Yin und Yang untrennbar sind. Wenn wir versuchen sie als Eines zu sehen, erkennen wir, dass es sich um ein untrennbares Ganzes handelt.» (Li Shi-Zhen, 1518–1593, Verfasser einer umfangreichen medizinisch-pharmazeutischen Enzyklopädie, des Bencao Gangmu)

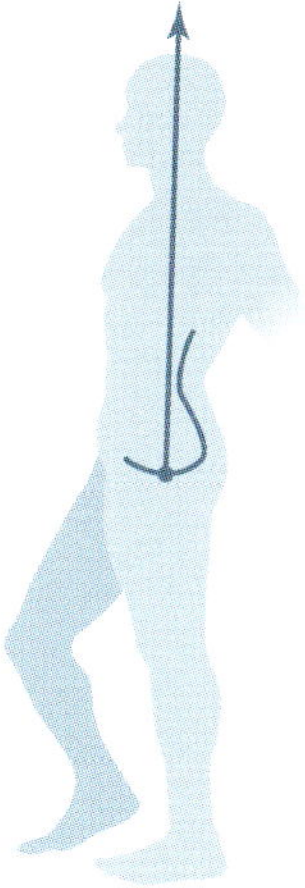

Chong Mai = Durchdringungsgefäß, «Meer des Blutes – Meer der 12 Leitbahnen»
Die Hauptleitbahn entspringt im Unterleib, bei Frauen im Uterus, kommt am Perineum an die Oberfläche, steigt mit dem Nierenmeridian zum Thorax auf und verteilt sich im Thorax. Ein Ast verläuft innerhalb der Wirbelsäule nach oben. Keine eigenen Punkte.
Chong Mai entspringt wie Du Mai und Ren Mai im Perineum in KG 1. Auf ihm liegen die Energiezentren Dantian, die zusammen die Taiji-Säule bilden.

Chong Mai

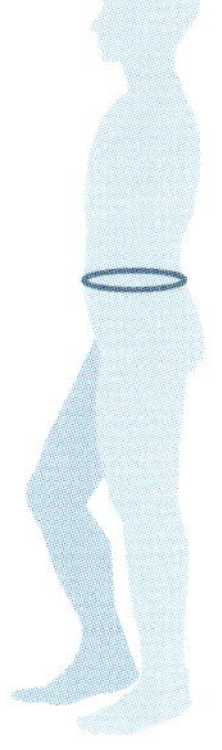

Dai Mai = Gürtelgefäß
Umkreist die Taille wie ein Gürtel, verbindet u. a. die vertikalen Verläufe der 12 Hauptleitbahnen im allgemeinen und Chong, Ren, Du Mai; einziges horizontales Gefäß.

Dai Mai

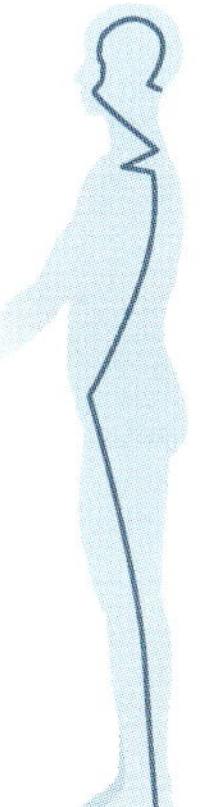

Yang Qiao Mai

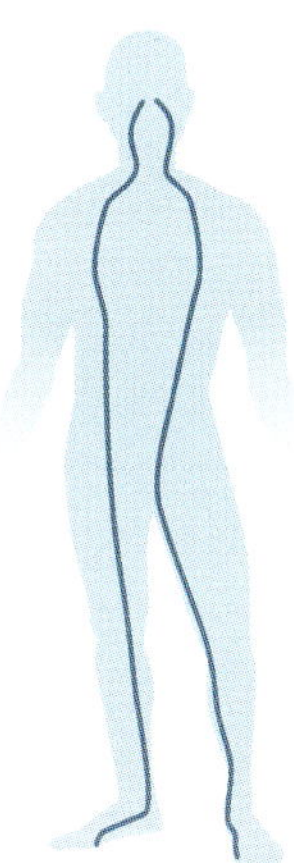

Yin Qiao Mai

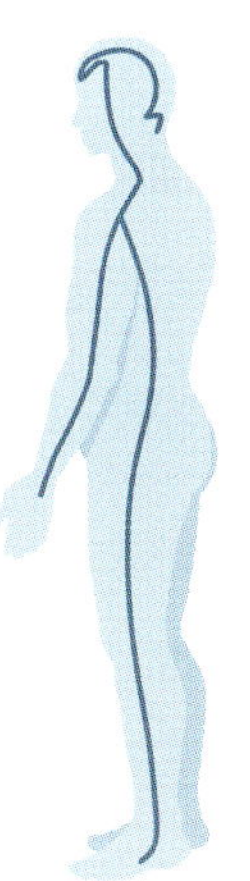

Yang Wei Mai

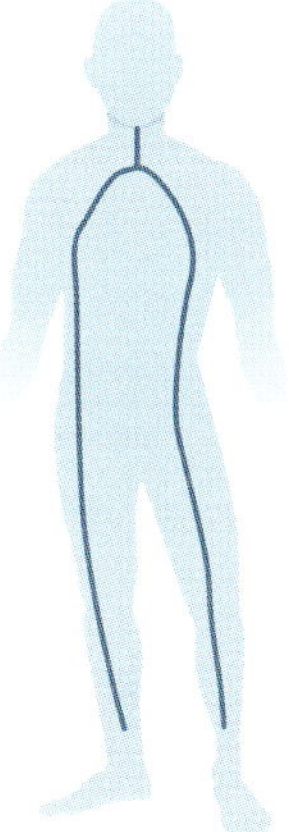

Yin Wei Mai

Gefäße
Das Yin-Fersengefäß (Yin Qiao Mai, Gefäß des aufsteigenden Yin), das Yang-Fersengefäß (Yang Qiao Mai, Gefäß des aufsteigenden Yang), das Yin-Verbindungsgefäß (Yin Wei Mai, Haltegefäß des Yin) und das Yang-Verbindungsgefäß (Yang Wei Mai, Haltegefäß des Yang) Anders als Du Mai und Ren Mai haben die anderen sechs der außerordentlichen Gefäße keine eigenen Punkte und ziehen durch Punkte der 14 Leitbahnen (Du Mai und Ren Mai mitgezählt).

Qigong in seinen verschiedenen Formen

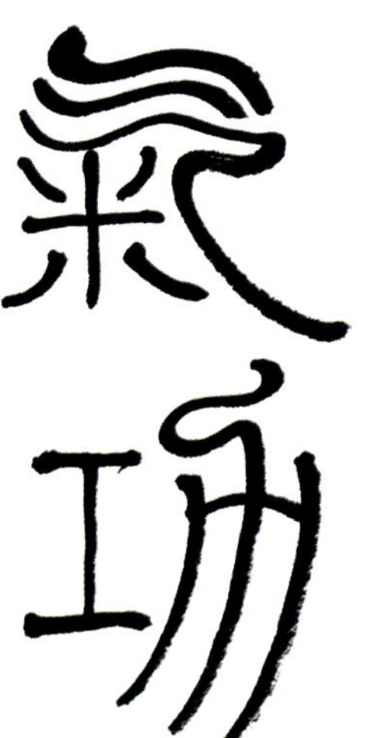

Das Schriftzeichen für Gong symbolisiert körperliche Stärke, wie sie sich in den natürlichen Bewegungen des Körpers ausdrückt. Qigong bezeichnet demnach Bewegungen, welche den Fluss der unsichtbaren Lebensenergie nach außen, in der physischen Präsenz des Körpers, sichtbar werden lassen.

Qi bildet ein Kraftfeld, das von denselben dynamischen Kräften durchdrungen ist, die alles Leben beseelen. Durch Qigong wird dieses Kraftfeld erschlossen, indem der oder die Übende den Mikrokosmos der Energie innerhalb des Körpers mit dem Makrokosmos, dem universellen Kraftfeld des Kosmos, verbindet. Wie eine Antenne oder ein Sendemast sollen die Bahnen des Qi im Körper geöffnet werden, um durchlässig zu werden für die universelle Energie, die fließen soll – denn stehendes, stagnierendes Qi ist «tot».

Qigong

氣功 Qigong. Wirkung des Qi, also Wirkung der alles durchströmenden «Kraft» oder des «Energiestromes», der ein (nach den Daoisten) fühlbaren Zustand und eine Manifestation des Dao darstellt. (R. Simon)

Es gibt eine große Vielfalt von Qigong-Übungen, die meist in aufrechter Körperhaltung, aber auch im Liegen, Sitzen, Stehen und in Bewegung durchgeführt werden; wohl an die tausend verschiedene Arten sind bekannt. Nach einer in China gebräuchlichen Unterscheidung kann man die Übungen einteilen in Äußeres und Inneres Qigong (Wai Dan und Nei Dan), eine andere Einteilung unterscheidet Stilles Qigong (Yi Qigong) von Bewegungsübungen (Dong Gong). Traditionell wurden für die Übungen die Begriffe Yangsheng («Pflege des Lebens») und Daoyin («Übungen des Dehnens und Leitens», heute die Bezeichnung für Selbstmassage) verwendet. Die Bezeichnung «Qigong» datiert von 1936.

Ab 1949, dem Beginn des kommunistischen China, wurden die «alten Zöpfe» des spirituellen Erbes abgeschnitten und die Übungen nur mehr als Gesundheitsübungen verstanden. So entstand auch die Traditionelle Chinesische Medizin (TCM), die aus der unvergleichlichen Vielfalt der chinesischen Medizin ein System schuf, das westlichem Denken entgegenkommen sollte.

TCM

TCM wurde maßgeschneidert, «um den westlichen Denkkategorien entgegenzukommen, und eine solche Form der chinesischen Medizin wird den Protagonisten der wissenschaftlichen Aufklärung begrüßenswert erscheinen, die Intoleranz des religiösen Monotheismus durch die Intoleranz des wissenschaftlichen Monotheismus zu ersetzen. So wird denn auch in wissenschaftlicher Terminologie TCM zum System erklärt, welches aber die Chinesische Medizin in ihrer Gesamtheit nie war.» (Müller, 2004, S. 10)

Nach Maos Tod und dem Ende der sogenannten Kulturrevolution (1976) erfolgte allmählich eine Wiederbelebung der alten Traditionen, die in den 30 Jahren danach eine sprunghafte Entwicklung erfuhren. Qigong wurde staatlich gefördert und öffentlich verbreitet, aber damit auch reglementiert. Im Jahr 2003 stellte das chinesische Sportministerium zusammen mit der Chinese Health Qigong Association (CHQA) das neustrukturierte Gesundheits-Qigong vor, das in China durch staatliche Unterstützung eine große Verbreitung gefunden hat. Seit 2007 finden in diesem Rahmen Symposien und Wettbewerbe statt, auf denen Leistungsgrade (Duan) vergeben werden.

Ähnlich wie im Taijiquan und in der Medizin existieren also heute in China zwei Richtungen im Qigong: das traditionelle und das staatlich veränderte und geförderte. Beiden Arten ist gemeinsam, den Fluss des Qi im Körperinnern zu beeinflussen mit Bewegungen, die es anregen, auch rein geistigen Bewegungen wie im «Stillen Qigong». Das Qi «zum Fließen zu bringen» ist der Beginn der Selbstkultivierung.

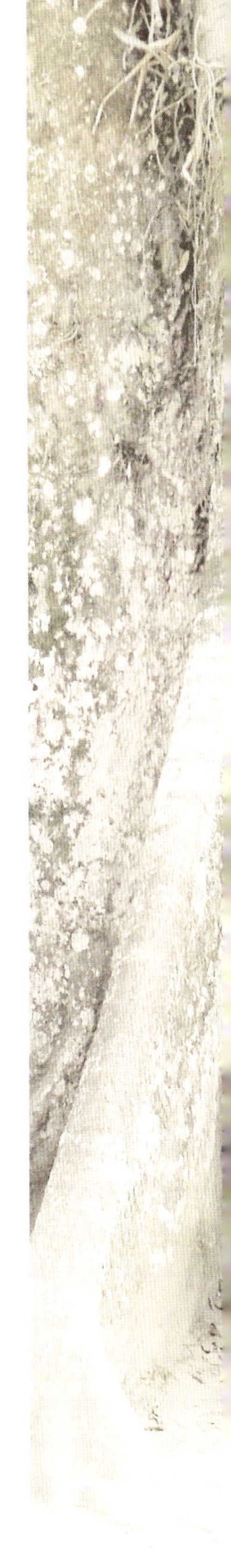

Selbstkultivierung

Zur Selbstkultivierung oder ganzheitlichen Bildung gehörten im klassischen China die Beherrschung von vier Disziplinen: Wen, literarische Bildung; Wu, Kampfkünste und «Pflege des Lebens» durch Wege wie Taijiquan und Qigong; Shu, künstlerische Fertigkeiten wie Malen, Musik, handwerkliche Tätigkeiten; De, Übung von Selbstbeherrschung und Tugend.

Die Varianten des Qigong, wie sie heute in Ost und West gelehrt werden, haben alle ihre Wurzeln in der jahrtausendealten Tradition der Selbstkultivierung. Diese wurde hauptsächlich in den daoistischen und buddhistischen Klöstern des alten China geübt und überliefert, mit dem Ziel, Gesundheit und langes Leben zu erreichen. Dieses Ziel war notwendige Voraussetzung für eine möglichst weitgehende spirituelle Entwicklung, eben der Anbindung an das kosmische Kraftfeld des Qi; dafür war eine lange Lebensdauer erstrebenswert.

Das Konzept der Selbstkultivierung im Daoismus

Der Ursprung des Daoismus wird in magisch-religiösen Strömungen gesehen, aus welchen er sich in zwei Richtungen entwickelt hat. Die eine entwickelte Praktiken, deren Ausübung ein Vergessen der Welt und Einheit mit dem Dao anstrebte; hier liegt der Grund für ein mystisches Verständnis von Dao, das später den «religiösen Daoismus» hervorbrachte: Durch Diät, Atemübungen, Sexualpraktiken, Körperübungen und alchimistische Praktiken wollten diese Adepten die Lebenskraft erhöhen, um den Körper unverwundbar zu machen. So sollte der Alterungsprozess auf unbestimmte Zeit hinausgeschoben und schließlich Unsterblichkeit erlangt werden, die ihnen die Macht verlieh, ekstatische Reisen ins Universum zu unternehmen. Die andere Richtung kann als «vor-naturwissenschaftlich» oder «proto-naturwissenschaftlich» verstanden werden, denn es handelt sich um eine Vorform von systematischer Naturbeobachtung und Entwicklung daraus abgeleiteter Techniken.

ostkultivierung im Sinn des philosophischen Daoismus bedeutet, sowohl die eigene als auch äußere Natur in ihrem So-Sein zu erkennen, das den Wandel als einzige Konstante hat. Dazu ıört auch, die Natur nicht durch «Eingreifen» in der Verfolgung egoistischer Ziele verbiegen zu llen. Zhuang Zhou (um 370–300 v. u. Z.) beschreibt in seinem Werk Zhuangzi – einem Klassiker daoistischen Philosophie neben dem Daodejing des älteren Laozi und dem Guanzi – das Dao als Verwandlungskraft der Natur. Er sah dieses «immanente Prinzip der kosmischen Spontaneität» rnet 1988, S .90) als die einzig wahre Wirklichkeit an.

Der Prozess der Selbstkultivierung findet in drei Bereichen statt, die bestimmten Körperregionen zugeordnet werden: Es sind die «Drei Schätze» Jing, Qi, Shen, die in den bereits erwähnten Energiezentren, den drei Dantian («Schmelztiegel»), lokalisiert sind. Sie entsprechen den oben bereits thematisierten «Seelenteilen» Platons – Geist, Gefühl und «Muthaftigkeit», Vitalität.

Die Drei Schätze Vitalität, Energie und Belebender Geist sind die zentralen Konzepte der daoistischen Kunst der Harmonisierung von Körper, Geist und Seele. Auf ihnen basiert unser Leben, unsere Gesundheit und unsere körperliche und geistige Entwicklung. Sie sind die Grundpfeiler jener von daoistischen Weisen entwickelten Übungswege, die bei uns im Westen so großes Interesse finden.

(Thomas Cleary)

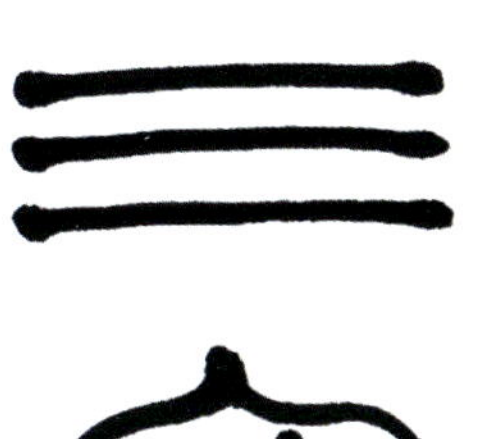

San Bao – Drei Schätze oder Drei Kostbarkeiten

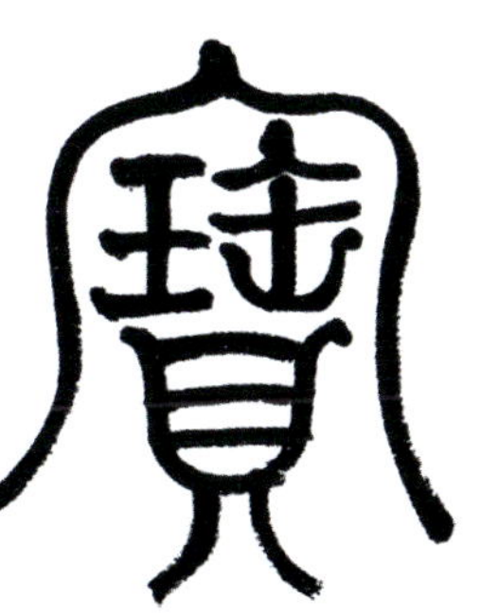

三寶 San Bao bedeutet «drei Kostbarkeiten» oder «drei Schätze». Der Himmel hat drei Schätze – Sonne, Mond und Sterne –, die Erde hat drei Schätze – Erde, Wasser, Luft –, und der Mensch hat die Drei Schätze – Jing, Qi und Shen: Körper, Energie und (Belebender) Geist. Jing ist wie das Streichholz, dessen Flamme durch Qi entzündet wird. Der Schein, die Strahlen der Flamme entsprechen Shen. «Es ist schwierig, Jing, Qi und Shen klar zu definieren, aber sie können gleichgesetzt werden mit Wärme, Kraft und Licht. Jing ist die Wärme des Lebens, Qi die Kraft und Shen das Licht. Fehlen Wärme, Kraft und Licht im menschlichen Leben ist das das Symbol des Todes. (...) Vom Standpunkt der Physik aus entstehen Wärme und Kraft aus dem Licht. Analog dazu bedeutet das, dass Jing und Qi ganz sicher aus Shen entstehen. Im Wahnsinn [wenn Shen schwach ist] sind Jing und Qi natürlicherweise tendenziell [auch] schwach.» (Huai-Chin Nan/Wen Kuan Chu, 1984, S. 92; Übersetzung und eckige Klammern F. A.)

Jing – Vitalität

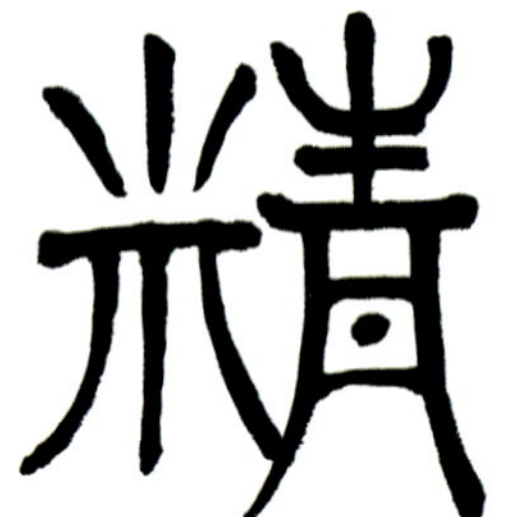

Mit Jing bezeichnet man heute zum einen den stofflichen Körper, also das, was materiell ist: Knochen, Muskeln, Sehnen und die Körpersäfte. Zum andern wird Jing mit «Essenz» wiedergegeben. Gemeint sind die Erbanlagen, die ja auch materiell durch Samen und Ei weitergegeben werden: «Wenn sich die Essenz von Frau und Mann vereinigen, entsteht neues Leben mit eigenem Ursprungs- oder Yuan-Qi» (...), dem «Keim der Vitalität des menschlichen Organismus.» (Fleckenstein/Trinczek, 2011, S. 10)

Jing – Vitalität

精 Jing. Das Zeichen (erstes Auftreten in der Kleinen Siegelschrift) steht für das ausgelesene, beste und feinste Korn (Reis). Es wird aus dem Radikal (Klassenzeichen) 米 «Reiskorn» und dem nur die Aussprache angebenden Element 青 Qing (grün/schwarz) gebildet. Die übertragene Bedeutung ist «Feinstoff», «Essenz». (R. Simon)

Der Ort von Jing im Körper ist das Untere Dantian unterhalb des Nabels.

Qi – Energie

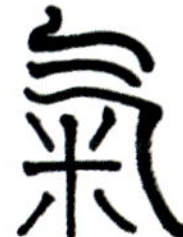

Der zweite Schatz ist das Qi, das Körper und Geist verbindet. Qi ist im Mittleren Dantian, hinter dem Brustbein, lokalisiert.

Wie sehr das Verständnis von Qi von der je eigenen Praxis abhängt, zeigt die Erklärung eines daoistischen Meisters: «Das alte Schriftzeichen für Qi ist 炁. Der obere Teil des Zeichens 无 bedeutet ‹Kein-Ding›. Der untere Teil 灬 bedeutet ‹Feuer›. Alte daoistische Schriften gebrauchen dieses Zeichen ‹Kein Feuer›, um Qi zu benennen (...). Zu sagen, dass Qi kein Feuer (keine Wünsche und Begierden) ist, bedeutet, dass nach Erlangung innerer Stille, ohne Gedanken und Sorgen, wahres Qi entsteht. Das zweite Zeichen für Qi ist 氣; im alten Stil bedeutet es die natürliche Luft. Das dritte Zeichen für Qi ist 气. Es ist jünger und bedeutet Luft, Atem und Gas. Vor der Tang-Dynastie gab es einige spezielle daoistische Techniken, die einem erlaubten, das Qi zu verschlucken. Durch Kontrolle des Geistes und eine bestimmte Art des Atmens konnte man einen Zustand erlangen, der einem ermöglichte, mit dem Geist von Himmel und Erde zu kommunizieren. Diese Techniken entwickelten sich zu den zahllosen Qigong-Methoden späterer Zeiten.» (Huai-Chin Nan/Wen Kuan Chu, 1984, S. 33 f., Übersetzung F. A.)

Shen – Belebender Geist

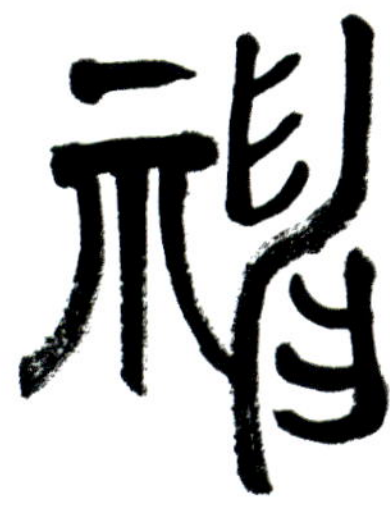

Shen wird, wie im Westen, als «persönlicher» Geist des Menschen aufgefasst, der mit der Geburt in den Körper eintritt und ihn mit dem Tod wieder verlässt. Aber Shen gehört auch zu den fünf Hauptsubstanzen des menschlichen Körpers, d. h., hat sowohl körperliche wie geistige Aspekte, darf also nicht im westlichen Sinn als «Geist» in Opposition zum Körperlichen gesehen werden. Bei der Zeugung verbindet sich Jing, der Samen des Erzeugers, mit dem kosmischen Shen und wird dadurch zu Jingshen, dem individuellen Geist (klassisch «Essenzgeist» oder «Feinessenz» genannt, heute im Sinn von Psyche und geistiger Aktivität gebraucht). Seine Aufgabe als treibende Kraft der Persönlichkeit ist es, Körper und Bewusstsein zu beleben: Starker Shen ist erkennbar an glänzen-

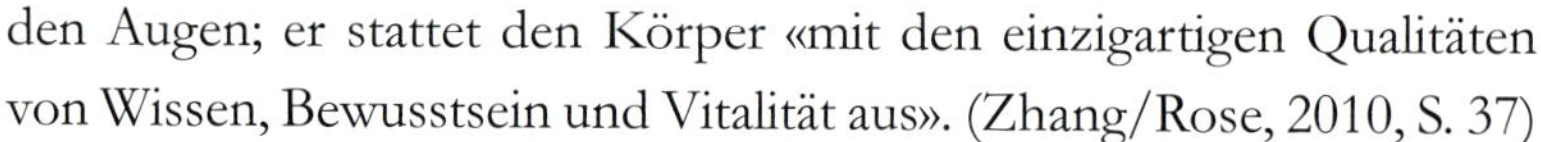

den Augen; er stattet den Körper «mit den einzigartigen Qualitäten von Wissen, Bewusstsein und Vitalität aus». (Zhang/Rose, 2010, S. 37)

Shen – Belebender Geist

神 Shen. Das Zeichen ist aus dem Radikal (Klassenzeichen) «Erdaltar» 示 und dem nur zur Anzeige der Aussprache dienenden Bestandteil 申 Shen erstellt. Die erste Bedeutung ist «Himmelsgott, der die zehntausend Dinge (alle Seinsgegenstände) schuf», dann bedeutet es allgemein auch «Geistwesen» und Geist im Sinn von Bewusstsein. (R. Simon)

Im Westen wird das Psychische als Seele dem Mentalen, also dem Geistigen, zugeordnet, aber das Verhältnis von Geist und Seele ist nicht eindeutig: Teilweise wurde (und wird) die Seele als Bestandteil des (kosmischen) Geistes angesehen, teilweise geht der (menschliche) Geist aus der Tätigkeit der Seele hervor.

In China hat die Seele, wie Qi und Shen, zwei Aspekte: Zum einen gibt es den himmlischen «Seelenaspekt», der dem Shen zugehörig ist. Zum andern sind da die beiden «Körperseelen» – die «leiblichen Wirkkräfte» *Hun* und *Po* –, die ausschließlich an die Individuation des Menschen gebunden sind und mit ihm sterben.

Ren Mai 17 Mittlerer Altar (Dan Zhong)

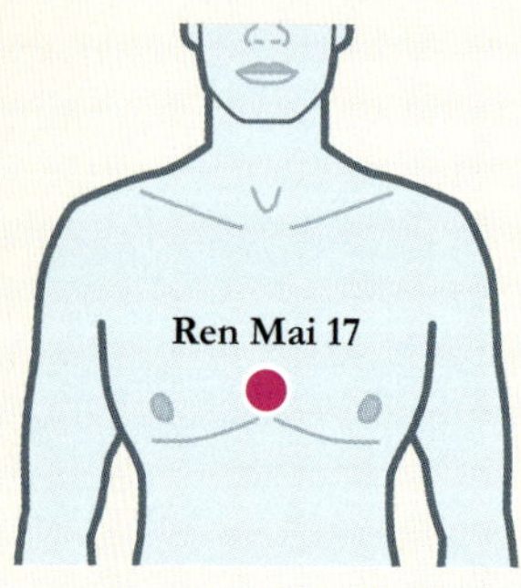

Dieser Punkt liegt im Zentrum des Mittleren Dantian und «trägt den Namen des Altars, der sich im Bereich des Himmelstempels befindet. Hier vollzog der Kaiser die Rituale, um die Kommunikation zwischen Himmel und Erde herzustellen ... Aber nur wenn der Kaiser stark genug ist, kann er durch seine Präsenz die Riten angemessen vollziehen und ausstrahlen ... Diese Ausstrahlung des Herzens, die nicht auf Gewalt, sondern auf seinem tiefen Verständnis beruht, geht von Ren Mai 17 aus, auch Oberes Meer des Qi genannt. Dieser ist der Sammelpunkt des Qi, von dem aus es über den ganzen Körper verteilt wird. Qi ist im Vergleich zum Blut Yang und steht somit aufseiten des Himmels ... Sobald ein Mensch seine Ausstrahlung zu verlieren droht und die Behandlung der regulären Leitbahn nicht mehr ausreicht, kann man sich an den Altar der Mitte wenden. Dies mag sich als eingesunkener Brustbereich zu erkennen geben, welcher ausdrückt, dass ein Mensch nicht mehr an seine Fähigkeiten glaubt, mit Shen in Kontakt zu treten.» (Müller, 2004, S. 282)

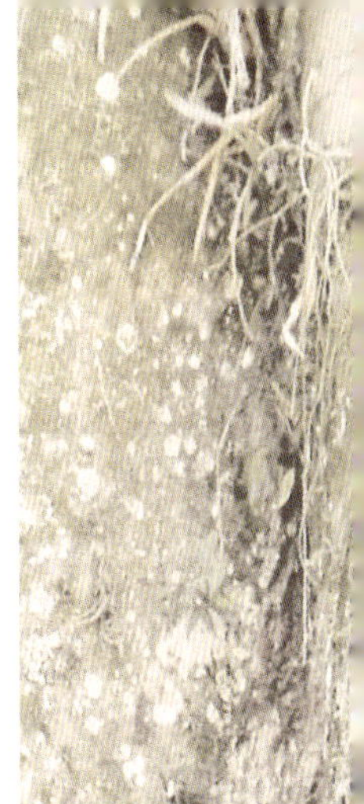

Shen kommt vom Himmel und «wohnt» im Körper, im Herzen. Da gemäß der chinesischen Medizin Shen an das Blut (Xue) gebunden ist, was ja vom Herzen bewegt wird, gilt das Herz als Sitz des Shen. Im Suwen, einem Teil des klassischen «Buch des Gelben Kaisers zur Inneren Medizin», wird das Herz als Sitz des Shen angesehen.

Das Herz (Xin) wird auch als das Organ angesehen, in dem, wie im westlichen Verständnis, die Seele zu Hause ist. Es ist der Ort des Denkens, Bewusstseins und Fühlens. Und ja, Xin gilt auch als Ort des

Ni 23 Shen-Siegel (Shen Feng)

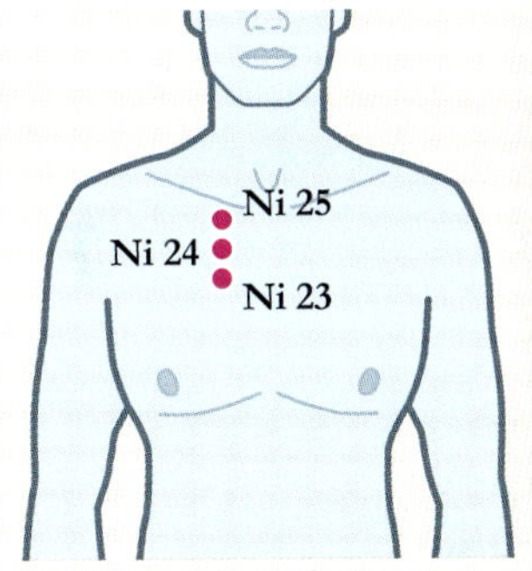

In diesem Punkt können zwei Tendenzen auftreten: neben einer Dynamik des Sich-Zerstreuens durch eine «ungenügende Konzentration (...), sodass ein schwaches Identitätsgefühl entsteht, fast so als ob man, wie Wasser, ständig die Tendenz zum Zerfließen hätte», auch eine «völlig versiegelte Haltung, die einer Paralyse gleichkommt. Das innere Gefrieren wird illustriert durch das Schicksal des Erdaltars der Shang-Dynastie [ca. 18. Jh. bis etwa zum 11. Jh. v. u. Z.]. Die siegreiche Zhou-Dynastie ließ diesen Ort der Legitimation ihrer Vorgänger derart zumauern, dass er nur nach Norden hin geöffnet blieb. Aus dieser Richtung drangen die Einflüsse der Kälte, des Schrumpfens und letztendlich des Todes in die Kraftquelle der Shang-Herrscher. Dasselbe geschieht auf die eigene Person bezogen, wenn ihr eigener Shen-Altar versiegelt wird.» (Ebenda, S. 192)

Ni 24 Grabstätte des Ling (Ling Xu)

«An dieser Stelle hat sich die Versieglung des Shen weiterentwickelt zu einer Art innerer Beerdigung. Shen als solches ist unsterblich. Ling ist unser Vermögen, es durch Ritual herbeizurufen. Genau dieses Vermögen hat man verloren, man glaubt nicht mehr daran, in dieser Welt etwas bewirken zu können, weil man aufgegeben hat, den Kontakt mit Shen zu suchen ... Über Niere 24 [Ling] ruft man die befeuchtende und lebensspendende Kraft der Nieren auf der Höhe des Herzen auf, das spirituelle Potenzial eines Menschen neu zu beleben, wodurch man in einen Zustand der inneren Verwüstung oder des Burn-out wieder mit Shen in Kontakt treten kann.» (Ebenda, S. 292)

Ni 25 Shen-Speicher (Shen Cang)

«Nachdem Ling wiedererweckt wurde, muss die Fähigkeit, Shen aufzunehmen, bestärkt werden, sonst schleudert man die neu aufgenommenen Ressourcen sofort wieder hinaus. Dies war der Grund, der zum Burn-out geführt hatte. Niere 25 beugt einer solchen Haltung vor, wie alle Punkte, die den Beinamen ‚Lagerhaus‘ oder ‚Speicher‘ tragen. Speichern und Ergreifen ist die Hauptfunktion der Nieren, welche so die Wurzeln des Shen darstellen.» (Ebenda, S. 193)

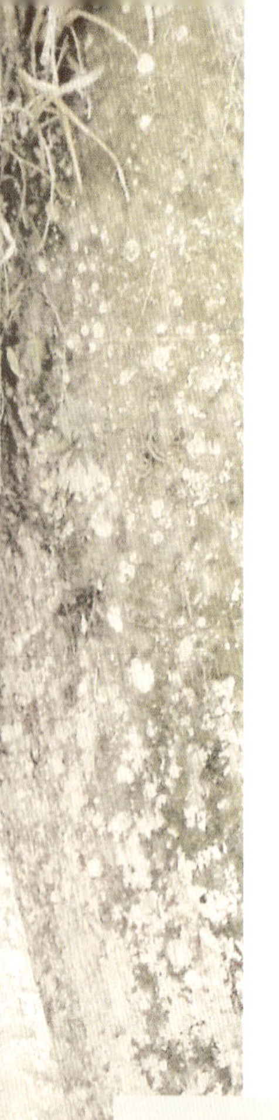

Denkens: In China wird das Gehirn als Organ des Denkens erst seit der Ming-Zeit (1368–1643) ernsthaft diskutiert.

Xin und Shen verbinden sich im Punkt Ren Mai 17, dem Mittleren Altar, wo der innere Verlauf des Herzmeridians auf das Konzeptionsgefäß trifft.

Als wichtige Punkte bei der Behandlung des Shen, wenn dieser in Unruhe ist, werden die Punkte 23 und 25 des Nierenmeridians angesehen: Shen Feng, Ni 23, «versiegeltes Shen», und Shen Cang, Ni 25, «Speicher des Shen». Die Punkte spielen eine wichtige Rolle bei der Behandlung von Herzproblemen.

Vorgeburtlicher und nachgeburtlicher Shen

Der nachgeburtliche Shen heißt Yi. Yi bezeichnet das Mentale – also Vorstellungen, Gedanken, Intentionen, auch im Sinn von mentaler Steuerung oder geistiger Führung; sein Ort ist das Obere Dantian. Yi wird geprägt von allen Einflüssen, die ein Mensch nach seiner Geburt erfährt.

意 Yi. Das Zeichen (erstes Auftreten in der Kleinen Siegelschrift) setzt sich aus 音 Yin «Ton» und 心 Xin «Herz, Verstand» zusammen und wird so erklärt, dass man aus der Rede des anderen (Töne) seine Willensbekundungen erkennt. Also ist die erste Bedeutung des Zeichens «Wille». Dann steht es für alle Verstandesregungen oder auf dem Verstand beruhenden Erkenntnisse, also «Bedeutung, Sinn, Idee». (R. Simon)

Der Unterschied zwischen richtig und falsch
ist eine Krankheit des Geistes.

(Sengcan, 3. Patriarch des Chan)

Shen ist der Herrscher, der alle körperlichen Abläufe lenkt, die durch Yi «sozialisiert» werden. Wird Shen durch Yi daran gehindert, die körperlichen Abläufe und Bedürfnisse zum Ausdruck zu bringen, entsteht ein Konflikt, der zu Blockaden des Qi führt und den Körper zur Krankheit hin verändert; in erster Linie ist die «Krankheit des Geistes», die zwischen den Impulsen des Shen und den Restriktionen des Yi gefangen bleibt, Grundlage aller weiteren Übel.

Wenn ein Kind den Wunsch hat, zu singen, ist das Ausdruck des Shen. Wird der Wunsch durch eine Autorität unterbunden und internalisiert das Kind dieses Verbot, dann geraten Shen und Yi in einen Konflikt. Das Kind unterdrückt sein natürliches Bedürfnis nach Selbstausdruck und «hortet» stattdessen die gestauten Emotionen in Körper und Geist. Diese Emotionen können sich dann psychosomatisch manifestieren oder es kann, wenn Yi obsiegt, ein zwanghafter Charakter daraus entstehen.

Shen und Yi müssen sich zu einer Wirkkraft verbinden, die als «belebender Geist» den Menschen befähigt, seine Natur in der Gesellschaft zu leben und nicht den Zwängen der Zivilisation, die oft als «geistige» im höheren Gewande daherkommen, zu opfern.

Das Ziel von Meditation und «meditativen Bewegungskünsten» ist es, diesen Konflikt zwischen «richtig» und «falsch» aufzulösen und Shen und Yi im Ausdruck der Spontaneität zu vereinen. Der Atem spielt dabei eine wichtige Rolle. Es gibt dabei den unwillkürlichen Aspekt des «Es atmet mich», der Shen zugehörig ist, und die Atemtechniken, die willkürlich von Yi getätigt werden.

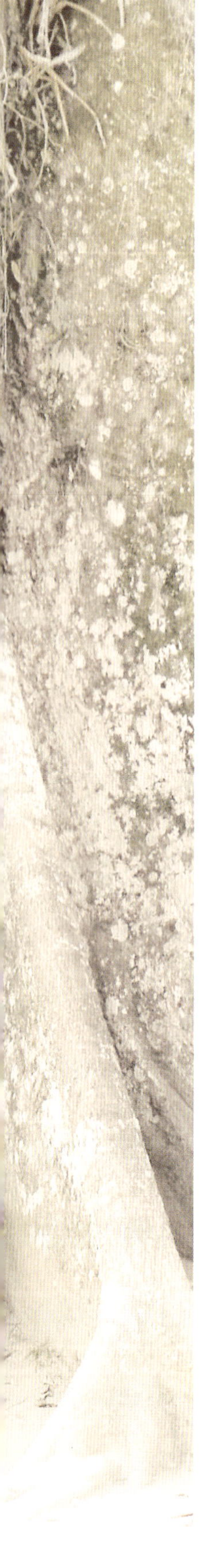

Mit dem Herzen bewegt man das Qi.

(Wu Yuxiang, 1812–1880)

Yi – Intentionalität

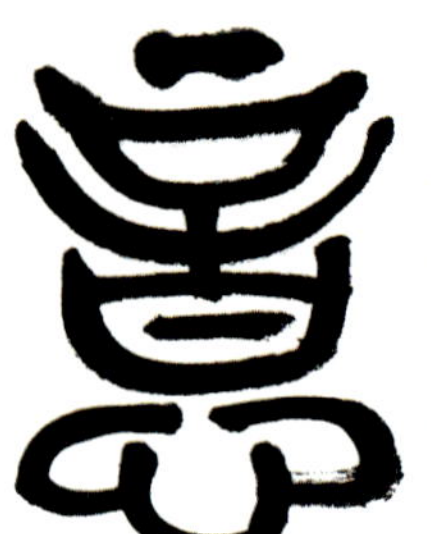

Yi, der nachgeburtliche Shen, hier mit «Intentionalität» wiedergegeben, lenkt das Qi bewusst, muss also nicht grundsätzlich als Gegensatz des Shen erfahren werden. Shen lenkt das Qi ganz natürlich durch den ganzen Körper, und Yi kann es dabei unterstützen, indem es durch Vorstellungskraft die Konzentration auf bestimmte Körperstellen lenkt, in denen das Qi blockiert ist. Dabei spielen die «Energietore» eine wichtige Rolle, deren Blockaden das Qi überwinden muss.

«Es gibt drei wichtige Tore (Sanguan) durch den Du Mai in der Praxis der Qi-Zirkulation. Durch diese Tore ist die Zirkulation des Qi schwierig. Es handelt sich um das kokzygeale Tor (Weilunguan) im Bereich von Du 1 Changqiang [‹Wachstum und Stärke› zwischen Steißbeinspitze und Anus], das lumbale Tor (Jiaiguan) im Bereich von Du 4 Ming Men [‹Lebenstor› unterhalb des Processus spinosus des 2. LW] und das okzipitale Tor (Yuzhenwan) im Bereich von Blase 9 Yuzhen [am Hinterkopf, Os occipitale].» (Deadman/Al-Khafaji/Baker, 2000, S. 535)

Beim «Stillen Qigong» wird das Qi, ähnlich wie in bestimmten Arten der Meditation, allein von Yi, unterstützt vom Atem, geführt, bei den «Bewegungsmeditationen» kommt die Körperbewegung hinzu.

Bewegungsmöglichkeiten

Wenn wir, in Gedanken schon unterwegs, noch schnell das Geschirr abräumen, sind unsere Bewegungen automatisch. Wir verschwenden meist keinen Gedanken daran.

Wenn wir in einer Gruppe Ball spielen, sind unsere Bewegungen reflexhaft, hervorgerufen durch unsere Reaktion auf den Ball. Wenn wir den Ball zielgerichtet werfen, ist die Bewegung intentional.

Wenn wir im Kampf jemanden schlagen möchten, ist unsere Bewegung zwar auch intentional, aber hart. Wenn wir uns mit weichen Bewegungen dahingleiten lassen, wie es in manchen Formen des Taiji und Qigong der Fall ist, sind diese Bewegungen zwar weich, aber nicht intentional. Wenn wir dabei denken oder träumen, sind sie weder intentional noch achtsam. Wenn wir unsere weichen Bewegungen bewusst begleiten, sind es «achtsame» Bewegungen, aber sie sind nicht vom Geist geführt.

Wenn wir die Absicht haben, eine Bewegung auszuführen, aktiviert der Körper das «Bereitschaftspotenzial» für diese Bewegung, und wenn wir diesen Impuls körperlich wahrnehmen und danach die Bewegung in dieser Qualität weiterführen, dann ist die Bewegung «vom Geist geführt».

Der Impuls für eine Bewegung gehört zum Shen, die Ausführung geschieht durch Yi. Ob beide im Einklang sind, entscheidet darüber, ob die Bewegung «vom Geist geführt» wird. Schaltstelle zwischen beiden ist das «Bereitschaftspotenzial».

Die Neurowissenschaftler Hans Helmut Kornhuber und Lüder Deecke führten 1965 den Begriff des «Bereitschaftspotenzials» ein (der übrigens in den anglo-amerikanischen Sprachgebrauch übernommen wurde, wie etwa auch «Kindergarten»). Dieses Bereitschaftspotenzial ist «ein elektrophysiologisch messbares Phänomen, das kurz vor willkürlichen Bewegungen in bestimmten Arealen der Großhirnrinde (im supplementärmotorischen Cortex) auftritt und als Ausdruck von Aktivierungs- und Vorbereitungsprozessen interpretiert wird» (Wikipedia). Das Bereitschaftspotenzial geht nicht nur der Handlung, sondern auch dem Willen zur Handlung voraus – in Millisekunden. (Für diejenigen, die sich weiter in das Thema vertiefen möchten, emp-

fehle ich «Willensfreiheit in Theologie und Neurowissenschaften – ein historisch systematischer Wegweiser» von Wolfgang Achtner).

Im 19. Jahrhundert beschrieb der englische Naturwissenschaftler William Benjamin Carpenter (1813–1885) den ideomotorischen Effekt (Carpenter-Effekt), der besagt, dass durch das Sehen oder die Vorstellung einer Bewegung eine unwillkürliche Innervation, also eine Tendenz zur Ausführung einer Bewegung, stattfindet, bevor willkürliche Muskelkraft zur tatsächlichen Ausführung führt: Sozusagen zwischen der Vorstellung und der Ausführung «sitzt» das Bereitschaftspotenzial.

Man hat die «Vorstellung» von Bewegung und bewegt sich nicht, das ist eben die Tendenz, sich im Voraus zu bewegen, das nennt man «innerlich mobilisieren».

(Hao Yueru, 1877–1935)

Innehalten – die Einheit von Shen und Yi

Dieses Zitat eines chinesischen Taiji-Meisters beschreibt, wie das Bereitschaftspotenzial in der Praxis genutzt wurde, um Innere Kraft zu generieren.

Entscheidend ist ein sehr kurzer Moment des Innehaltens, bevor der Impuls zur Bewegung praktisch umgesetzt wird. Führt man die Bewegung aus in der gleichen Qualität, wie sie spontan als Impuls erscheint, ist sie Ausdruck des Shen. Ohne diese Zäsur ausgeführt, wird sie von Yi gelenkt und alle «nachgeburtlichen» Eigenschaften wie Emotionen, Affekte, Zaudern etc. beeinflussen sie.

Dieses Innehalten war Gegenstand der sogenannten Libet-Experimente, bei denen der zeitliche Abstand gemessen wurde, der zwischen der Nervenaktivität im Gehirn, die einer bestimmten Handbewegung einleitend vorausgeht, und dem erst danach erfolgenden Bewusstwerden der dazugehörenden Handlungsentscheidung liegt.

«Der Physiologe Benjamin Libet führte die Versuchsreihen 1979 durch. Ihre Bedeutung für die Philosophie des Geistes war Gegenstand lebhafter Diskussionen. Noch heute wird das Experiment häufig in der Debatte über das Konzept der menschlichen Willensfreiheit angeführt.» (Wikipedia). Dieser Aspekt spielt in diesem Zusammenhang jedoch keine Rolle.

«Libet selbst hat aus seinen Experimenten jedoch niemals eine Widerlegung der Willensfreiheit abgeleitet. Er glaubt nachweisen zu können, dass auch eine durch das Bereitschaftspotenzial eingeleitete Handlung noch kurz vor der geplanten Ausführung durch ein bewusstes ‹Veto› gestoppt werden kann. Libet hatte seine Versuchspersonen in einer weiteren Bedingung des Experiments aufgefordert, die Bewegung zwar vorzubereiten, sie jedoch kurz vor einem festgelegten Zeitpunkt zu unterbrechen. Es stellte sich heraus, dass dies noch bis zu 100 Millisekunden vor der geplanten Ausführung möglich war.» (Pauen, Michael in: philosophieverstaendlich.de/freiheit/aktuell/libet.html, Stand: 16.7.2019)

Übertragen auf Qigong und Taiji bedeutet dies: Wenn wir eine Bewegung mit «dem Geist führen» wollen, braucht es das minimale Innehalten nach dem Bewegungsimpuls vor seiner Ausführung. Es gilt, den aus dem Shen kommenden Impuls wahrzunehmen und die bewusste Bewegung, von Yi geführt, in dieser Qualität weiterzuführen. Dieses Innehalten ermöglicht die Einheit von Shen und Yi und wurde von den alten Taiji-Meistern als «innere Mobilisierung» verstanden, um die Tür zur Inneren Kraft zu öffnen.

Die drei Dantian

Die in der chinesischen Energielehre präsenten Dantian entsprechen grundsätzlich den Chakren, wie sie in anderen Kulturen (z. B. Kabbala, Maya, Inka, Cherokee) für die spirituelle Entwicklung wichtig waren und sind. Hierzulande sind uns diese Energiezentren wohl vor allem durch Yoga und das tantrische System Indiens bekannt.

三丹田 San Dantian; wörtlich: «drei Zinnoberfelder»; ein Begriff aus dem mystisch-religiösen Daoismus, der durch Inkorporation bestimmter Substanzen mystische Ziele wie Unsterblichkeit anstrebt. Das Großes Lexikon des Daoismus benennt die drei Stufen der daoistischen Sublimation:

«Was den oberen, den mittleren und den unteren Zinnober (丹 Dan) angeht, gibt es den Zinnober denn in dreifacher Form? Die Antwort lautet: Insgesamt handelt es sich um einen Zinnober, man teilt ihn, um darüber zu sprechen. Der untere Zinnober: Mit ihm sublimiert man die Essenz 精 Jing (s. o.) in den energetischen Strom des Dao 氣 Qi (s. o.). Der mittlere Zinnober: Mit ihm sublimiert man den energetischen Strom des Dao in Geist 神 Shen. Der obere Zinnober: Mit ihm sublimiert man den Geist in die Leere Xu 虛. Der Begriff «drei Zinnober» 三丹 San Dan benennt also die drei Stufen; vollzieht man den Schritt in die Leere zurück, mischen sich 精 Jing, 氣 Qi und 神 Shen wieder zu dem einzigen 氣 Qi, wobei es sich um die große Rückkehr des Goldenen Saftes 金液 Jinye in den Zinnober handelt.» [Großes Lexikon des Daoismus,1993, S. 68]

Das Sanskritwort «Chakra» bedeutet wörtlich übersetzt «Rad» oder auch «Wirbel». Tatsächlich befinden sich die Chakren in ständiger Drehbewegung, durch welche sie Energie von außen anziehen und im feinstofflichen Energiesystem des Körpers verteilen. Die körperlichen Entsprechungen der Chakren sind Nervengeflechte entlang der Wirbelsäule, von denen einige auch Verbindungen zu Hormondrüsen des endokrinen Systems haben. Sie beeinflussen sowohl Zellen, Organe und Hormone, wie auch, als quasi «psychoenergetische Zentren», Geist und Gefühle. «Zu allen Zeiten hat man in diversen Kulturen überall auf der Welt verstanden, dass Menschen nicht nur aus irdischer Materie bestehen. Wir sind aus Schwingungen gemacht, aus Frequenzen, die mit der Welt außerhalb von uns in Wechselwirkung stehen und manchmal auf sie reagieren.» (Dale, 2012, S. 261)

In diesem Wandlungsprozess spielen die Chakren eine zentrale Rolle: «Chakren sind Energietransformatoren, die Energie von einer höheren Schwingungsebene auf eine niedrigere bringen können und umgekehrt.» (Ebenda)

«Umfangreiche Forschungen bestätigen die Existenz der Chakren, wobei Dr. Valerie Hunt Pionierarbeit geleistet hat. In den letzten zwanzig Jahren hat Hunt, Professorin für Kinesiologie (das Studium menschlicher Bewegungen) an der University of California, Los Angeles, den elektromagnetischen Output ihrer Probanden unter verschiedenen Bedingungen gemessen. Mithilfe eines Elektromyografen, eines Instruments, welches die elektrische Aktivität in den Muskeln misst, entdeckte Hunt, dass der physische Körper Strahlen an Stellen abgibt, die üblicherweise mit den Chakren in Verbindung gebracht werden. Außerdem entdeckte sie, dass bestimmte Bewusstseinsebenen mit spezifischen Frequenzen verknüpft sind.» (Ebenda, S. 271).

Chakren und Dantian entsprechen sich in fünf Punkten, wobei im Yoga mehr Chakren als im Qigong und Taiji bekannt sind; dort nutzt man vor allem drei: die «drei Dantian». Aber auch Wurzel- und Kronenchakra im Damm bzw. Scheitelpunkt werden hinzugezählt und ergeben dann «fünf Dantian».

Die energetische Funktion der drei Dantian

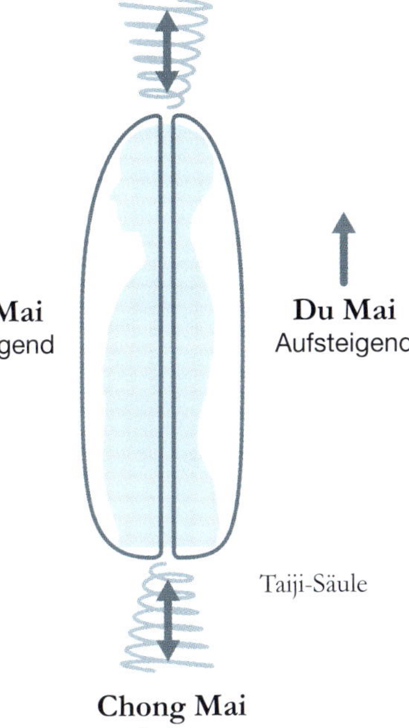

Die Hauptaufgabe der drei Dantian besteht darin, Qi zu sammeln, zu speichern und zu transformieren. Die Energiereservoirs der drei Dantian sind extern durch Du Mai und Ren Mai und intern durch den «stoßenden Meridian» und die Taiji-Säule verbunden. Der «stoßende Meridian» Chong Mai hat verschiedene Namen: durchdringender Meridian, stoßender Meridian oder auch «breite Trossstraße». Er ist der Kern der Taiji-Säule, der senkrechten Zentrallinie des menschlichen Körpers, die Scheitelpunkt und Dammpunkt mit den drei Dantian verbindet und im medizinischen Qigong eine wichtige Rolle spielt.

Drei Dantien

Die Taiji-Säule erstreckt sich vom Baihui-Punkt an der Spitze des Kopfes bis zum Huiyin-Punkt am Perineum. «Im oberen Bereich knüpft die Leitbahn an alle Hauptleitbahnen des Yang an, im unteren an alle Hauptleitbahnen des Yin.» (Hempen, 1995, S. 57)

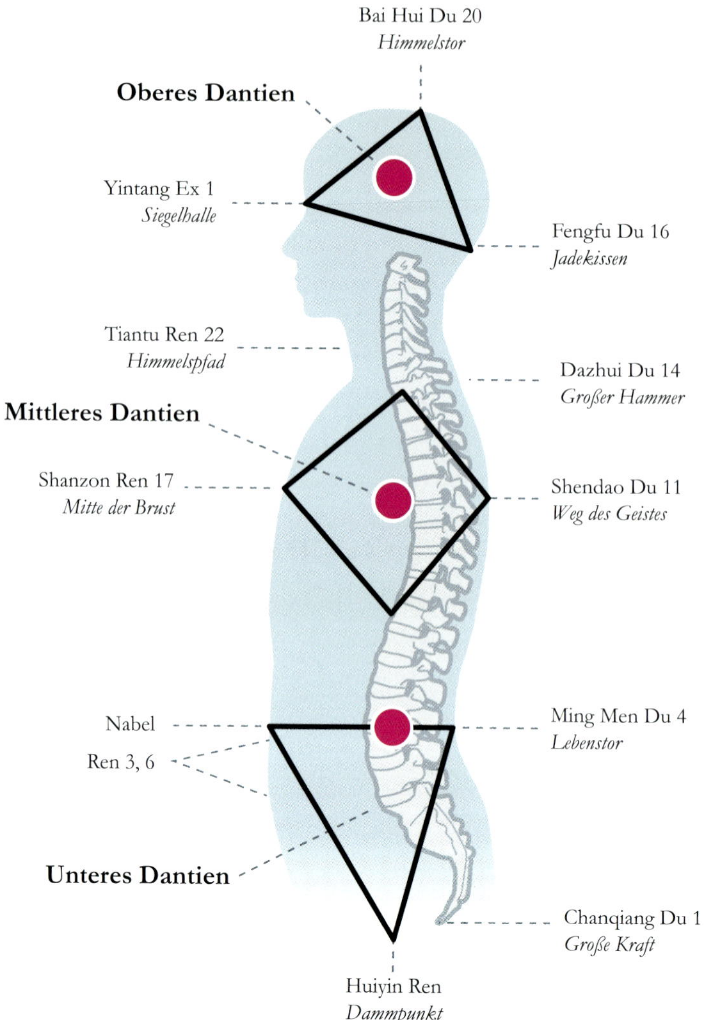

Das Zentrum jedes Dantian wird von dieser Taiji-Säule durchdrungen und ist an ihr «befestigt». Die anatomische Lage jedes Dantian entspricht einem physiologischen Zentrum für Wärme, Licht, magnetische und elektrische Vibration. Die Intensität und Ladung dieser Schwingung hängen von der geistigen Ausrichtung (Intentionalität), der Haltung und der Atmung des Individuums ab.

«Jedes Dantian wirkt wie ein Reservoir, sammelt Energie und verteilt sie in alle inneren Organe. Diese Energie wirkt durch die Körperoberfläche in das Wei-Chi-Feld [Abwehr-Qi, das direkt unter der Haut fließt]. Die gleiche Energie wird auch durch den gesamten physischen Körper geleitet, fließt durch die Energiekanäle, das Nervensystem und die endokrinen Drüsen und sättigt dann das Blut, um den ganzen Körper zu nähren.

Diese Energieumwandlung kann wie folgt visualisiert werden: Chi (Qi) fließt in den Körper wie Regenwasser, das in einen Teich fließt (der Körper absorbiert und sammelt Chi [Qi] in den Dantian). Das Regenwasser wird dann von den umgebenden Boden-, Blatt- und Wurzelsystemen (Haut, Gewebe und Zellen) absorbiert, konzentriert und sammelt sich in tiefen artesischen [Grundwasser-]Brunnen (Dantian). Der Druck beginnt sich zu erhöhen, da sich diese artesischen Brunnen mit dem Regenwasser füllen und schließlich überlaufen, in kleinere Becken (die Organe) fließen, bevor sie sich mit dem Fluss unterirdischer Ströme (den Kanälen) verbinden.

Das mentale und emotionale Bewusstsein eines bestimmten Gewebebereichs kann durch Erhöhung des Energieflusses zu diesem Ort verstärkt werden. Wenn Energie das Gewebe füllt, bewirkt eine zelluläre Reaktion, dass das Gewebe entweder Emotionen speichert oder freisetzt, abhängig vom überschüssigen oder mangelhaften Chi (Qi) des Körpers.

Wenn durch Intentionalität das Chi (Qi) im unteren Dantian verstärkt wird, entsteht ein erhöhtes Gefühl von Kraft und Stabilität. Wenn durch Intentionalität das Chi (Qi) im mittleren Dantian verstärkt wird, ist das Ergebnis ein erhöhtes Gefühl der emotionalen Wahrnehmung. Wenn das Chi (Qi) durch Intentionalität im oberen Dantian verstärkt wird, entstehen eine erhöhte spirituelle Bewusstheit und das Gefühl der Verbindung mit dem Göttlichen. Die Gesundheit des Individuums und die Stärke seiner energetischen Felder hängen von der Menge an Energie ab, die in den drei Dantian vorhanden ist.» (Alan Johnson, in: ichikung.com/dantians, Stand: 15.7.2019; Übersetzung und eckige Klammern F. A.)

Hier sei nochmals an die Unterscheidung von vorgeburtlichem und nachgeburtlichem Qi erinnert. Der Prozess der Energieumwandlung, wie er oben beschrieben wird, bezieht sich auf die Vereinigung von beiden.

Der Weise atmet durch die Fersen.

(Zhuangzi)

Die Himmlischen Kreisläufe

Um den vorgeburtlichen Zustand der Drei Schätze wiederzuerlangen, muss das (ererbte) vorgeburtliche Qi mit dem nachgeburtlichen Qi auf dem Weg der Selbstkultivierung vereinigt werden. Da wir das ursprüngliche Qi im Mutterleib über die Nabelschnur bekommen, ist sein Sitz die Nabelregion im Unterbauch, das sogenannte Untere Dantian. Das nachgeburtliche Qi, das als Atem mit der Luft über die Lungen aufgenommen wird, muss dort, wie in einem Schmelztiegel, zum Zweck der Selbstkultivierung, mit dem vorgeburtlichen Qi quasi alchemistisch verschmolzen werden; symbolisch ausgedrückt bedeutet dies: Das Feuer (des Herzens) muss unter das Wasser (der Nieren bzw. des Bauchraumes) gebracht werden, damit das Wasser erhitzt wird, verdampfen kann und als lebensverlängerndes Qi im Organismus – über die Meridiane oder Leitbahnen – zirkulieren kann. Das ist also ein rückwärtsgewandter Weg – deswegen «Rückkehr zum Ursprung» genannt –, der gleichwohl im Hier und Jetzt geschieht und die Zukunft beeinflusst. Im unteren Dantian muss das Qi also gesammelt werden, in einem Bereich desselben, der «Meer des Qi» genannt wird. Der natürliche Fluss des Qi durch den Körper auf den Meridianen muss in der Selbstkultivierung so gelenkt werden, dass die drei Dantian verbunden werden können.

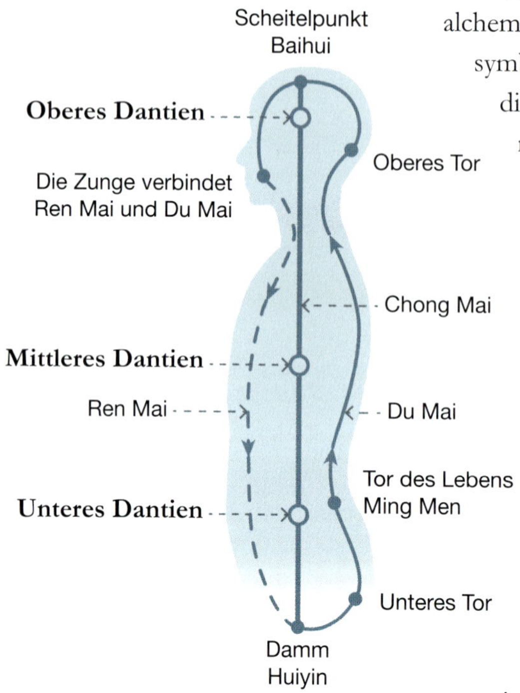

Scheitelpunkt Baihui
Oberes Dantien
Oberes Tor
Die Zunge verbindet Ren Mai und Du Mai
Chong Mai
Mittleres Dantien
Ren Mai
Du Mai
Tor des Lebens Ming Men
Unteres Dantien
Unteres Tor
Damm Huiyin

Kleiner Himmlischer Kreislauf

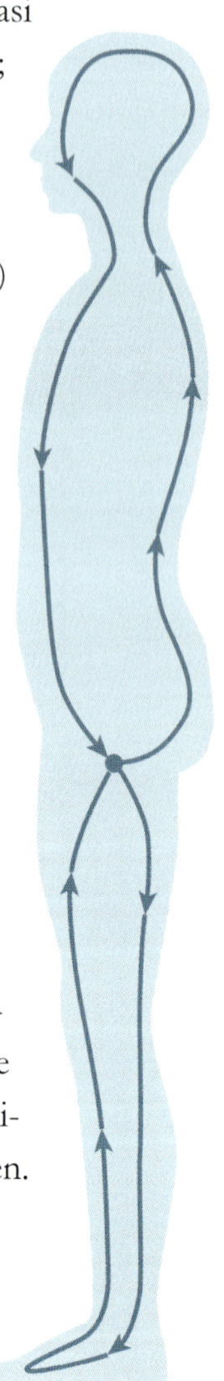

Großer Himmlischer Kreislauf

Das geschieht im «Kleinen Himmlischen Kreislauf», der Grundlage aller Formen der Selbstkultivierung: Qi wird so gelenkt, dass es auf den beiden Hauptmeridianen des Körpers einen Kreis oder ein sich drehendes Rad bildet – auf der Rückseite des Körpers aufwärts, über den Kopf bis zum Gaumen (Du Mai Meridian) und auf der Vorderseite abwärts bis zum Unterbauch bzw. Perineum (Ren Mai). Dieser Verlauf ist auch in umgekehrter Richtung möglich, doch ist dies nicht von Natur aus vorgegeben, sondern muss durch Übung erworben werden, denn beide Hauptmeridiane sind die einzigen im Körper, auf denen das Qi auch in der anderen Richtung fließen kann. Alle Formen des Qigong gründen auf dem Kleinen Himmlischen Kreislauf.

Der «Große Himmlische Kreislauf» bezieht auch Beine und Arme mit ein. Dabei sind die beiden Fersengefäße Yin- und Yang-Qiao-Mai von Interesse. Die Fersengefäße sind die Regulatoren allen Auf- und Abstiegs des Qi. Sie geben den Yin-Yang-Rhythmus des Lebens vor, so den Schlaf-Wach-Rhythmus. Dass ihre Funktion auch etwas mit Atmung zu tun haben kann, lässt das bekannte Zitat im Zhuangzi erahnen: «Der Weise atmet durch die Fersen.»

Atem und Qi

Wie bereits zu Beginn des Kapitels erwähnt, ist eine der Bedeutungen des Zeichens Qi «Atem». Das lässt Raum für viele Deutungen: Ist in den chinesischen Texten Qi als Atem gemeint? Oder Qi als Energie? «Bei unserer Geburt atmen wir ein, und wenn wir sterben, atmen wir aus. Der Atem ist also die sichtbare Form des Qi, die in stiller Form das Leben erhält. Ohne das Qi gibt es keinen Atem, und ohne Atem würde das Qi zusammenbrechen. Deshalb herrscht hier eine wechselseitige Abhängigkeit.» (Lade, 2004, S. 44).

Im Qigong werden viele Formen des Atmens praktiziert, beispielsweise: reine Bauchatmung, normale Bauchatmung, umgekehrte Bauchatmung, Körperatmung, Wellenatmung, reinigende Atmung, tonisierende Atmung, harmonisierende Atmung (offenbar die gebräuchlichste im Qigong), Fünf-Tore-Atmung, Windatmung (bei Qigong im Gehen), nährende Atemmethode, Wechselatmungen ... aber welche ist für welches Ziel geeignet?

Verstärkt wird diese Unsicherheit, wenn davon die Rede ist, der Atem sei nicht das «eigentliche Qi», weil er eigentlich «verschwinden» müsse, um das wahre Qi bzw. den «wahren Atem» entstehen zu lassen.

«Der Atem ist eine Quelle des Qi (...), aber nach dem Verständnis des Qigong ist es nicht das wahre Qi selbst. (...) Einfachere Formen des Qigong nehmen in größerem Maß den Atem zu Hilfe als die höheren Formen.» (Olvedi, 2004, S. 141)

Bevor man also beginnt, Qigong zu erlernen, sollte man sich über die eigenen Ziele dabei klarwerden: Möchte ich mit einem angenehmen Übungssystem mein Qi zum Fließen bringen? Oder möchte ich tiefer gehen und die Verbindung von vorgeburtlichem und nachgeburtlichem Qi gezielt ansteuern? Und dabei eindringen in die geheimnisvolle Welt unseres energetischen Körpers?

Diese Unterscheidung zwischen Qi, dem physischen Atem, und Qi, der inneren Energie, vermittelt die fortgeschrittene Praxis des LebenstorQigong, das im Übungsteil dieses Buches dargestellt wird. Wenn eine Atemphase an ihr Ende kommt (vollständiges Einatmen oder vollständiges Ausatmen), kann man spüren, wie der Atem energetisch weitergeht. Das ist eine beglückende Erfahrung. Es ist, als erfülle sich die Bestimmung einer Atemphase in ihrer energetischen Vollendung. Gleichzeitig kündigt sich in dieser bereits die folgende Phase an: Im Einatmen geschieht der Wechsel zum Ausatmen, der in den Körperbewegungen vorweggenommen werden kann, bevor das physische Ausatmen folgt; in diesem Moment steht die größte Innere Kraft zur Verfügung. Beim Ausatmen geschieht Entsprechendes. Nach der Erfahrung das Autors ist das aber nur möglich bei einer Atmung, die dem eigenen Atemtyp entspricht.

Es scheint, als könnte so der Wechsel – ihre gegenseitige Durchdringung – von Yin und Yang erfahrbar werden: die «Verwandlungskraft der Natur», die die daoistischen Weisen als die einzig wahre Wirklichkeit ansahen, eine Auffassung, die die chinesische Kultur überaus stark geprägt hat.

So ist der «Wandel» von Yin und Yang das Thema des Yi Jing (auch I-Ching oder I-Ging), dem Weisheits- und Orakelbuch etwa aus dem 11. Jh. v. u. Z, das von allen chinesischen Büchern sicherlich das bekannteste ist. Von seinem ursprünglichen Zweck als Wahrsagebuch rückte es bald in «die Position eines geradezu naturwissenschaftlich unanfechtbaren, über allem philosophischen Meinungsstreit stehenden, allgemein verbindlichen Weltentwurfs auf. An dem Wahrheitsgehalt des Yi Jing hat kaum je ein chinesischer Philosoph gezweifelt (...) [als ein] Abbild der Welt, dessen Grundstruktur einen Einblick in den Bau und die Entstehung des Seins erlaubt.» (Bauer, 2001, S. 47)

Zuordnung der Atemformen und ihrer Entsprechungen zu den Urprinzipien (Yin/Yang) und deren Urform (Quelle)

	Quelle	YIN		YANG	
Wahrnehmung	unbewusst	unterbewusst		bewusst	
Farbe	unsichtbar	dunkel		hell	
Erscheinung	Dunkle Energie	Dunkle Materie		sichtbare Materie	
Ausdruck	Körpersprache	Gefühlsebene		Inhaltsebene	
Informationsträger	Bindegewebe	Urhirn		Neuhirn	
Richtung	unten oben	links		rechts	
Geschlecht	neutral	weiblich		männlich	
Erfahrung	Leben	Welle		Teilchen	
Körper	Erde	Mond		Sonne	
Beschreibung	Natur	Astrologie		Astronomie	
Impuls	Einheit	Dynamik		Statik	
		Junges Yin	**Reifes Yin**	**Junges Yang**	**Reifes Yang**
Atemform		aktive Einatmung	passive Ausatmung	aktive Ausatmung	passive Einatmung
Atemphase		Einatmung	Atemfülle	Ausatmung	Atemleere
Gestirnswirkung		Mondphase	Mondzeichen	Sonnenphase	Sonnenzeichen
Mondphase		zunehmend	voll	abnehmend	leer
Welt		Anziehung anziehend, Licht schnell	Anziehung abstoßend, Licht langsam	Anziehung anziehend, Licht langsam	Anziehung abstoßend, Licht schnell
Grundkraft		Gravitation	Starke Wechselwirkung	Elektromagnetismus	Schwache Wechselwirkung
Stärken		Reichweite, Reichweite	Kraft, Kraft	Reichweite, Kraft	Kraft, Reichweite
Element		Wasser	Erde	Feuer	Luft

In: Gerhards, 2016, S. 328

Kapitel 2: Sinken

Sinken und ein Fundament finden

Die Anpassung an das Schwerefeld der Erde, um dadurch die Aufrichtung des Körpers zu gewinnen, ist selten Thema im Qigong. Stattdessen ist «Sinken» die gängige Praxis, also die Knie leicht zu beugen, um der beschwerlichen «westlichen» Ausrichtung nach oben zu entkommen. Die Wirbelsäule soll, wie ein Stapel Teller, ständig aufrecht getragen werden und die Lendenwirbelsäule soll dabei unbedingt «begradigt» werden. An dieser Säule hängen «irgendwie» die Arme, so entspannt wie möglich, weil harter Krafteinsatz bzw. Anspannung im Qigong keinen Platz haben. Aber ein Stapel Teller hat keine Weite und auch keine Leichtigkeit nach oben, weil das ganze Gewicht auf dem untersten Teller lastet. Offenbar wird hier die meditative Sitzhaltung ins Stehen (Qigong) und in die Bewegung (Taiji) übernommen – aber Stillsitzen und Bewegen sind zweierlei. Mit anderen Worten: Von der Polarität Sinken–Aufrichtung wird in diesem Verständnis nur erstere ins Visier genommen.

Song – Sinken

«Sinken» ist ein wichtiger Begriff im Qigong und Taiji. In beiden Übungssystemen führt das Sinken dazu, sich der eigenen Füße und ihrer Rolle als Fundament der Körperhaltung bewusst zu werden. In der Tat ist Song aber die Voraussetzung für das Sinken des Qi ins Untere Dantian (qi chen dantian 气沉丹田).

Auf dem Weg «zurück zum Ursprung» führt das Sinken zur Situation, in der wir uns als Kleinkind das erste Mal auf unseren Füßen aufgerichtet haben. Es muss ein unglaublich berauschender Moment gewesen sein, diesen Schritt der Evolution nun selbst vollziehen zu können.

鬆 Song. Der obere Teil bedeutet «Haar», der unter
松 Song «aufgelöst, locker» (gleichzeitig Phonetikum)
also «aufgelöstes Haar». Das Zeichen steht so für
«lose, schlaff, locker, entspannt, loslassen, sinken».
(R. Simon)

«Wenn ein Kleinkind lernt zu stehen, spielt es gleichzeitig ein spannendes Spiel. Es ist dabei, sich auf das Gehen vorzubereiten und wiederholt seine – scheinbar mühelosen – Versuche so lange, bis es gelernt hat, im Gleichgewicht auf seinen beiden Füßen zu stehen. Nach vielen Stürzen erringt es Stabilität in der aufrechten Position und gewinnt dabei Mut zu weiterem Risiko. Zögernd, aber ausdauernd nähert es sich dem großen Abenteuer Gehen.» (Todd, 2003 S. 143)

Und möchten wir den Weg des Qigong weitergehen, müssen wir zu dieser Körperhaltung immer wieder zurückkehren, sie einüben und unsere Aktivitäten dieser ursprünglichen verwurzelten Basis anpassen.

«Ein Tier, das auf allen vieren steht, muss sich nicht um sein Gleichgewicht kümmern. Durch die Reaktionsweise gegenüber der Umwelt fördert es die Entwicklung der Grundmuskulatur, die zum Ducken oder Wegspringen dient (...) Ein entspannter Körper hat die jeweils passende Haltung für das Riechen, für das Hören, wenn die Ohren aufnahmebereit sind. Für das Sehen, wenn die Augen wach sind, und viele Haltungen, um umfangreiche motorische Abläufe zu beginnen und zu steuern.

Die oberen Körperteile werden beim Menschen intellektuellen Beschäftigungen zugeordnet sowie der Sammlung von Erfahrung bei der Nutzung seiner Hände und der Entwicklung seiner Sprache. Dies und eine falsche Vorstellung von äußerer Erscheinung und Gesundheit führte beim Menschen dazu, sein Kraftempfinden von der Körperbasis zu den obersten Teilen seiner Körperstruktur zu leiten. Da er nun den oberen Teil des Körpers für seinen Krafteinsatz nutzte, wählte er eine umgekehrte Verhaltensweise zu der der Tiere und verlor dabei einen Großteil seiner sensorischen Möglichkeiten und die Kraftkontrolle durch die Muskeln der unteren Wirbelsäule und des Beckens.» (Ebenda, S. 145)

«Das Ergebnis kann man bei einem Erwachsenen gut erkennen, wenn man ihn auffordert, ‹gerade› zu stehen. Auf Grund seiner selbstkonditionierten Reflexe reagiert er mit unterschiedlichen, oft grotesken Bewegungen des Oberkörpers. Wie bereits erwähnt, zieht er die Schultern nach hinten, hebt und weitet die unteren Rippen, zieht das Kinn zurück und steift den Nacken.» (Ebenda, S. 147).

Sitzmeditation

Meditatives Sitzen ist die klarste Möglichkeit, die Ausrichtung auf den oberen Bereich des Körpers zu verändern und die Aktivität der Arme, die den oberen Raum betonen, «stillzulegen»: Das gefühlte Körperzentrum sinkt aus der Brust in den Unterbauch, in den physikalischen Schwerpunkt des Körpers, in seine Mitte. Die Hände ruhen davor oder nehmen ruhige Positionen ein, werden nicht bewegt. Dabei ist der Oberkörper aufrecht zwischen Himmel und Erde ausgerichtet. In dieser Haltung kann der Geist still werden, indem die Aufmerksamkeit zur Mitte sinkt und alle Absichten, nach außen zu sehen oder gesehen zu werden, losgelassen werden. Dadurch sinkt auch das Qi, die Lebensenergie, und sammelt sich im Zentrum, im «Meer des Qi», im Unterbauch, von wo aus es auf den Meridianen im Körper zirkulieren kann. Der Atem wird ruhig: Er geht, wie von allein, wie im Schlaf, beobachtet von der Aufmerksamkeit. Dies ist der Beginn der Einheit von Körper und Geist.

Sitzen, Krabbeln und Laufen

Die Menschen im alten China, die die wohltuenden Wirkungen des «gesunkenen Sitzens» erfuhren, gingen dann wohl daran, Körperhaltungen mit ähnlichen Wirkungen zu finden, erst im Stehen, dann im Gehen – wie das Kleinkind, das nach dem Sitzen das Krabbeln und Laufen lernt. So entstanden die ersten Formen dessen, was heute Qigong genannt wird, und auch die Urformen des Taiji. Die Legende nennt als Begründer des Taiji einen Kampfkunstmeister – wir würden heute Kungfu-Meister sagen – des 12. Jahrhunderts u. Z., der in der Sitzmeditation das Kreisen des Qi in sich entdeckte und Bewegungen fand, dieses als Kraft nach außen zu bringen.

Wohl in allen Richtungen des Qigong und Taiji ist man sich bewusst, dass ihre Grundhaltung, vor allem der aufrechte Rumpf, im meditativen Sitzen wurzelt. Aber es gibt einen Unterschied: Die aufrechte Wirbelsäule im Sitzen ist verschieden von ihrer Aufrichtung im Stehen und Gehen. Die Vorgabe, die Wirbel vorsichtig wie einen Stapel Teller zu balancieren, wie sie für das stille Sitzen passend ist, gilt nicht für Qigong und Taiji.

Qigong – Sitzen im Stehen

Wenn wir im Qigong «Sitzen im Stehen» praktizieren, kann unser Qi zwar sinken und uns, mithilfe der «Bauchatmung», ruhig machen – und dies ist ein Ziel von Qigong. Aber in dieser auf Ruhe zielenden Haltung fehlen die Dynamik von Atem und Körperbewegungen, und damit das Potenzial zur Inneren Kraft.

Wenn die Wurzeln einer Pflanze eingepflanzt werden, soll ihr das ermöglichen, zu wachsen, und wachsen bedeutet dynamische Bewegung. Das «Sinken» mit starrer Wirbelsäule ermöglicht keine Dynamik von Körper und Geist, es ähnelt eher dem Eingraben eines Stockes oder Pfostens, tot und ohne Wurzeln. Jeder, der Qigong oder Taiji übt, möchte verwurzelt aufrecht zum Himmel wachsen. Wie eine junge Pflanze, die noch nicht allein «stehen» kann und deswegen einen Stecken als Stütze braucht, verlässt sich die nicht-verwurzelte Körperhaltung aber sozusagen ständig auf einen unsichtbaren Stecken: das willkürliche, aber unbewusst geschehende Sich-gerade-Halten. Durch unsere kulturell geprägte Vorstellung von Aufrichtung verursacht macht dieses Sich-gerade-Halten organisches Wachsen unmöglich. Denn wie ein Baum, der krank in seinen Wurzeln ist und gestützt werden muss – oder wie der Baum Platons, der seine Wurzeln oben hat –, nur einen Teil seiner möglichen Blüten und Früchte tragen kann, kann auch das Qi seine reichen Möglichkeiten in einer solchen, nicht-verwurzelten Aufrichtung nicht entfalten.

Stehen ist nicht Sitzen

Der erste Schritt, um den Rumpf im Stehen wie im Sitzen aufrecht zu halten, ist, die Knie leicht zu beugen, damit der Rumpf «sinken» und die Krümmung in der Lendenwirbelsäule gerade werden kann. Werden nun Qigong-Haltungen mit statischen Armpositionen eingenommen, kann das Ziel – wie sitzend zu stehen – erreicht und als einigermaßen natürlich und angenehm empfunden werden.

Aber Stehen ist nicht Sitzen – es ist eine Phase des aufrechten Ganges, muss also unter dem Aspekt der menschlichen Bewegung gesehen werden.

Sobald ich aber meine Arme (im Stehen) bewege, verändert sich die Statik des Skelettes und der Wirbelsäule. Den Rumpf zu halten wie im Sitzen ermöglicht lediglich Armbewegungen, die die Wirbelsäule nicht tangieren: also die Schultern kaum zu bewegen, um den Brustkorb nicht zu weiten, was wiederum die Wirbelsäule bewegen würde – die Teller würden rutschen und fallen. Folglich sind die Armbewegungen in den meisten Qigong-Varianten überaus vorsichtig und äußerst entspannt.

Die Beckenschaukel

«Der Mensch als Rad mit seinen beiden Beinen als Speichen und den Füßen als Fragmenten von Reifen. Er rollt hintereinander abwechselnd auf diesen Fragmenten von der Ferse zur Großzehe. Hatte er genügend Speichen, würde er immer rundum gehen wie jemand der mit Armen und Beinen als Speichen ‹sein Rad schlägt›. Hat man aber nur zwei davon zur Fortbewegung, wird das eine Bein nach vorn geführt, während das andere arbeitet. Im Wechsel setzt sich dies fort. Das Gehen des Zweibeiners besitzt die Eigenheit, dass dabei die Schwerkraft von einem Bein auf das andere verlagert wird, und das momentan nicht beschäftigte sich verkürzt, um nach vorn zu schwingen.» (O. W. Holmes sen., 1809–1894, amerikanischer Arzt und Dichter, in: Todd, 2003, S. 176)

Diese Schwingbewegung erfordert ein Schaukeln des Beckens, und diese Beckenbewegung – die «Beckenschaukel» – ist ein wesentlicher Bestandteil von LebenstorQigong, das auf diese Weise die Dynamik des Rades verwirklicht.

Denn fügt man Schritte wie bei Qigong im Gehen oder im Taiji hinzu, beschneidet die Vorgabe, dabei einen Stapel Teller balancieren zu wollen, die natürlichen Bewegungsmöglichkeiten des Körpers noch mehr. Die «Beckenschaukel», die beim Gehen durch die Bewegungen der Hüftgelenke entsteht und die Lendenwirbelsäule in einer elastischen Bewegung sanft hin und her bewegt, wird dabei unterbunden, weil die Krümmung der Lendenwirbelsäule ja zu einer geraden Linie ausgeglichen werden soll – schließlich schaukelt das Becken beim

Stillsitzen auch nicht hin und her, sondern man sitzt unbewegt mit «bolzengradem Kreuz».

Kommen nun ausgreifende Armbewegungen hinzu und wird das Becken weiterhin unbewegt und die Lendenwirbelsäule ständig aufrecht getragen, so gerät der Körper vollends in Verwirrung, weil er die entstehende Dynamik nicht umsetzen kann. Die Armbewegungen können nicht mit der entsprechenden Beckenbewegung verbunden werden, und schon gar nicht durch Beine und Füße mit dem Boden, sondern schaffen sich Raum im Oberkörper durch Mitbewegen der Schultern und durch das Weiten des Brustkorbes; beides widerspricht jedoch den klassischen Vorgaben von Qigong und Taiji, die ihre guten Gründe haben und die später erläutert werden.

Song, Sinken, muss im Kräftefeld von Schwerkraft und Bodenreaktionskraft geschehen, damit daraus Aufrichtung entstehen kann. Nach Moshe Feldenkrais (1904–1984) gibt es drei Körperzustände, die sich durch verschiedene Grade der Muskelkontraktion unterscheiden. In der Mitte der Skala zwischen den Extremen – vollständiger Kontraktion und völliger muskulärer und vaskulärer Entspannung – ist der Körper in einem Zustand der tonischen Kontraktion: der beste Zustand, um zu lernen, d.h. um neue Reaktionen zu bilden. In dieser Haltung vollführt der Körper die «Handlung» der optimalen Anpassung an die Schwerkraft, d.h. er «fällt in sich», alle Bewegung geschieht gegen den Zug der Schwerkraft, ist ein Balancieren gegen das Umfallen, ein Tanz mit dem Fall.

«Der Knochenbau wirkt dem Zug der Schwerkraft entgegen, und dadurch werden die Muskeln frei für Bewegung. […] Müssen dagegen die Muskeln diese Aufgabe des Knochengerüsts leisten, so werden sie nicht nur Energie verbrauchen, sondern an ihrer eigentlichen Aufgabe, Ort und Haltung des Körpers durch Bewegung zu ändern, gehindert sein. Bei schlechter Haltung leisten die Muskeln einen Teil der Arbeit der Knochen.» (Feldenkrais, 1996, S. 100)

Kapitel 3: Aufrichtung

Was die Geburt des Menschen angeht:
[Da]ist er weich und schwach;
was seinen Tod betrifft:
[Da] ist er hart und stark.

(Laozi, Daodejing, Spruch 76)

Aufrichtung und der richtige Gebrauch des Körpers

Die Tatsache, dass Sinken und Verwurzeln die Aufrichtung wie von selbst hervorbringen, leuchtet dem Kopf nicht ein und kann dieses verfestigte Bild vom unsichtbaren Haltestock nicht korrigieren. Das vermag nur das Einüben des richtigen – verwurzelten – Gebrauchs des Körpers und die direkte Erfahrung, die zur Erkenntnis der Gründe für eine solche Übung führt.

William Paley (1743–1805), englischer Theologe und Philosoph, Vertreter der «Natürlichen Theologie», schreibt über das Stehen von lebenden Körpern:

«Es gibt aber nun keinen Grund zu bezweifeln, dass ihre Teile durch die Gravitation in derselben Weise abwärts gezogen werden, wie die Teile toter Materie. Die Gabe scheint mir daher in einer Fähigkeit zu bestehen, durch eine Reihe wirklich unbekannter, aber schneller Ausgleichshandlungen den Schwerpunkt ständig so zu verschieben, dass die Standlinie, d. h. die Senkrechte vom Körpermittelpunkt zum Boden, innerhalb der vorgeschriebenen Grenzen bleibt. An diesen Handlungen zeigt sich erstens, was wir Stärke nennen. Der tote Körper fällt um. Die bloße Verteilung von Gewicht und Druck, die im Moment nach dem Tode dieselbe sein kann, wie im Moment vorher, kann daher allein die Säule nicht aufrecht halten. Auch in Fällen extremer Schwäche kann der Patient nicht aufrecht stehen. Zweitens, dass diese Handlungen nur in einem schwachen Maße willkürlich sind. Ein Mensch, der sich auf den Beinen hält, ist sich seiner willkürlichen Kräfte selten bewusst. Ein Kind, das laufen lernt, ist der größte Haltungskünstler der Welt, doch die Kunst, wenn sie so genannt werden kann, sinkt zur Gewohnheit hinab; und es ist bald in der Lage, sich in einer Vielzahl verschiedener Arten aufrecht zu halten, ohne dabei seiner Vorsicht und Anstrengung bewusst zu werden. Gleichwohl setzt dies alles eine Eignung der Körperteile voraus, aus der sich die Gewohnheit auf diese Weise entwickeln kann; eine vorgängige Bewegungsfähigkeit, die das Lebewesen auszuüben befähigt wurde; und die Fähigkeit, mit der diese Ausübung erworben wurde, bildet einen Gegenstand unserer Bewunderung.» (in: Bayertz, 2013, S. 140)

Das Kind, das laufen lernt, ist deswegen der «größte Haltungskünstler der Welt», weil es unwillkürlich einen Ausgleich schafft zwischen der Schwerkraft und ihrer Gegenkraft, der Bodenreaktionskraft, die uns nach oben wachsen lässt. Es ist richtig, wenn Paley sagt, dass «die Kunst, wenn sie so genannt werden kann», tatsächlich keine Kunst ist, weil sie unwillkürlich, also unbewusst, geschieht; Kunst ist immer ein Ergebnis von Bewusstheit, auch wenn diese im Schaffensprozess äußerst reduziert sein kann. Die Aufrichtung eines Kindes ist daher eher ein Modell der einstigen Natürlichkeit, das noch in uns allen vorhanden ist und an dem wir uns orientieren können, um das, was die Gewohnheit aus unserer Aufrichtung macht, zu erkennen und mittels einer «Bewegungskunst» bewusst zu versuchen, dahin zurückzukehren.

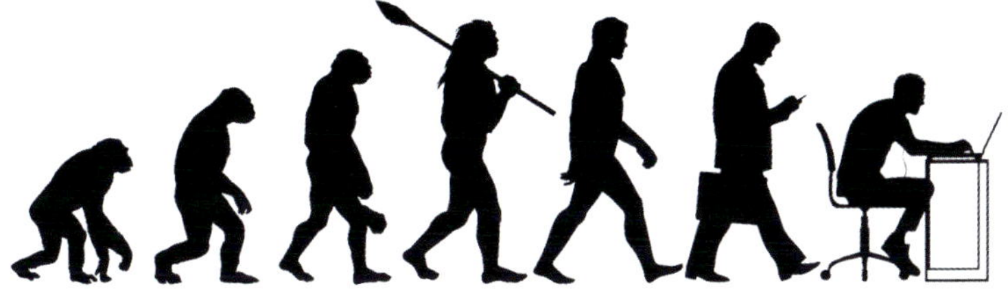

Wir kennen alle die T-Shirts, auf denen in wenigen Bildern die Kurzfassung der Evolution hin zum aufrechten Gang dargestellt wird. Den Abschluss bildet, meistens, der Mensch als «Krone der Schöpfung» – voller Tatendrang und erhobenen Hauptes voranschreitend. Aber

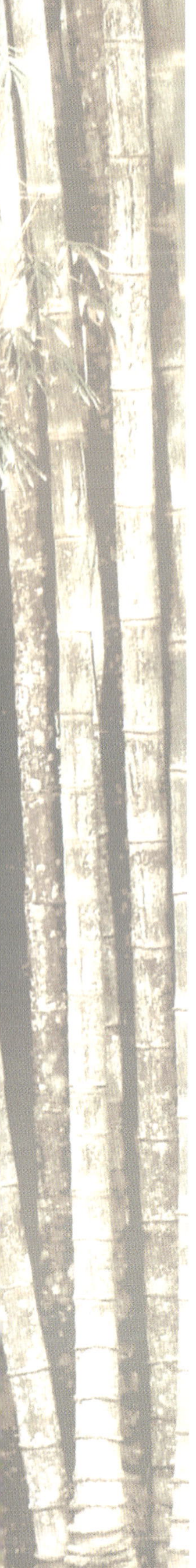

oft wird auch ein Bild angefügt oder ersetzt das letzte, das den Heroismus persifliert, z. B. einen Businessman mit Aktenkoffer oder einen gekrümmten IT-ler am PC. Vielleicht spüren die Witzbolde, dass die «heroische Aufrichtung» gemacht, also nicht verwurzelt, ist, und ersetzen das falsche Bild durch ein realistisches, das aber dann gleich ganz auf Aufrichtung verzichtet.

In unserem Zusammenhang ergänzen wir schon mal die Kurzfassung der Evolution durch die beiden Möglichkeiten der Aufrichtung nach der Lehre von den Atemtypen – als kleine Vorschau auf Kapitel 4.

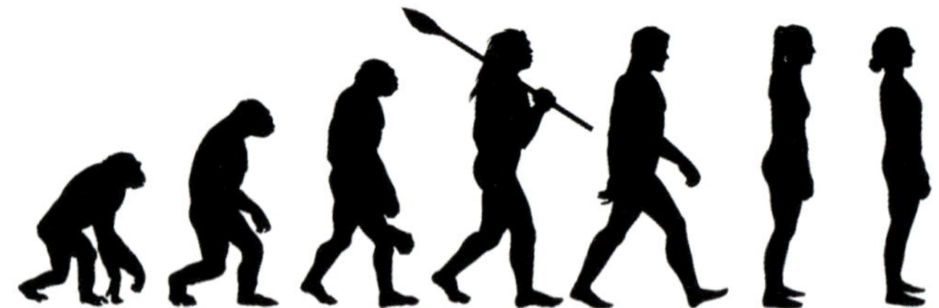

Bodenreaktionskraft

Ein Ball fällt, wie der Newtonsche Apfel, zu Boden, aber weil er, anders als ein Apfel, elastisch ist, springt er wieder hoch, weil ihn die Bodenreaktionskraft oder Stützkraft der Erde nach oben treibt.

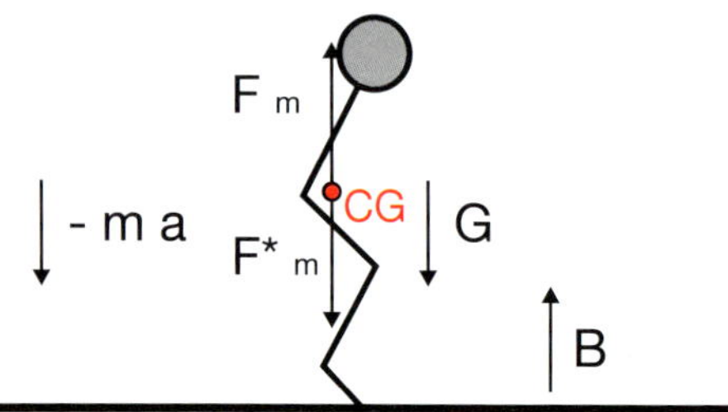

Die Kräftezerlegung einer reinen Vertikalbewegung: Die inneren Kräfte Fm und F*m sowie die äußeren Kräfte G (Schwerkraft) und B (Bodenreaktionskraft) addieren sich zu der resultierenden Kraft m a, welche am Schwerpunkt (CG) des Körpers ansetzt.

Der Boden, auf dem wir stehen, übt eine nach oben gerichtete Gegenkraft aus und verhindert damit, dass wir Richtung Erdmittelpunkt fallen. Diese Gegenkraft wirkt nicht auf alle Teile unseres Körpers gleichmäßig, sondern nur auf unsere Füße, und staucht unseren Körper damit etwas zusammen – das ist die Schwere, die wir spüren und üblicherweise mit der Schwerkraft gleichsetzen. Die Wirkung der Stützkraft der Erde wird, weil die Körperhaltung (der erhobene Kopf) die «Stauchung» des Körpers ausgleicht, auf die Füße beschränkt und bewirkt so deren «Verwurzeln». Daher rührt die Empfindung von Leichtigkeit in der verwurzelten Aufrichtung: etwa wie die «Schwerelosigkeit» im Wasser, wo die Schwerkraft durch die Auftriebskraft des Wassers kompensiert wird.

Aufrichtung beim Kind gelingt mühelos, weil der junge Körper elastisch ist und der Bodenreaktionskraft folgen und sie durchlassen kann. Später, wenn sein Körper durch die Macht der Gewohnheit, «sich in einer Vielzahl verschiedener Arten aufrecht zu halten», unflexibel, gar steif, geworden ist, gelingt das dem Erwachsenen kaum noch.

Das, was uns die Bewegungskünste Qigong und Taiji bringen können, ist, die Elastizität des Kleinkindes wiederzuerlangen und die beiden polaren Kräfte, Schwerkraft und Bodenreaktionskraft, auszugleichen. Die Voraussetzung dafür ist ein verwurzelter Stand.

Diese Polarität erreicht man im Qigong und im Taiji durch ein Beugen der Knie, wodurch der Körper «leichter» wird; seine Schwere wird quasi an die Weltachse abgegeben, die sie so nach unten weiterleitet, dass der Körper wie von allein daran emporwächst. Daher heißen Grundübungen im Stehen im Qigong auch «Stehen wie eine Säule» oder «Stehen wie ein Baum»; gemeint ist hier ein Stand, der durch äußere Krafteinwirkung nicht bewegt werden kann, wenn er, als Teil der Weltachse, seine Pole im Erdmittelpunkt und im Polarstern hat.

Das verwurzelte Stehen ist ‹leer› – befreit von allem individuellen Ausdruck. Feldenkrais drückt es so aus: «Wenn wir (...) das Stehen von allem befreien, was nicht dazugehört, wie etwa männliches oder weibliches Stehen, damenhaftes oder aggressives, sportliches, autoritäres, manierliches, tüchtiges, stolzes, unterwürfiges, kraftvolles und alle die anderen Motivationen übers Kreuz, die wir in Kindheit und Jugend mit so viel Überzeugung pflegen, dass sie richtig und nötig seien, dann bleibt ein Stehen übrig, wie die Struktur des Körpers und des Nervensystems es verlangen und hervorbringen. Es ist ein seltener Stand, aber jeder ist seiner fähig.» (Feldenkrais 1989, S. 301)

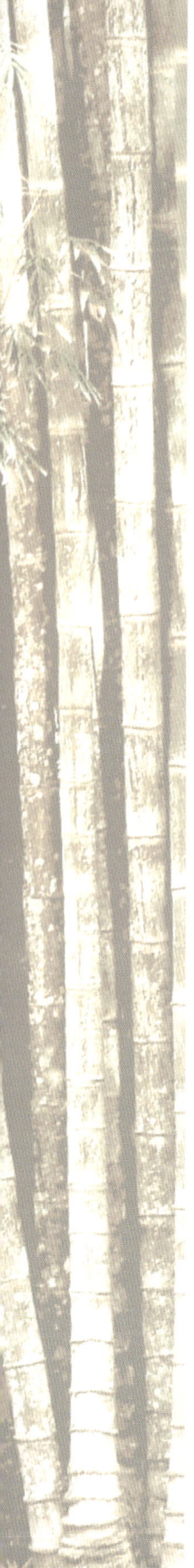

Die Haltung eines Krüppels kann hervorragend sein, obwohl keine der Stellungen, die er einnimmt, «normal» ist.

(Moshe Feldenkrais)

Aufrechter Gang

Der «aufrechte Gang» – lateinisch rectus = «aufrecht» – hatte seit Jahrhunderten auch die symbolische Bedeutung «ohne Unrecht». Heute ist damit ein autonomes Individuum gemeint, das zu sich steht, sich und seinen Platz in der Welt gefunden hat und ihn behaupten kann. In den klassischen Übungswegen, die an der körperlichen Aufrichtung arbeiten, schwingt diese Bedeutung meistens mit (Feldenkrais, Rolfing, Alexandertechnik, Osteopathie etc. und natürlich in Qigong und Taiji, wenn sie die Verwurzelung nicht verloren haben).

Wenigen gelingt der «aufrechte Gang», viele bleiben auf dem Weg dahin stecken oder orientieren sich, oft unbewusst, an anderen Maßstäben, die ihre (Körper- und Geistes-)Haltung bestimmen. Dann entstehen durch «Fehlhaltung» Krankheiten, vor allem des Skeletts, und diese sind meist das Resultat von nicht gelungener Anpassung an die Schwerkraft.

Das wird aber leider in der Physiotherapie oftmals übersehen und entsprechend wird an Symptomen und Schäden im Körper direkt Abhilfe gesucht, die aber nicht nachhaltig ist. Denn z.B. nach einer Behandlung im Liegen entlassen die Therapeuten den Patienten wieder in den aufrechten Gang und hinterfragen diesen entweder gar nicht – Verwurzelung ist eben kein medizinischer Begriff; eine Physiotherapeutin oder ein Orthopäde sind doch keine Gärtner! – oder geben Ratschläge, sich gerade zu halten, die sich am hergebrachten westlichen Ideal der Aufrichtung orientieren.

Die verwurzelte Aufrichtung ermöglicht nicht nur eine Körperhaltung, bei welcher ein willkürliches Nachhelfen – «Halt dich grade!» bzw. der «innere Besenstil» – allmählich überflüssig wird, sondern lindert, ganzheitlich, Symptome, ohne sie direkt anzugehen. (Übrigens war der Besenstil seinerzeit durchaus real: Da gab es im 19. Jahrhun-

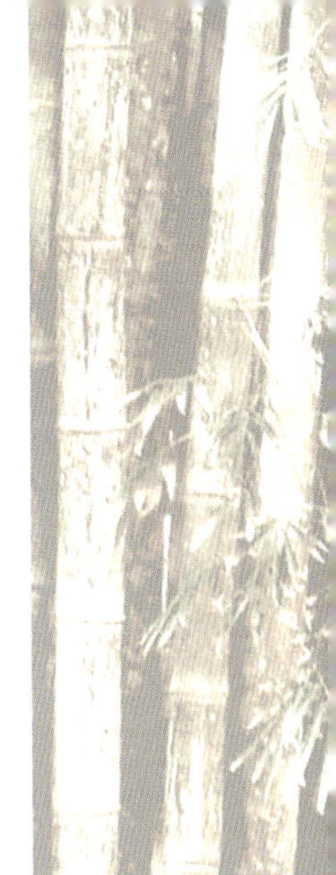

dert Moritz Schreber, einen Orthopäden, heute als Namensgeber für den Schrebergarten bekannt; weniger bekannt, aber berüchtigt ist er als Vertreter der «schwarzen Pädagogik», der z. B. mit einem «Geradhalter»-Gerät versuchte, Kinder nachts im Bett damit aufzurichten, besser: zuzurichten.) Gleichzeitig kann in der verwurzelten Haltung die ethisch-moralische Bedeutung des «aufrechten Ganges» nachvollzogen werden und dieser auch als innere Haltung entstehen. Bauch, Kopf und Herz, die «Drei Schätze» im energetischen Potenzial des Körpers, können durch den Qi-Fluss verbunden und ausgeglichen werden – durch bewusste Arbeit des Individuums. Die Hierarchie der drei platonischen Seelenteile, die den Körper dem Kopf unterwirft, wird so in die Ganzheitlichkeit aufgelöst.

Ich bin, was ich liebe.
Wir sind, was wir lieben.
(Erik H. Erikson)

Biografischer Exkurs 2: Die Aufrichtung ist immer die eigene

1973, mit 29, ging ich nach meiner Rückkehr aus New York, wo ich die für mich weichenstellenden Erfahrungen in einer freien Theatergruppe gemacht hatte, zu Graf Dürkheim in das von ihm geleitete Zentrum in Rütte, im Schwarzwald. Dürkheim, Autor vieler Bücher, wie z. B. «Hara – die energetische Mitte des Menschen» (in der Einleitung erwähnt), hatte nach dem Zweiten Weltkrieg dort eine «Begegnungsstätte» für östliche Spiritualität und westliche Tiefenpsychologie Jungianischer Prägung geschaffen. Ich wollte dort Zazen erlernen, weil ich nach meiner Rückkehr aus den USA das Gefühl hatte, ich sei im Rücken «durchgebrochen», also nicht «ganz». Vielleicht war es auch schon mein Bandscheibenvorfall, der erst kürzlich diagnostiziert wurde und der mir im Lauf meines Lebens immer wieder Rückenschmerzen verursachte, die aber heute verschwunden sind. Dort lernte ich dann Taiji kennen, das mich von da an nicht mehr losließ; das Sitzen im Zazen hingegen schon; ich übe es nicht.

Ich war am Ende der Lebensphase, in der sich «Intimität und Gemeinschaft oder Isolierung» entscheiden, wie es der Blogger Tim Schlenzig nach dem «Stufenmodell der psychosozialen Entwicklung» des amerikanischen Psychoanalytikers Erik H. Erikson beschreibt: «Wer dort ankommt, ohne sich selbst aufzugeben, reift sexuell, gefühlsmäßig und moralisch. Kann sein Leben gemeinsam mit anderen verbringen, trotz aller Unterschiede und Konflikte. Wessen

Kontaktversuche ins Nichts laufen, der zieht sich in die Isolation zurück. Leugnet womöglich, dass er gern in den Arm genommen werden würde, dass er Nähe braucht, und verliert sich später entweder in Einzelgängertum, kalten Karrieren und Hotelzimmer-Einsamkeit, oder aber er verliert sich selbst in seinem Wunsch, mit einem Partner zu verschmelzen und sich dafür notfalls selbst aufzuopfern.» (Schlenzig, Tim, «Die 8 Lebenskrisen, die jeder Mensch durchschreiten muss», in: mymonk.de/8-lebenskrisen/ Stand 25.7.2019

Ich war ein Beispiel für die negative Entwicklung und depressiv.

Im Zentrum in Rütte war es wohl üblich, einen «Antrittsbesuch» bei Graf Dürkheim zu machen, wo er einem unterschiedliche Therapieangebote für den Aufenthalt dort zuteilte. Bei mir waren es drei Wochen. Nach einigen Tagen jedoch wurde ich aufgefordert, noch einmal «zum Grafen» zu kommen. Auf meine verwunderte Frage, warum ich ein zweites Mal zu ihm dürfe, antwortete er mit einem Lächeln: «Weil mir daran liegt.» Die Erinnerung daran macht mich auch lächeln, eine Träne der Rührung mischt sich dabei ein.

Offenbar hatte er erkannt, dass in mir ein großer Antrieb war, mich selbst zu finden, und, rückblickend, mein Leben auf das Ziel der achten Lebensphase auszurichten, das nach Erikson unter dem Motto «Ich bin, was ich mir angeeignet habe» so beschrieben werden kann: «Integrität vs. Verzweiflung (50. bis 122. Lebensjahr, reifes Erwachsenenalter) (...) Ein Gefühl von Ganzheit, eine grundsätzliche Zufriedenheit erfüllt uns. Wir können das Altern annehmen. Sonst reißen uns Verzweiflung und Angst in den Abgrund. Kann auch sein, dass wir uns verachten, wenn wir mit Reue auf einen großen Zeitklumpen ungelebten oder unerfüllend gelebten Lebens zurückschauen müssen.» (Ebenda)

Die Richtschnur meines Handelns (und Leidens) war meine Aufrichtung, und die Felder, sie zu verwirklichen, waren und sind der Gesang und Taiji und Qigong. Seit meinem 16. Lebensjahr, nach dem Stimmbruch, wollte ich Opernsänger werden; es hat nicht sollen sein. Zwar habe ich eine Zeitlang als Schauspieler gearbeitet, aber Konzertsänger bin ich doch geworden, weil ich an dem Wunsch zu singen, festgehalten habe und aktiv mit Liederabenden (und hoffentlich demnächst auch im Oratorium) bin. Und ich bin Taiji-Meister geworden, obwohl es das in meiner Lebensplanung in meinen Zwanzigern eigentlich nicht gab; es gab nur etwas in mir, was mich immer weiter in die Erforschung des Taiji und eben in den letzten Jahren auch des Qigong getrieben hat.

In beiden Disziplinen, Gesang wie Taiji, ist die Aufrichtung sehr wichtig: Ohne sie keine richtigen Töne und keine Innere Kraft. Und je feiner die verwurzelte Aufrichtung zwischen Erde und Himmel «eingetunt» wird, desto freier und stärker werden beide. Die verwurzelte Aufrichtung ist Gradmesser und Korrektiv zugleich für die Individuation, begleitet also den Prozess der Selbstwerdung und korrigiert diese; sie ist das Feld, in dem Psychisches und Körperliches sich gemeinsam entfalten können.

Kapitel 4: Sonne und Mond

Vier Kräfte und ihre Wirkung auf die Aufrichtung

Sonne und Mond

Neben den beiden Polen Himmel (Yang) und Erde (Yin) bestimmen zwei weitere Kräfte unsere Aufrichtung: die Sonne und der Mond.

Der Einfluss von Sonne und Mond auf unser Leben ist so offenkundig wie «Tag und Nacht», aber die Prävalenz hat hierzulande die Sonne: Alle wollen «raus in die Sonne», «einen Platz an der Sonne», Urlaub in der Sonne etc. Längerer Aufenthalt in Mondnächten ist weniger gefragt, höchstens als kurze romantische Episode gewünscht; Leben nach dem Mond(-kalender), z. B. in der Landwirtschaft, ist allerdings verbreiteter, als man denkt: Viele dort Tätige orientieren sich beim Setzen und Säen am Mondstand oder fällen Bäume, das sogenannte «Mondholz», bei Vollmond, welches weniger anfällig für Zersetzung und Schädlinge sein soll. Der Weg dieser «Mondorientierung» aus der quasi esoterischen Ecke ins allgemeine Bewusstsein braucht aber offenbar noch Zeit.

Beide, Sonne wie Mond, haben direkte Auswirkungen auf die Aufrichtung des Menschen, wie der deutsche Musiker Erich Wilk (1915–2000) in der Mitte des letzten Jahrhunderts herausfand. Er begründete daraus eine Lehre, die später von der Ärztin Charlotte Hagena und ihrem Sohn Christian Hagena, ebenfalls Arzt, als «Terlusollogie» bezeichnet wurde; ein Kunstwort aus lateinisch terra = «Erde», luna = «Mond» und sol = «Sonne» sowie griechisch logos = «Wort, Lehre».

Alle Kulturen kennen diese Polarität, und ihr Ausgleich hat die meditativen Übungswege geprägt, wenn auch ihr Ausgleich nicht überall das Thema war und ist. In China wirkt dieser Ausgleich eher indirekt – eben über die Begrifflichkeit von Yin und Yang, die alle Lebensbereiche erfasst – auf die meditativen Übungswege ein, im Gegensatz z. B. zum indischen Hatha Yoga, denn Ha bedeutet «Sonne» und Tha «Mond». Hier arbeitet man bei der Übung direkt am Ausgleich dieser

Polarität. (Literaturhinweis: Rosina Sonnenschmidt, Sonnen-, Mond- und Erdatem, ©Rosina Sonnenschmidt, Pforzheim 2014)

Die Abhängigkeit von Sonne und Mond begründet unterschiedliche Neigungen, Charaktereigenschaften und vor allem zwei Atemtypen, die u. a. zwei grundsätzlich verschiedene Körperhaltungen prägen. Es ist nicht verwunderlich, dass bei der offensichtlich höher bewerteten Bedeutung der Sonne auch die Eigenschaften des von ihr geprägten Atemtyps, dem «solaren», als einzig richtige gelten: Es wird als selbstverständlich angenommen, dass man die Kraft beim Ausatmen gewinnt.

«Unser westliches, lineares Bewusstsein lehrt pausenlos in allen wissenschaftlichen, künstlerischen, medizinischen und anderen Bereichen die EINE WAHRHEIT. Wir hören von dem Kopfschmerzmittel, von der Technik, von der Lösung. Es liegt auf der Hand und jeder kann es nachprüfen: Kommt eine Neuerung auf den Markt, geht es ca. 50 % der Menschen gut damit und 50 % der Anwender kommen damit nicht klar. Indem wir ständig nur nach der einen Wahrheit suchen, produzieren wir eine unüberschaubare Menge von lauter einen Wahrheiten und einer Lösung für alle.» (Sonnenschmidt, 2014, S. 42)

Denn beim Gegenteil, dem mondgeprägten «lunaren» Atemtyp mit ca. 50 % Verbreitung, ist es genau umgekehrt: Der lunare Typ bekommt Kraft durch Einatmen, deswegen heißt er auch «Einatmer», wie der solare Typ «Ausatmer». Diese Tatsache führt (noch) ein Schattendasein, wie die Bedeutung des Mondes.

Weisheit kommt nicht von Wissen,
sondern von Gewissheit.
(Manfred Nelting)

Einführung in die Lehre von den Atemtypen

Die Terlusollogie ist eine Erfahrungswissenschaft, in der die Hypothese der Abhängigkeit von Sonne und Mond in der Praxis bestätigt wird, aber die Ursache nicht bewiesen werden kann, zumindest nicht mit den geltenden wissenschaftlichen Methoden. Aber die Evidenzen in den unterschiedlichsten Bereichen, die terlusollogisch arbeiten (Pädagogen, Musiker, Hebammen, z. T. Lehrende im Yoga und im Qigong und Taiji), sind zahlreich und unübersehbar, sodass dort kein Raum für Spekulationen bleibt, weil die Erfahrungen eindeutig sind – trotzdem wird die Frage nach dem Warum gestellt.

«Das gesamte organische Leben wird von polaren Kräften beeinflusst, die zu einer individuellen Differenzierung führen. Ursprung dieser Kräfte sind Sonne und Mond. Entscheidend für den Ansatzpunkt dieser Kräfte ist der Augenblick der Geburt mit der ersten Berührung mit der Außenwelt. Es wird eine lebenslang wirksame Grunddisposition des Organismus erworben (...) Die Natur steht zu jederzeit unter beiden Einflüssen. Wesentlich ist aber, welcher von beiden Einflüssen im Augenblick der Geburt stärker ist.» (Hagena, 1997, S. 12)

Die Terlusollogie postuliert einen Einfluss des Mondes, der aus der Schwankung zwischen Neumond und Vollmond resultiert.

Die Prägung geschieht bei der Geburt: Der lunare Anteil wird zwischen 1 % bei Neumond und 100 % bei Vollmond angenommen, der solare Anteil zwischen 1 % am 21. Dezember zur Wintersonnenwende und 100 % am 21. Juni zur Sommersonnenwende in unseren Breiten, also auf der Nordhalbkugel.

Wenn der Energieanteil der Sonne zum Geburtszeitpunkt höher als der des Mondes ist, ist der Säugling solarer Ausatmer. Sind die Verhältnisse bei den Energieanteilen umgekehrt, ist der Säugling lunarer Einatmer.

Die Bewegungen von Mond und Erde in Bezug zur Sonne wurden von den Chinesen mit Hilfe der Trigramme abgebildet. In der Anordnung der acht Trigramme des früheren Himmels nach Kaiser Fuxi bilden Sonne und Mond ein Wechselspiel unterschiedlicher Yin-Yang-Konstellationen. Die Yin-Yang-Zyklen von Sonne und Mond machen dies anschaulich.

Hier werden nur vier Trigramme dargestellt:

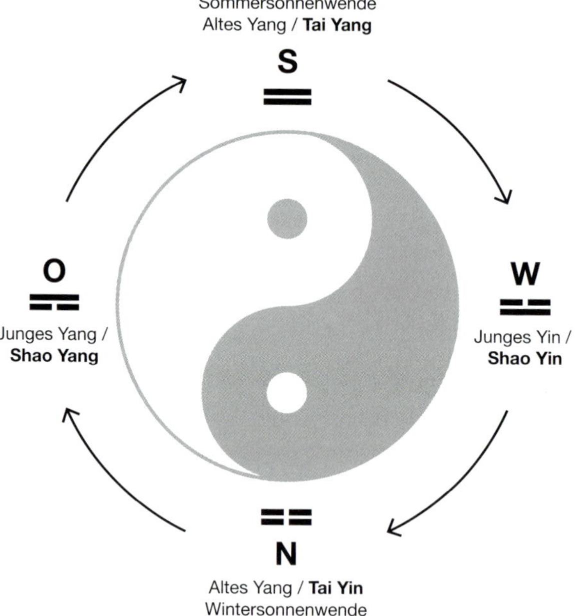

Der äußere Kreis stellt den Jahreslauf der Sonne mit den Sonnenwenden dar. Das extremste Yang entspricht der Sommersonnenwende, das extremste Yin der Wintersonnenwende.

Der innere Kreis stellt den Mondwandel während eines Monats dar. Der Vollmond wird dabei als polarer Gegensatz zur Sonne (Yang) gesehen und ist deshalb Yin. Der binäre Strichcode zeigt von dieser Gegenüberstellung aus den Mondphasenwandel vom extremen Yin (Vollmond) zum extremen Yang (Neumond) an. Yin und Yang von Sonne und Mond können sich je nach gewähltem Zeitpunkt gegenseitig verstärken oder abschwächen, wenn man sie in Beziehung setzt. Nach der Lehre von den Atemtypen bestimmt das jeweils überwiegende Element den Atemtyp.

Dehnung und Verengung

«Warum ist der Moment der Geburt, der erste Atemzug, wichtig bzw. ausschlaggebend für eine lebenslang wirkende organische Grunddisposition? Wir müssen Beobachtungen und Erfahrungen sprechen lassen. Die bekannte Beobachtung, dass im Sommer – der Jahreszeit mit der größten Sonnenintensität – das Längenwachstum beschleunigt ist, erleben wir in der Natur bei den Pflanzen ebenso wie bei Tieren und Menschenkindern. Alles streckt sich, es ‹schießt› in die Höhe, weniger in die Breite. Die Sonne übt eine vertikal ziehende und dabei verengende Kraft aus.

Im Winter überwiegt das Breitenwachstum bei geringerem Sonneneinfluss und stärkerem Mondeinfluss. Wir schreiben dem Mond horizontal gerichtete, dehnende Kräfte zu. (...) Der dehnende Einfluss des Mondes bedingt eine Dehnung der Atemorgane als erste Reaktion des Körpers auf die Welt mit ihren Bedingungen. Sekundär erfolgt die Ausatmung durch Zusammenziehung der Atemorgane, die passiv erfolgt. Dieses Kind wird von nun an dem Prinzip der aktiven Einatmung und passiven Ausatmung unterliegen (...) Der verengende Einfluss der Sonne macht sich bemerkbar in einer aktiven Einengung des Brustkorbs mit forcierter Ausatmung, der passiv die Einatmung folgt.» (Ebenda, S. 14 f.)

Der Mensch ist dafür verantwortlich, wie er auf den Einfluss der kosmischen Kräfte auf seinen Körper reagiert. Diese zu leugnen, weil man sich als «den Herrn der Welt» sieht, ist genauso kurzsichtig, wie sich ihnen auszuliefern.

Der eigene Atemtyp kann – mithilfe der Berechnungen kosmischer Konstellationen – erkannt und dann eingeübt werden. Der Körperbau von Einatmern und Ausatmern unterscheidet sich deutlich voneinander, und wenn er in seiner Entwicklung durch falsche Haltung oder Körpertraining nicht behindert wurde, zeigen sich die Unterschiede auf den ersten Blick: Der Einatmer hat einen breiteren Oberkörper und ein schmales Becken, beides durch die verstärkte Einatmung gebildet; der Ausatmer hingegen ist mit einem schmalen Oberkörper und breitem Becken ausgestattet, was der verstärkten Ausatmung geschuldet ist.

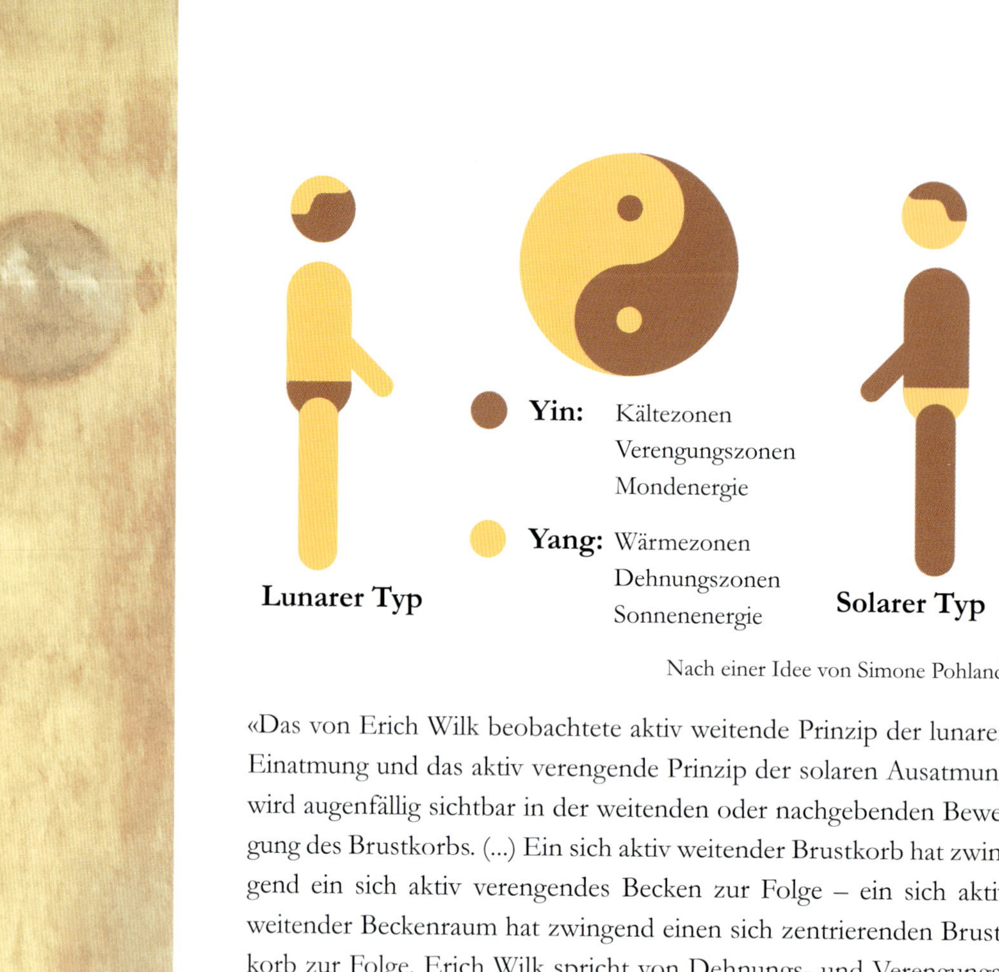

Nach einer Idee von Simone Pohlandt

«Das von Erich Wilk beobachtete aktiv weitende Prinzip der lunaren Einatmung und das aktiv verengende Prinzip der solaren Ausatmung wird augenfällig sichtbar in der weitenden oder nachgebenden Bewegung des Brustkorbs. (...) Ein sich aktiv weitender Brustkorb hat zwingend ein sich aktiv verengendes Becken zur Folge – ein sich aktiv weitender Beckenraum hat zwingend einen sich zentrierenden Brustkorb zur Folge. Erich Wilk spricht von Dehnungs- und Verengungszonen, die sich als Polaritäten im ganzen Körper wiederfinden. (...) Dehnungszonen sind stärker durchblutet und werden auch Wärmezonen genannt. Die Dehnungsimpulse des Gehirns bewirken einen erhöhten Bewegungsdrang. Das hat zur Folge, dass alle Dehnungsräume von Natur aus bewegungsfreudig sind und nach außen (in die Dehnung) flexibel sind – die Extremitäten des lunaren Typs sind Dehnungszonen. Verengungszonen sind weniger stark durchblutet und werden deshalb auch ‹Kältezonen› genannt. Die Verengungsimpulse des Gehirns prädestinieren die Muskulatur eher zu Haltearbeit und zentrierten Bewegungen – die Extremitäten des solaren Typs zählen zu den Verengungszonen.» (Trökes, Anna/Seyd, Margarete, «Atemtyp & Pranayama» in: Yoga aktuell, 05/2008, S. 45/48)

Hat sich die atemtypgerechte Körperhaltung «naturwüchsig» ausgeprägt, fällt der bewusste Zugang zum eigenen Atemtyp nicht schwer; leider ist sie aber, wie oben angedeutet, oft überformt durch das kulturell vermittelte und gesellschaftlich gewünschte Idealbild der aufrechten Körperhaltung, das antrainiert wird, ohne auf die «Weisheit des Körpers» zu achten.

Körperhaltung der Atemtypen – die Beckenstellung

Vorab: Die Betonung der Beckenhaltung gründet auf den praktischen Erfahrungen des Autors im AtemtypTaiji und LebenstorQigong und führt die Erkenntnisse der Terlusollogie insofern fort.

Entscheidend dafür, dass Atem- und Energiefluss «atemtypgerecht» verlaufen und zur Entwicklung der Inneren Kraft eingesetzt werden können, ist die Beckenstellung:

Beim Einatmer steht das Becken prinzipiell aufrecht und wird von den Füßen so getragen, dass der Körper eine Aufrichtung von unten nach oben erfährt, den «Auftrieb» der Bodenreaktionskraft nutzend und verstärkend. Dazu ist ein leichter «Knick» in der Lendenwirbelsäule nötig. Wird diese Vorgabe in der Übung verfolgt – bestätigt durch die stimmige Eigenwahrnehmung –, dann nähert sich die Körperhaltung der atemtypgerechten Haltung immer weiter an. (Deren Eigenarten werden im Übungsteil ausführlich beschrieben.)

lunar (Foto: Christian Rall)

Die Aufrichtung des Einatmers entspricht einer Stockpuppe.

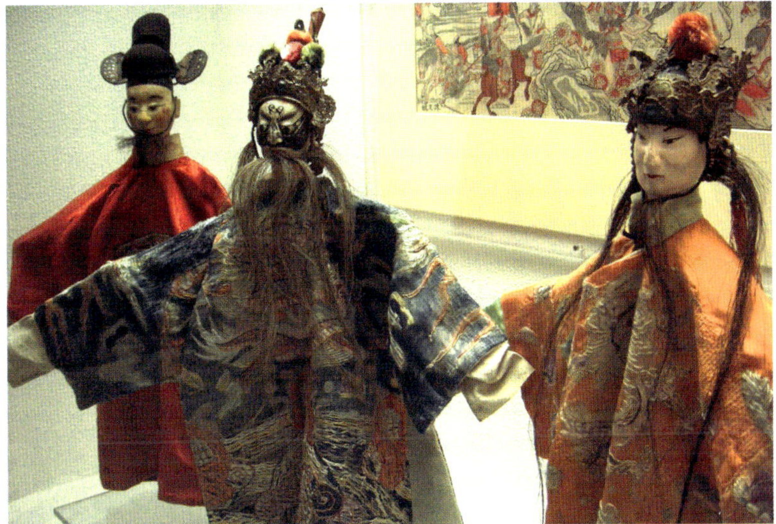

Beim Ausatmer ist das Becken gekippt, sodass das Steißbein leicht nach oben zeigt und somit das Gewicht des Körpers von oben nach unten in die Füße abgibt; die Aufrichtung ist reaktiv zur Anpassung an die Schwerkraft, oder anders gesagt: Der Ausatmer sinkt Richtung Boden, aber sein aufrecht gehaltener Kopf verhindert das tatsächliche Fallen.

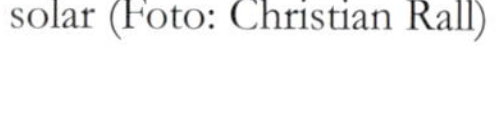

solar (Foto: Christian Rall)

Die Aufrichtung des Ausatmers entspricht einer Marionette.

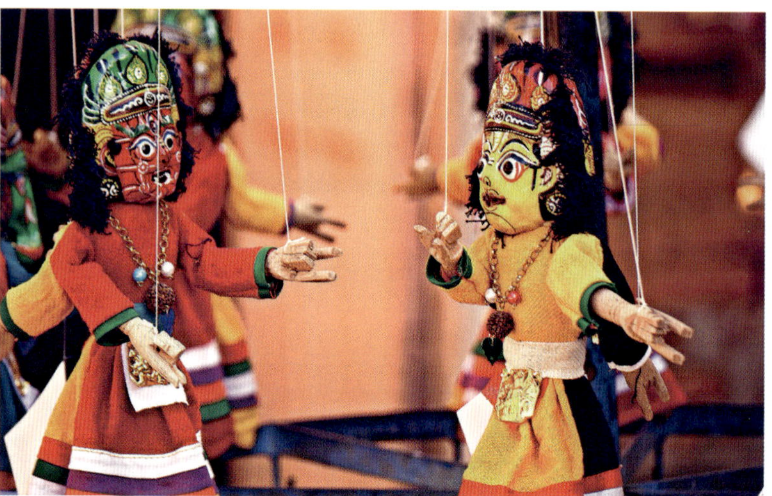

Die Beckenhaltung wird durch den Knick in der Lendenwirbelsäule zwischen viertem und fünften Lendenwirbel gesteuert, die Wirbelsäule als Ganzes folgt der Beckenbewegung, d. h., das Becken wird nicht isoliert bewegt. Bezugspunkt des aufrechten oder geneigten Rumpfes sind immer die Füße, d. h. das Gewicht des Rumpfes muss immer an den «richtigen Stellen» in den Füßen ankommen, damit diese verwurzeln können. (Näheres dazu in den Übungsanleitungen.)

Viele moderne chronische Krankheiten basieren auf der Disharmonie von Geben und Nehmen.

(Rosina Sonnenschmidt)

Energie der Atemtypen

Die Energie des solaren Atemtyps folgt der Reihenfolge Geben-Nehmen.

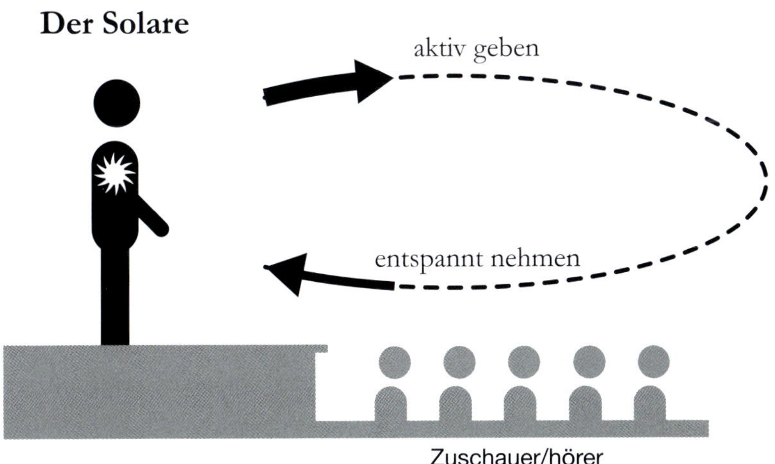

Abb.nach Sonnenschmidt 2014, S. 88

«Im Gespräch mit einem einzelnen Menschen oder vor einer Gruppe ist die solare Energie präsent, indem die Person sofort in die Aktivität geht, visuellen Kontakt mit dem Gegenüber aufnimmt und ‹loslegt›. (...) Das ist in dem Maße überzeugend wie der Solare entspannt einatmet, etwas von außen nach innen zu sich hereinlässt, zuhört, was andere zu sagen haben. Es bedarf dieses Ausgleichs, so wie im Atemrhythmus auch auf das betonte Ausatmen das entspannte Einatmen folgt. Wenn er fehlt, wenn nur ‹Action›, ‹Power› dominiert, entsteht Schwäche, die der Solare durch Lautstärke, Zentrumsfieber, Allüren, Rechthaberei und Selbstherrlichkeit kompensiert. (...) Das egomane Verhalten macht sie oder ihn blind für den anderen, für andere Möglichkeiten, ja für das Leben schlechthin. Das einseitig gewordene solare Energieprinzip driftet häufig in einen Burn-out-Zustand. Die Person hat sich vollkommen verausgabt, weil sie nur gegeben hat und nicht genommen, aufgenommen, empfangen. (...) Wird die solare Energie eines Menschen

unterdrückt, kann sich das auch äußern, indem jemand immer an sich zweifelt, sich nicht traut seinen Erfolg zu genießen, anderen gegenüber seine Fähigkeiten, Gaben und Qualitäten untertreibt, um nur ja nicht aufzufallen.» (Sonnenschmidt, 2014, S. 89 ff.)

Die Energie des Lunaren folgt der Reihenfolge Nehmen-Geben.

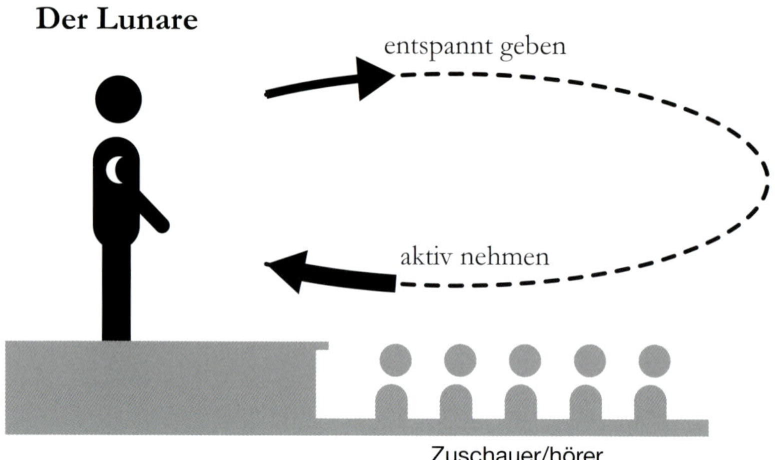

Abb. nach Sonnenschmidt 2014, S. 92

«Die erste Lebensaufgabe des Lunaren besteht darin, immer wieder zu prüfen: Tut mir das gut? Er nimmt sehr viel wahr, lässt viel zu sich herein, hört viel, spürt viel. Damit er oder sie nicht von Informationen, emotionalen Anbrandungen und Umweltbedingungen überschwemmt und überfordert wird, bedarf es der Prüfung, was guttut und was nicht. Der Lunare lernt daher schon früh Nein zu sagen. Je besser das gelingt, umso überzeugender ist das, was nach außen dringt.

Entgleist der lunare Atemrhythmus, indem das Einatmen dominiert und der entspannende Ausgleich des Loslassens fehlt, tauchen große Probleme auf, indem der Mensch sich immer weiter von sich selbst entfernt. Das Helfersyndrom ist eine häufige krankhafte lunare Symptomatik. Oder die Aufopferung für andere Menschen, Ideale und Glaubenssätze überfordert die Aufnahmekapazität dergestalt, dass er kollabiert (Infarkt). Die lunare Persönlichkeit ist von Natur aus sensitiv, intuitiv und nimmt sich Dinge zu Herzen. Das kann zum Problem werden, wenn sie nicht das Loslassen übt. (...) Der kranke Lunare reißt alles an sich, sammelt Fakten, Dinge, Müll (Messie), ist nachtragend, kann nicht verzeihen und entwickelt Egomanie und Engstirnigkeit. In dieser Person entwickelt sich die Vorstellung, alles selber machen, können und tun zu müssen. Sie erliegt dem Wahn, niemand außer ihr mache etwas richtig und gut genug. Ihr Leistungsanspruch steigert sich zur Wahnidee: Nur wie ich es mache, ist es richtig.» (Ebenda, S. 93 ff.)

An dieser Stelle sei angemerkt, dass diese Darstellung nicht die Auffassung aller Terlusollogen wiedergibt; allgemeiner Konsens ist jedoch, dass das Befolgen der Prinzipien des Gegentyps negative Auswirkungen auf die Gesundheit haben kann, vor allem wenn der Organismus bereits geschwächt ist. Denn leider ist es so, dass in Stresssituationen die Atmung dem eigenen Atemtyp zuwiderläuft: Einatmer atmen dann verstärkt aus, und Ausatmer verfallen in die Brustatmung beim Einatmen. Ein andrer Streitpunkt in der Terlusollogie geht um die sogenannten «Fragezeichentypen», bei denen die solaren und lunaren Anteile so dicht zusammenliegen, dass sie rechnerisch den gesetzten «10 % Unterschied» unterschreiten: Sollen die Betroffenen sich für einen Atemtyp entscheiden oder versuchen, beide zu leben? Die zitierte Autorin R. Sonnenschmidt empfiehlt Letzteres unter dem Begriff «Erdatem». Die Erfahrung des Autors in der Taiji Akademie zeigt hingegen, dass die Innere Kraft sich nur in einem Atemtyp bei bestimmten «Tests» (Partnerübungen) zeigt, also dieser dadurch auch eindeutig bestimmt werden kann.

Links mit weiteren Infos zum Atemtyp:

s224198223.online.de/wsb4710187901/1.html (Stand: 3.8.2019)

www.taijiakademie.de

Findet man sich in der Liste als «Fragezeichentyp» wieder, hilft die Nachfrage bei einem Terlusollogen oder der in der Taiji Akademie entwickelte «Praxistest» zur Inneren Kraft weiter.

Es scheint so zu sein, dass in China die Atemtypen nicht systematisch berücksichtigt wurden, sondern es der subjektiven Wahrnehmung des Einzelnen überlassen wurde, die für ihn passende Methode herauszufinden. Aber vielleicht ist dazu auch noch nicht genug Forschungsarbeit geleistet worden. So finden sich Hinweise in einem klassischen

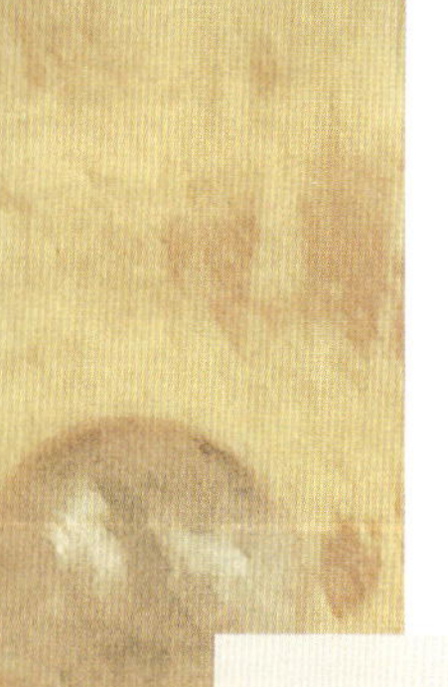

Taiji-Text, der Yang Banhou (1837–1890), einem Meister der zweiten Yang-Generation, zugeschrieben wird:

Wesen und Anwendung des Taiji

«Wenn man das Prinzip begreift, dass Natur und Mensch aus der gleichen Substanz bestehen, wird man ganz natürlich den solaren und lunaren Energiefluss verstehen, dass die Energie der Aufmerksamkeit folgt und dass in diesem Prinzip der Geist verborgen ist. (...)

Wenn man seine eigene Energie versteht, wird man sich in eine wunderbare Richtung bewegen. Aufbauend auf der Übung für sich selbst findet man den Weg zum Kämpfen. Im Körper gibt es immer 72 Kanäle passiver Energie. Wird Aktivität durch Passivität ausgeglichen, helfen sich Wasser und Feuer gegenseitig, Leichtigkeit und Verwurzelung gleichen sich aus und die eigene Lebenskraft wird wirklich bewahrt.» (Brennan, Paul, Explaining Taiji Principles attributed to Yang Banhou; in: brennantranslation.wordpress.com/2013/09/14/explaining-taiji-principles-taiji-fa-shuo; Stand: 23.7.2019; Übersetzung F. A.)

Oft sagt man: Der große Schauspieler, der macht gar nichts. Was heißt das? Er macht nicht gar nichts, sondern er lässt einfach das Überflüssige weg.

(Mario Adorf)

Kapitel 5: Nichtstun tun

Wuwei – absichtsloses Handeln

«Der menschliche Körper wird von zwei gleich starken, gegensätzlichen Antrieben bewegt, die beide die Herrschaft zu gewinnen trachten, um zu überleben. Das eine ist der Antrieb zum Tun, das andere der Antrieb zum Sein. Tun bedeutet Handeln, Bewegung, den Gang des Lebens steuern. Sein bedeutet Nichthandeln, ein bewegungsloses, zeitloses, raumloses Selbst. (...) Nichthandeln ist nötig, um die (...) Seele hören zu können (...) Handeln ist notwendig, um die treibende Kraft des Universums – Schöpfung und Evolution – zu verwirklichen. (...) Unser Körper ist Ausdruck einer ständigen Oszillation zwischen Tun und Sein, der Schöpfung und dem Ausruhen von der Schöpfung.» (Wolf, 1993, S. 331)

Dieses Zitat des amerikanischen Physikers Fred Alan Wolf beschreibt die Polarität von Handeln und Nichthandeln, oder von Tun und Nichttun, die im Westen so oft als unvereinbarer Gegensatz verstanden wird, weil immer ein Antrieb den anderen besiegen möchte.

Man kann beide aber miteinander versöhnen: nicht die Trennung beider Modi bis in ihre jeweiligen Extreme, sondern ihre Integration in Geist und Körper versuchen, um zu einer Aktivität zu kommen, die beide Pole – «Körper haben» und «Körper sein» (wie sie Plessner unterscheidet; siehe Einleitung) – verbindet und ihrer «unauflöslichen Verschränkung» gerecht wird. Im Chinesischen gibt es seit Langem für den gelungenen Ausgleich dieser Gegensätze im aktiven Tun den Begriff des Wuwei: das «Nichttun tun» oder das absichtslose, mühelose Handeln (eigentlich Wei Wuwei», siehe Einleitung).

«Im Zustand des Wuwei hat man das Gefühl, nichts Besonderes zu tun, während man zur gleichen Zeit ein fantastisches Kunstwerk erschafft, gewandt mit einer komplexen zwischenmenschlichen Situation umgeht oder die ganze Welt in harmonische Ordnung versetzt. (...) Dieser harmonische Zustand ist zugleich komplex und ganzheitlich, da er den Körper, die Emotionen und den denkenden Geist integriert.» (Edward Slingerland)

Wuwei konkret

Was bedeutet Wuwei konkret? Wie kann es praktisch umgesetzt werden? Offenbar ist damit nicht bloßes Unterlassen gemeint, bis sich die Probleme von selbst lösen – obwohl der Rat eines chinesischen Schriftstellers, Briefe grundsätzlich ungeöffnet in die Schublade zu legen, denn nach einem Jahr hätten sich die meisten ohnehin erledigt, gerade das empfiehlt –, und sich passiv treiben zu lassen von den Umständen, wie es in der Hippiezeit «in» war. Es ist aktives Tun, das aber Züge des Unterlassens in sich trägt; «Trying Not to Try», so der englische Titel des Buches, aus dem das Zitat oben stammt; d. h., den Ausgleich zu finden zwischen Wollen und Loslassen, Technik und Geschehenlassen, Anstrengung und Entspannung.

Wenn meine Schüler die Erfahrung von Wuwei machen, dass ihnen etwas ohne willkürliche Anspannung gelungen ist, reagieren sie oft mit «Ich hab doch (noch gar) nichts gemacht!», um auszudrücken, dass ihnen eine intendierte Bewegung, jemanden zu entwurzeln, erfolgreich gelang, bevor sie diese willentlich «machen» wollten. Offenbar hat da die Intentionalität ein bestimmtes Zusammenspiel von Geist und Körper in Gang gesetzt, was ausgereicht und etwas «getan» hat, das von der üblichen Art, eine Absicht in die Tat umzusetzen, verschieden ist. Das Schwierige ist, genau das zu versuchen; schwierig deshalb, weil der Versuch fast immer, weil er zu viel will, damit endet, auch zu viel zu tun und die Möglichkeit, dass es ohne dieses «Zuviel» viel leichter geht, verpasst. Ein wichtiges Hindernis, ins Wuwei zu kommen, ist demnach, ein Ziel direkt mit Anspannung und Willenskraft erreichen zu wollen, was aber meist nur zu heftigem Einsatz von Körperkraft führt – genau dem Gegenteil von Wuwei.

Das gilt nicht nur für Taiji, der einst berühmtesten Kampfkunst in China, die ihre Gegner nicht verletzen musste, um sie zu besiegen –

die im Taiji Erfahrenen ließen sie einfach abprallen –, sondern für alle Bereiche, die Kunstfertigkeit und Liebe erfordern. Zum Beispiel bei einem Golfer, der zigmal den Abschlag geübt und mit aller Verbissenheit auf den Ball eingeschlagen hat, damit er weit fliegt: Ihm gelingt auf einmal, wie von allein, ein Schlag, zwar von ihm ausgeführt, aber nicht «gemacht». Er hat seine Verbissenheit losgelassen, und deswegen geschah der eingeübte Ablauf auf einmal wie von selbst. Das Loslassen der willentlichen Absicht ist also ein weiterer Punkt beim Wuwei.

Von allen Sportarten ist beim Skifahren die Fähigkeit, das «Nichttun zu tun», wohl am deutlichsten erkennbar: sich der Schwerkraft hingeben und auf glatten Brettern bergab zu fahren, gelenkt von den verwurzelten Füßen, die die passende Körperhaltung hervorbringen, die sich blitzschnell verändern und den Gegebenheiten anpassen kann, nur leicht unterstützt von der Aktivität der Arme mit den Stöcken – da ist das Ego mit seinem Machen-Wollen sichtbar beiseitegestellt; wenn es doch mit Kontrolle aus dem Oberkörper und den Armen heraus, die die Verwurzelung zerstören und den Körper verkrampfen, bestimmen will, ist der Misserfolg im Sturz evident.

Gegenbeispiele sind alle Sportarten, in denen der Körper für Leistungen instrumentalisiert wird, also fast alles, was im Fitnessstudio «gemacht» wird, außerdem in der Leichtathletik oder «Bodywork», um dem Körper ein bestimmtes ideales Aussehen zu verschaffen etc. Die Liste ist lang.

In Bezug auf die Körperhaltung ist das Skifahren dem Qigong und Taiji am nächsten. Hier wie dort müssen die beiden Kräfte, Schwerkraft und Bodenreaktionskraft, ausgeglichen werden, damit die verwurzelte Aufrichtung gelingt. Obwohl die Bewegungsabläufe verschieden sind – keine Ortsveränderung beim Qigong im Stehen, langsames Gehen auf ebener Fläche beim Taiji und talwärts Gleiten auf den Skiern – muss

LebenstorQigong (und Inneres Taiji) folgen dem Prinzip des Wuwei, dem «Nichttun tun». Beide entsprechen dann dieser Definition, wenn sie dem Organismus ermöglichen, sich selbst organisch-rhythmisch zu entfalten. Das ist nicht einfach, weil die Ausführung der Bewegungen genau zwischen den Polen «willkürlich handeln» und «nicht eingreifen» oszilliert und beide verbinden muss.

der Körper bei all diesen Bewegungsformen an der richtigen Stelle in den Füßen verwurzeln und daraus seine Bewegungen steuern. Beim Skifahren heißt dieser Punkt «sweet spot», um den herum das Gleichgewicht beim Bergabfahren ausgeglichen und gehalten wird.

Qigong beginnt mit dem Sinken, das die Aufrichtung hervorbringen soll, wie in den Kapiteln 2 und 3 beschrieben: Das Sinken wird getan, die Aufrichtung geschieht aus diesem Tun heraus, wird aber nicht «gemacht». Yi, die Intentionalität, bringt uns dazu, den Körper sinken zu lassen, also optimal an die Schwerkraft anzupassen. Wenn unser Geist dabei frei wird von Gedanken, weil er sich ganz auf unsere Körperhaltung konzentriert, entsteht zum einen wie von selbst die Aufrichtung als verwurzelte Ausrichtung zum Himmel, zum andern wird Shen, der Belebende Geist, angeregt und kann sich entfalten; Yi und Shen versöhnen sich, weil sich die nachgeburtliche geistige Intentionalität, also Yi, in den Dienst des Shen stellt und so beide vereinigt. Da geschieht der Ausgleich der Gegensätze in Körper- und Geisteshaltung und es wird die Einheit von Yin und Yang erreicht.

Bei den Bewegungen - von den eher einfachen, da auf die Arme und den stehenden Rumpf beschränkten Bewegungen im Qigong bis zu den komplexen der Taiji-Form und den konzentrierten in den Partnerübungen – gilt das Gleiche: Zwar willkürlich (intentional) in Gang gesetzt, sollen sie dann «freigelassen» werden, damit sie sich mit der Zeit zu sogenannten (von Qi) «angetriebenen» Bewegungen entwickeln können, die sich wie von allein vollziehen.

... und natürlich atmen

Das Gleiche gilt für den Atem mit seinen zwei Seiten – der unwillkürlichen und der willkürlichen –, die von Shen und Yi gesteuert werden (siehe Kapitel 1 und weiter in Kapitel 9), hier betrachtet unter dem Aspekt des Wuwei. Das Atmen geschieht einerseits selbstregulierend, in Zuständen reduzierter Bewusstheit (wie im Schlaf), oder ohne Eingreifen des Willens (wie in der Meditation), und kann andrerseits mittels Atemtechniken willkürlich gesteuert werden. Der Weg im Lebenstor-Qigong ist, den Atem zunächst geschehen zu lassen, auch angeregt durch Bewegungen, und ihn dann bewusst zu führen. Diese Einheit von

Nichttun und Tun bringt den «wahren Atem» hervor. Dies wird später noch ausführlich erörtert.

Wuwei in den Künsten

Aus Dao in dem Sinn des Sich-führen-Lassens wurden die Bedeutungen «Lehre», «Methode» und «Künste» abgeleitet. «Kunst» geschieht natürlich in den «schönen Künsten» – also in der Musik, den bildenden und darstellenden Künsten –, aber «hohe Kunst» geschieht, wenn Wuwei wirkt. Ein technisch hervorragender Pianist, ein «Tastenlöwe», der auf das Klavier eindrischt, um die Zuhörer zu beeindrucken, «macht» die Musik und bemüht sich nicht um den Anteil des «Nichttuns» darin, der deren Zauber erst entfalten kann, wenn sein Ego die Musik nicht dominiert.

Diese Erfahrung des Wuwei, die in dem diesem Kapitel vorangestellten Zitat des Sinologen E. Slingerland anklingt, wird in anderen Zusammenhängen, vornehmlich der Musik, als «Flow-Erlebnis» bezeichnet.

Das Flow-Erlebnis

Im Zentrum dieser Erfahrung «steht ein fließendes, anstrengungsloses Körpergefühl, das große Künstler selbstverständlich neben außerordentlichen musikalischen Fähigkeiten in der Regel aufgrund einer natürlichen Begabung besitzen. Es stellt daher ein quasi verborgenes Hintergrundgefühl ihrer musikalischen Praxis dar, ein grundlegendes Körpergefühl, das ihr gesamtes Tun am Instrument leitet und sowohl höchst befriedigend als auch äußerst effektiv macht. Hochbegabten Musikern ist es so vertraut wie einem Fisch das Wasser, das ihn umgibt.» (Burzik, Andreas, Üben im Flow – eine ganzheitliche Übemethode, 2003, S. 1; www.musikschulen.de/medien/doks/mk03/referat_ag08_16.pdf; Stand: 18.7.2019)

«Die außergewöhnliche Erfahrung des völligen Aufgehens in einer Tätigkeit wurde erstmals Anfang der 70er-Jahre von Mihalyi Csikszentmihalyi, einem amerikanischen Psychologen ungarischer Abstammung, wissenschaftlich untersucht. Er nannte sie Flow-Erlebnisse, weil viele seiner Interviewpartner das Gefühl des kontinuierlichen Fließens als wesentliches Merkmal einer solchen Erfahrung bezeichnet hatten. Csikszentmihalyi beschreibt sieben Komponenten der Flow-Erfahrung. Die ersten drei stellen notwendige Voraussetzungen für ihr Zustandekommen dar. (...)

1. Klarheit der Ziele und unmittelbare Rückmeldungen

Notwendige Voraussetzung für das Erleben von Flow ist, dass eine Aktivität klare Ziele und unmittelbare Rückmeldungen bietet, wie dies vor allem viele sportliche Disziplinen und künstlerische Betätigungen tun. So weiß ein Musiker sofort, ob ihm eine technisch schwierige Passage missglückt oder gelungen ist, die Regeln sind klar und Erfolg wie Misserfolg einer jeden Handlung werden unmittelbar erlebt. Das Spielen eines Instrumentes gehört deshalb zu den ‹klassischen› Flow-Aktivitäten.

2. Konzentration auf ein begrenztes Feld

Eine hohe Konzentration auf ein begrenztes Aufgabenfeld erlaubt es, tief in eine Aktivität einzutauchen. Im Gegensatz dazu stehen eine häufig zerstreute Aufmerksamkeit und die mitunter chaotischen und widersprüchlichen Anforderungen des Alltags, die daher bisweilen ein Gefühl der Verwirrung und Unzufriedenheit hinterlassen können.

3. Das Verhältnis von Anforderungen und Fähigkeiten

Eine wesentliche Voraussetzung für das Erleben von Flow ist das richtige Verhältnis der Anforderungen einer Tätigkeit zu den Fähigkeiten des Handelnden. Flow-Erleben ereignet sich also in einem Bereich, der durch die Pole Unter- und Überforderung markiert ist». (Ebenda, S. 1 f.)

Wie Musik werden auch Qigong und Taiji zu Kunst, wenn dabei das Prinzip des Wuwei befolgt wird, oder, eben «westlich» ausgedrückt, die «Flow-Erfahrung» durch die Befolgung der drei Komponenten angestrebt wird. Aber Wuwei greift noch über die subjektive Erfahrung des «Flow-Erlebnisses» hinaus, weil es auch in komplexen sozialen und gesellschaftlichen Zusammenhängen wirken kann. Deswegen seien noch zwei weitere Bereiche angeführt, die durch ihre inhärente Verwirklichung des Wuwei zwar auch als «Kunst» angesehen werden können, für die aber die Bezeichnung «Flow» nicht wirklich passend ist: «Die Kunst des Krieges» des Sunzi aus dem 5. Jh. v. u. Z. und der Fußball.

Die größte Leistung besteht darin, den Widerstand des Feindes ohne einen Kampf zu brechen.

(Sunzi)

Wuwei strategisch: Sunzi – Kämpfen als Lebenskunst

Wuwei als strategisches Konzept ist der Inhalt einer Schrift, die dem chinesischen General und Schriftsteller Sunzi, der vor ca. 500 Jahren v. u. Z. gelebt haben soll, zugeschrieben wird: Die Kunst des Krieges. Das Paradox des «das Nichttun tun» wird deutlich in der üblichen Übersetzung des Titels mit «Siegen, ohne zu kämpfen». Der beste Weg, in einem Krieg zu siegen, ist, den Kampf zu vermeiden, und damit auch Verletzungen, Tod oder Vernichtung. Stattdessen sollen, wenn sich der Konflikt nicht diplomatisch lösen lässt, Strategien und List den Feind besiegen.

Diese Schrift wird in Managerkreisen hoch geschätzt. Es gibt eine Unzahl von Übersetzungen weltweit, zum großen Teil auch mit spezieller Übertragung der strategischen Grundsätze auf die Unternehmensführung – ein Beweis für die Aktualität dieser Schrift und des Wuwei heute. «Die meisten der Prinzipien des Sunzi, besonders die grundlegenden, die die Kriegführung betreffen, sind nicht nur auf die Kriegskunst, den bewaffneten Konflikt, beschränkt, sondern übertragbar auf alle Arten von Konflikten: politische, ökonomische, psychologische und soziale.» (Tang, 1969; Übersetzung F. A.) Es geht also um «Lebenskunst».

«Wenn du dich und den Feind kennst, brauchst du den Ausgang von hundert Schlachten nicht zu fürchten. Wenn du dich selbst kennst, doch nicht den Feind, wirst du für jeden Sieg, den du erringst, eine Niederlage erleiden. Wenn du weder den Feind noch dich selbst kennst, wirst du in jeder Schlacht unterliegen.»
(Sunzi)

Das daoistische Prinzip, der Natur zu folgen, zeigt sich beispielhaft in der Nachahmung tierischen Verhaltens: Bestimmte Vogelarten, die am Boden brüten, wie etwa das Rebhuhn, verleiten bei Gefahr den angreifenden Feind, indem sie sich flügellahm stellen und ihn dadurch vom Nest weglocken. Ist der Abstand vom Nest groß genug, fliegen sie davon. Das «Sich-schwach-Stellen», die gespielte Flügellahmheit des Vogels, wird als Strategie übernommen, durch die das scheinbar Schwache sich als sieghaft erweist – ohne zu kämpfen.

Dass sich die Strategien mit denen des klassischen Taiji als Kampfkunst decken, sei hier nur am Rande erwähnt; vgl. www.taijiakademie.de/taiji-fuer-entscheider.html. Auf der Website der Taiji Akademie finden sich auch weitere Beispiele, wie «Siegen, ohne zu kämpfen» geübt werden kann.

Das Stadion ist in diesem Land der einzige Ort, wo man laut die Wahrheit über das sagen kann, was man sieht.

(Dimitri Schostakowitsch)

Wuwei im Fußball – Spieler ohne Arme, die etwas «machen»

Der Komponist D. Schostakowitsch (1906–1975) war bekennender, ja fanatischer Fußballfan. «Er stand permanent im Fokus stalinistischer Kulturpolitik, unter ständigem Verdacht, ein Anhänger der westlichen Moderne zu sein. Ein lebensgefährlicher Vorwurf, der ihn in permanenter Angst, unvorstellbarer existentieller Anspannung leben ließ. Beim Fußball im Stadion von Stalinez Leningrad – heute Zenit St. Petersburg – konnte er jedoch entspannen, dort soll er sich frei gefühlt haben, so die Publizistin Katja Petrowskaja.» (Beitrag von Christoph Richter im Deutschlandfunk vom 4.3.2012, deutschlandfunk.de/fussball-fan-in-der-stalin-zeit.1346.de.html?dram:article_id=197021; Stand: 18.7.2019)

Man muss nicht ständige Angst vor Verfolgung in einem unterdrückten Land bemühen, um die Wirkung des Fußballs zu verstehen; sein utopisches Moment ist in jeder Gesellschaftsordnung wirksam. «Das Spiel stellte eine Utopie dar, weil es eine Mischung aus festen Regeln und Zufall, Kreativität ist. Also etwas, was durch Inspiration und Engagement entsteht.» (K. Petrowskaja, ebenda)

Fußball ist ein Musterbeispiel dafür, wie Wuwei in unserem Alltag lebt, allerdings unerkannt, dafür umso wirksamer. Millionen Menschen weltweit lieben dieses Spiel als Zuschauer und als Spieler, und Millionen Euro werden dafür ausgegeben und damit verdient.

Das «Nichttun tun» erlöst im Fußball vom Alltag, der vom «Machen und Tun» bestimmt wird, geleistet vom Körper als Arbeitsinstrument, dem zu seiner Erholung zwar das ganz andere «Körper-Sein» in Wellness, beim «Chillen», Strandurlaub etc. geboten wird, aber wenig Gelegenheit, die Glückserfahrung des Wuwei zu machen – und beim Fußball wird sie auf großer Bühne geboten. Unter allen Spielen, in denen der «Homo ludens» agiert, ist Fußball etwas Besonderes: Es gilt das Verbot, die Arme und Hände einzusetzen – und es gilt die Regel, zu siegen, ohne den anderen zu verletzen. Natürlich wird gekämpft und es wird alles eingesetzt, was an Kraft und Aggressivität zur Verfügung steht, die hier, politisch korrekt, beim Angriff eingefordert und abgerufen werden. Weil es aber ein Kampf um den Ball ist, wird die Aggressivität vom «Gegner» abgelenkt; sie gilt dem Ball, der rund, elastisch, ohne Eigenleben nur auf Impulse von außen reagiert, also «leer» und offen ist für alles, was man mit ihm anstellt. Auf hohem Niveau sublimieren Technik und «Ballbehandlung» so die Aggressivität. Wenn die Spieler aufgehen im «Spiel der Energie», im Flow, den der Ball ermöglicht, ist es ein begeisterndes Spiel, das die Zuschauer an den Glücksgefühlen des «das Nichttun tun» teilhaben lässt, die in ihrem Alltag doch eher selten sind. Wenn nicht, ist es ein müdes Gekicke, das den Gegner dann auch zum direkten Objekt macht, gegen den gekämpft wird: Das wird dann zu Arbeit und Kampf fernab von Wuwei, weil die Spieler sich nicht vom Ball – und seinem Dao – spielerisch führen lassen, sondern ihn zwingen wollen.

Spontanes Handeln – Ziran

Ein wichtiger Begriff im daoistischen Verständnis des Wuwei ist Spontaneität. *Ziran*, spontanes Handeln, entsteht durch blitzartiges Erfassen der Situation, die eine spontane Reaktion im Körper hervorruft und uns damit unmittelbar darauf antworten lässt, bevor Denken, Gefühl oder Affekt den Vorgang behindern. Heinrich von Kleist beschreibt in seinem *Marionettentheater* den Versuch eines Fechters, mit

Degen oder Florett einen (zahmen) Bären zu treffen; es gelingt ihm nicht, weil der Bär jeden Angriff «spontan», d. h. instinkthaft, abwehrt. In jeder Kunst wird diese Fähigkeit eingeübt, den Körper spontan auf Erfordernisse reagieren lassen zu können, seien es die fernöstlichen Bewegungs- resp. Kampfkünste, der Natur, dem Bären, abgeschaut, seien es alle «schönen Künste», die die Einheit von Yi und Shen verwirklichen wollen, oder sei es auch der begnadete Fußballer, der als «Fußballgott» verehrt wird.

自然 Ziran. Selbst + so sein. Es handelt sich um einen kurzen Satz: «Es ist aus sich heraus so, wie es ist.» (Oder substantivisch als Subjekt eines Satzes übersetzt: «Das, was von sich aus so ist, wie es ist.») Er bedeutet: Das nach inhärenter Gesetzmäßigkeit so Seiende wird zu dem, was es ist, z. B. wird eine Kiefer ein Baum mit bestimmten Eigenschaften, eben eine Kiefer und keine Birke. Der Begriff bezeichnet alle Zustände und Prozesse, die autonom (nach eigener Gesetzmäßigkeit) andauern oder sich verändern und in anderes übergehen; psychologisch als Spontaneität zu verstehen. (R. Simon)

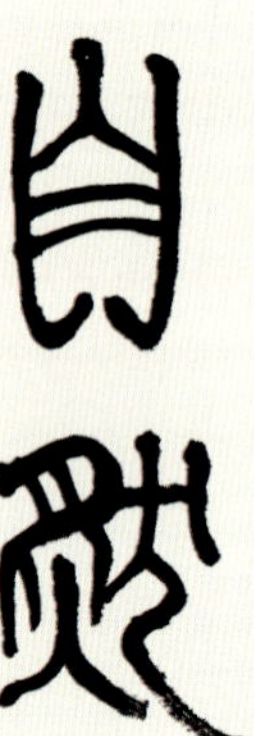

Kapitel 6: Faszien

Das Fasziensystem

Geht man daran, die eigene Körperhaltung und Bewegungsgewohnheiten mit der Übung von Qigong und Taiji zu verändern, erweist sich das Verständnis des Fasziennetzes, zusätzlich zur Kenntnis der Qi-Leitbahnen, als äußerst hilfreich.

Im menschlichen Körper gibt es, im Verständnis der westlichen Medizin, drei holistische (ganzheitliche) Systeme: Nervensystem, Kreislaufsystem und Fasziensystem. Die beiden ersten sind seit Jahrhunderten bekannt und erforscht, einen Wendepunkt dabei stellen die Werke des flämischen Chirurgen Andreas Vesalius (1514–1564) dar, der 1543 in seinen «Sieben Büchern über die menschliche Anatomie» auch das Fasziensystem abbildete, allerdings nur indirekt, qua Muskulatur.

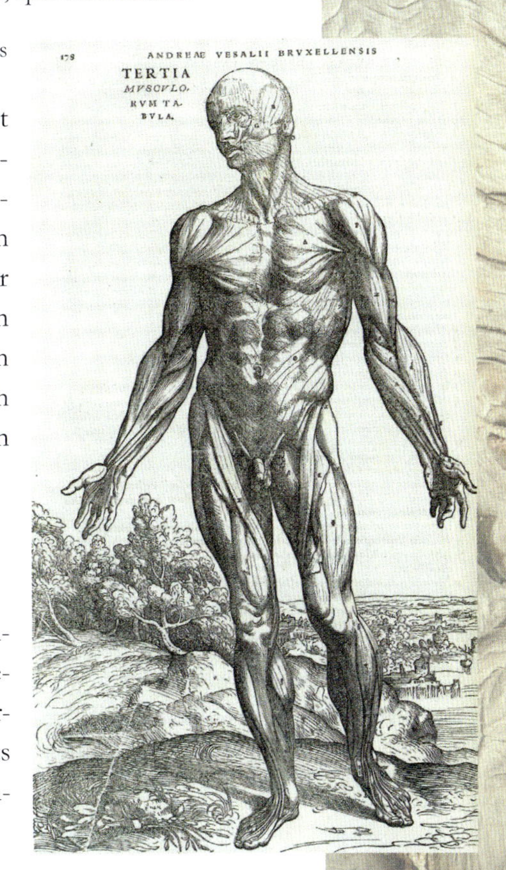

Vesalius

Der Begriff «Faszie», wie er heute verwendet wird, wurde 2007 auf dem ersten Fascia Research Congress in Boston, Massachusetts, definiert. Bis dahin widerfuhr den Faszien, dem «Bindegewebe», das Schicksal, dass sie in ihrer Bedeutung übersehen und bei Operationen oder anatomischen Sektionen meist einfach entfernt wurden: Also erst über 400 Jahre nach Vesalius wurde die Erforschung der Faszien und ihrer Bedeutung fortgesetzt.

Anatomie – das Muskelkonzept

Die Faszien wurden wie erwähnt mit der Einbeziehung der Anatomie in die Medizin zu Beginn der Neuzeit («Stichjahr» 1500) als zu vernachlässigendes «Bindegewebe» angesehen, das der Erforschung des scheinbar wirklich Wich-

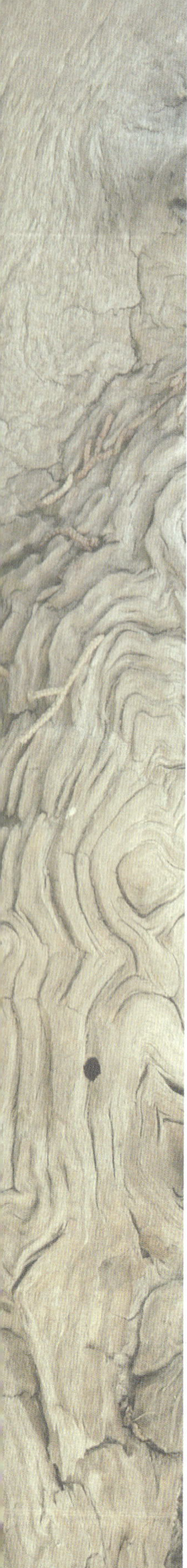

tigen, der Muskeln und Organe, im Wege stand und somit entfernt wurde wie die Sehnen vom Steak.

«Das Werkzeug der Wahl, enthalten im Wortsinn von Anatomie (griechisch «Aufschnitt»), war die Klinge. Von der Feuersteinklinge bis zum Laserskalpell wurden der tierische und menschliche Körper in immer feineren Linien zerlegt.» Jarmey, 2006, S. 167; Übersetzung F. A.)

«Der ‹Biceps brachii› existiert als einfache Struktur nur durch den Eingriff eines Messers, das seine Enden von den verschiedenen Befestigungspunkten löst, von seiner Verbindung mit den ihn umgebenden Faszien wie auch seinen Nerven- und Blutverbindungen, ohne die er einfach nicht funktionieren könnte.

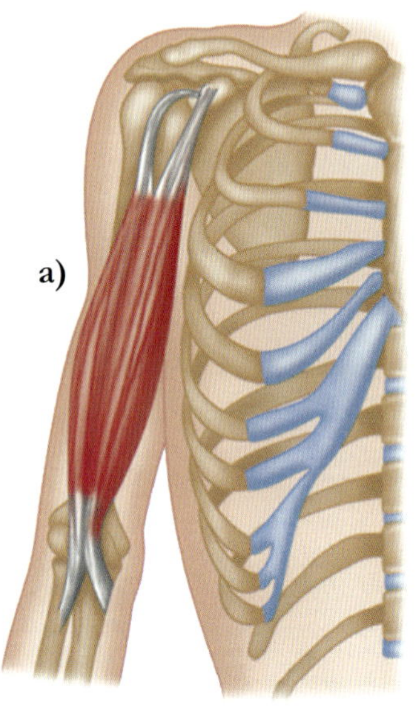

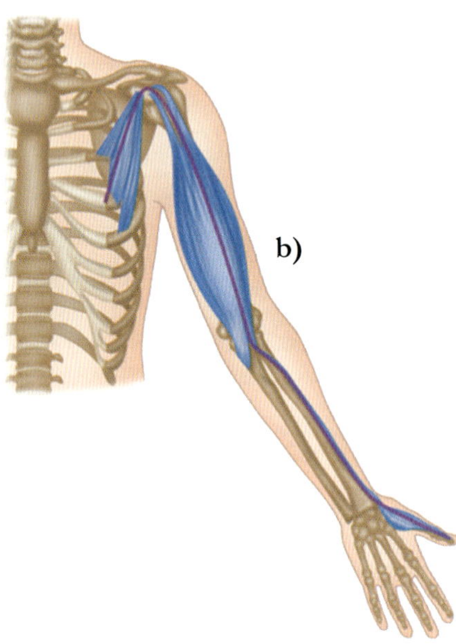

a) Der Musculus biceps brachii als separater Muskel betrachtet

b) Der Musculus biceps brachii ist ebenso Teil eines längsverlaufenden myofaszialen Zusammenhangs

Im Sinn der Idee vom ‹isolierten Muskel› wird der Bizeps definiert als ‹radio-ulnar supinator›, als Ellbogenbeuger und als schwacher Schulterbeuger. Mit Blick auf die myofaszialen Leitbahnen kommt folgende Information hinzu: Der biceps brachii ist ein Element in einer kontinuierlichen Faszienlinie oder eines myofaszialen Meridians, der von der äußeren Seite des Daumens zur vierten Rippe und weiter verläuft. Die zweite Aussage negiert die erste nicht, fügt aber hinzu, welche Rolle der Bizeps bei der Stabilisierung des Daumens (entlang der myofaszialen Linie) spielt, und weiter, dass die Brust sich öffnet und der Atem sich vertieft.»

(Ebenda, S. 167 f., Übersetzung F. A.)

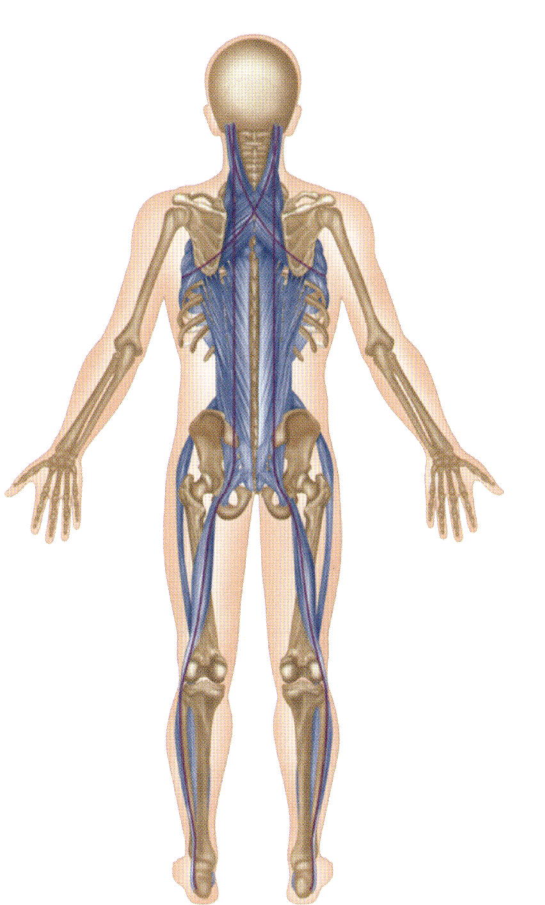

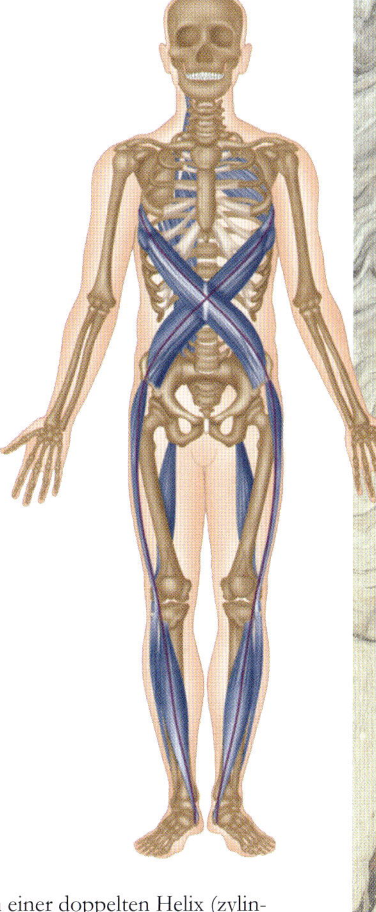

Beispiel einer Myofaszie: Die Spirallinie windet sich in einer doppelten Helix (zylindrische Spirale) um den Körper.

Es handelt sich dabei nicht um anatomisch eindeutige Strukturen, sondern um eine anatomisch basierte Konstruktion, die von verschiedenen Autoren unternommen wurde (die obige Abbildung ist von Thomas Myers).

Dieses Modell erweist sich als sehr wirksam in der Praxis der «Körperarbeit», zum Beispiel im Rolfing, im Feldenkrais, der Ideokinese, der

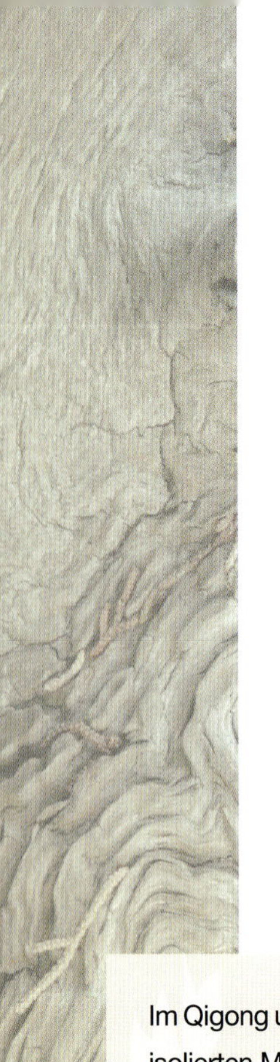

Osteopathie, so ähnlich wie bisher das anatomische Bild des Körpers, das die Muskeln ohne Berücksichtigung der Faszien darstellt, als Modell für traditionelle Bewegungen, vor allem im Sport, von Nutzen gewesen ist. Bezogen auf die Muskelkraft ist die «Theorie des isolierten Muskels» heute so wirksam wie damals und prägt weiterhin das westliche Verständnis von (sportlicher) Bewegung, und erst allmählich setzen sich Kenntnis und Verständnis des Fasziensystems durch.

Aber: «Noch einmal sei hier betont, dass der Körper nicht – wie wir es häufig tun – in einzelnen Muskeln denkt: Der Körper denkt in neuromotorischen Einheiten, die eine bis mehrere Hundert Muskelfasern umfassen und auf eine koordinierte Weise rekrutiert, unabhängig von dem Muskel, zu dem sie vordergründig gehören. Unsere Generation steckt bis heute im ‹Muskelkonzept› fest – selbst nach 20 Jahren stetigen Bemühens, diese Denkart auszumerzen». (James Earls in: Myers, 2015, S. 273)

Im Qigong und Taiji wurde immer schon mit den Faszienlinien gearbeitet; die «Theorie des isolierten Muskels» hatte dort keinen Platz, sie gehörte in China zu den äußeren Kampfkünsten. Die Unterscheidung zwischen «inneren» und «äußeren» Kampfkünsten, also etwa zwischen Taijiquan und Shaolin Kungfu, wurde immer getroffen an der Art der Kraft, die in beiden System zum Einsatz kommt: «Jin» bezeichnet Innere Kraft und «Li» äußere Kraft – eigentlich postnatale grobe Kraft; Houtian Zhi Zhuo Li. Die «postnatale grobe Kraft» ist im Lauf des Lebens erworbene muskuläre Stärke – im Gegensatz zur angeborenen Stärke, wie sie etwa im entspannten und dennoch starken Griff eines Säuglings zum Ausdruck kommt, der noch nichts von willkürlich angespannter Muskulatur weiß.

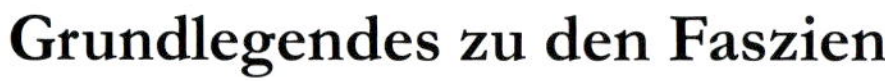

Grundlegendes zu den Faszien

«Faszien (abgeleitet vom Lat. fascia, «Bündel») damit bezeichnet man das helle Bindegewebe aus Kollagen- und Elastinfasern, das unsere Muskeln umhüllt und aus dem auch unsere Bänder und Sehnen bestehen. Die von Feuchtigkeit umgebenen Bindegewebsschichten sorgen nicht nur dafür, dass benachbarte Muskeln bei Bewegung aneinander entlanggleiten können, sie sorgen auch für die Stabilität des Körpers. Überdies ermöglichen sie Sprünge, die mit der Muskulatur allein nicht zu bewältigen wären, transportieren Abfallstoffe aus dem Körper und sind an der Immunabwehr beteiligt.

Wegen der zahlreichen Rezeptoren und Nervenenden, mit denen sie ausgestattet sind, kann man Muskeln und Faszien auch zu den Sinnesorganen zählen. Noch bis vor wenigen Jahren konnte man Faszien nur manuell ertasten, da sie auf bildgebenden Verfahren nicht zu erkennen sind. Eine neue Methode ermöglicht nun jedoch die genaue Untersuchung des Bindegewebes mit Ultraschallgeräten.

Die noch relativ junge Faszienforschung hat festgestellt, dass Faszien auf Stress reagieren und sich unabhängig vom Muskel zusammenziehen können. Sie sind überdies mit zahlreichen Rezeptoren und Nervenenden ausgestattet, sodass Faszien eine Erklärung für chronische Rückenschmerzen sein könnten, deren Ursache bislang nicht aufgedeckt werden konnte. Insbesondere die großen Rückenfaszien zählen zu den Verdächtigen. Das schmerzempfindliche Bindegewebe kann sich auf Dauer verhärten, es kann verfilzen oder sich entzünden.

Forscher konnten nachweisen, dass bei Patienten mit chronischem Rückenschmerz die Faszien häufig verdickt sind und dass die verdickten Fasern Nervenenden einklemmen und so den Schmerz auslösen. Das verdickte Gewebe kann heute mittels Endoskop ausgemacht und operativ abgetragen werden. Derzeit wird von der Faszienforschung geprüft, wie man das Gewebe manuell oder durch andere Therapien auflockern und damit operative Eingriffe vermeiden könnte.

Aufbau der Faszien

Rücken- und Oberarmmuskulatur: Faszien sorgen auch für das Zusammenspiel der Muskeln im ganzen Körper.

Die wesentlichen Bestandteile von Faszien sind Proteine und Wasser. Dabei unterscheidet man die sogenannten Strukturproteine in Kollagene und Elastin. Die genaue Zusammensetzung der Faszien hängt von der Körperregion und der daraus resultierenden Funktion ab. Während sich Kollagen vor allem durch eine feste Struktur auszeichnet, handelt es sich bei Elastin um ein elastisches und dehnbares Strukturprotein.

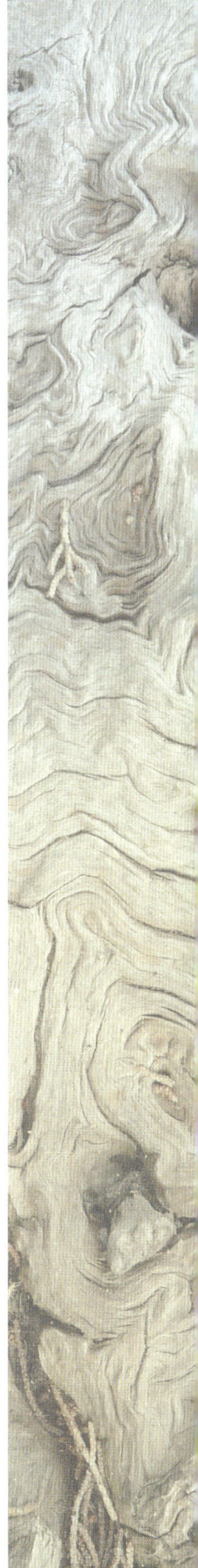

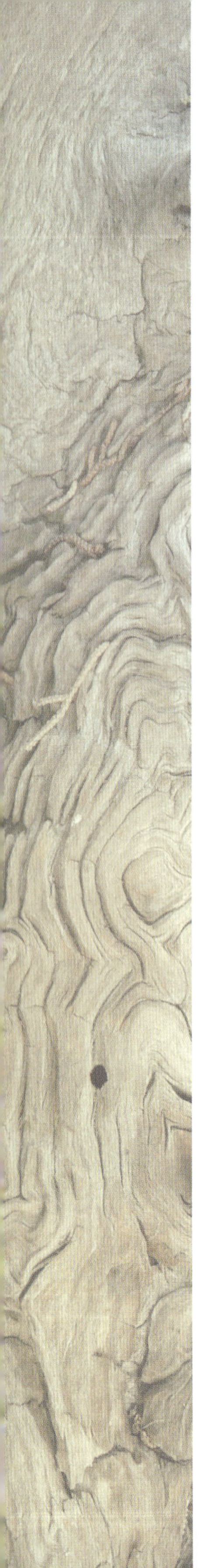

Für die Produktion der Strukturproteine sind die sogenannten Fibroblasten zuständig.

Neben den Strukturproteinen und den Fibroblasten bilden außerdem Abwehrzellen, Nervenenden und die sogenannte Extrazellulare Matrix die Gesamtheit des Bindegewebes.

Dabei umgibt die Extrazellulare Matrix die einzelnen Komponenten der Faszien. Sie besteht zum Großteil aus Wasser und darin gelösten Zuckermolekülen. Über die Extrazellulare Matrix wird die Versorgung der einzelnen Körperregionen sichergestellt.

Funktionen der Faszien

Faszien dienen als elementares Bindeglied zur Ausführung verschiedener Körperfunktionen.

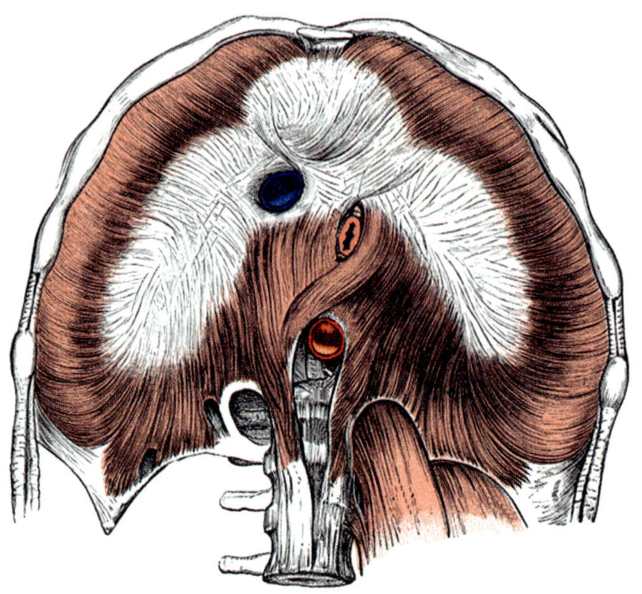

Das Zwerchfell eines Menschen von unten betrachtet; Quelle: Henry Gray (1918)

Faszien spielen eine wichtige Rolle in unserem Bewegungsapparat. Die Bindegewebsschichten sorgen dafür, dass benachbarte Muskeln bei Bewegung reibungslos aneinander entlanggleiten können. Für diese Funktion ist die sogenannte Hyaluronsäure zuständig. Sie wirkt wie eine Art Gleitmittel in unserem Körper.

In der menschlichen Bewegung wird den Faszien eine noch viel wichtigere Aufgabe zuteil. Für die Ausführung einer Bewegung wird Muskelkraft benötigt. Um diese Kraft übertragen zu können, bedarf es eines durchgängigen Kraftschlusses zwischen Muskel und Knochen. Der Kraftschluss wird durch Faszien gewährleistet, die jede einzelne Muskelfaser, den Muskel als Ganzes und die Sehnen umfassen. Sehnen, als Teil des Bindegewebes, sorgen für die Verbindung zwischen Muskeln und Knochen.

Kommt es zu einer Muskelkontraktion, werden die Faszien gedehnt und unter Spannung gesetzt. Wird die Spannung gelöst, entwickelt sich kinetische Energie, die an die Knochen übertragen wird.

Durch diesen Vorgang wird beim menschlichen Gang nur ein Minimum an Muskelraft benötigt.

Neben der Funktion im Bewegungsapparat verleihen Faszien dem Menschen sein äußeres Erscheinungsbild, sorgen für die Stabilität des Körpers und werden daher auch als Organ der Form bezeichnet. Würde man aus einem menschlichen Körper alles entfernen und nur das Bindegewebe übrig lassen, dann wäre die komplette Anatomie des Menschen weiterhin sichtbar. Das Bindegewebe zieht sich wie ein Netz durch den ganzen Körper. Es sorgt dafür, dass insbesondere unsere Organe an ihrem Platz bleiben, gewährleistet im gleichen Zug aber auch deren Flexibilität.

Zahlreiche Nervenenden im Bindegewebe sorgen für ein körperübergreifendes Kommunikationsnetzwerk, das mit dem Nervensystem verbunden ist, äußere Reize wahrnimmt, die Selbstwahrnehmung bestimmt und gleichzeitig Schmerzempfinden weiterleitet.

Quelle: wiki.yoga-vidya.de/Faszien (Stand: 28.8.2019)

(Das Einbeziehen des Meridiannetzes des Qi als viertes holistisches System wird in der Faszienforschung erst ansatzweise verfolgt).

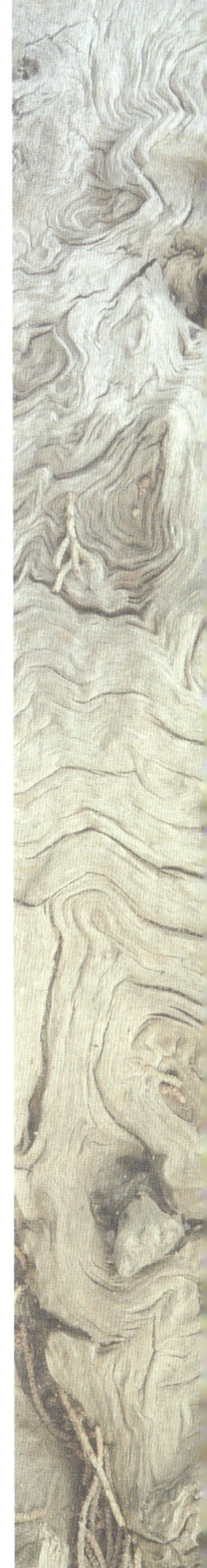

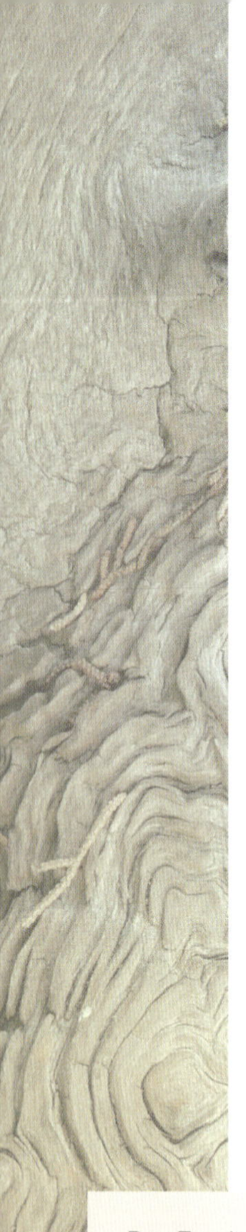

Die Verflochtenheit der Systeme untereinander

Thomas Myers, einer der Pioniere der zeitgenössischen Faszienforschung, beschreibt, wie Nervensystem, Kreislaufsystem und Fasziensystem miteinander verflochten sind. «Ein Mensch, der aus irgendeinem Grunde deprimiert ist, wird seine Niedergeschlagenheit körperlich als Fixierung in der Exhalation ausdrücken – wer ihn sieht, wird den Eindruck haben, dass sein Brustkorb eingesunken ist und die Rippen sich auch während der Inhalation nicht vollständig heben.» (Myers, 2004, S. 39) Diese Haltung zur Welt wird dann durch Gewohnheit zu einem chronischen Kontraktionsmuster, das vom Fasziensystem übernommen wird und den ganzen Körper prägt, denn die Fehlhaltung im Brustkorb muss an anderen Stellen kompensiert werden – Beinen, Nacken, Schultern und Rippen –, was auch die Druckverhältnisse im Körperinnern verändert. «Die Einschränkung der Atmung verschiebt das Gleichgewicht der chemischen Substanzen im Blut und Körperflüssigkeiten, was den Sauerstoffspiegel sinken und den Kortisolspiegel steigen lässt» (ebenda). Medikamente oder Psychotherapie können nur ansatzweise helfen, weil sie die Bewegungsgewohnheiten, die sich «in die Einstellung des Fasziennetzes eingeprägt» (ebenda) haben, nicht auflösen können.

Da ist es gut für das Verständnis, wenn man auf das eigene Erleben zurückgreifen kann (siehe den biografischen Exkurs in Kapitel 3).

Das Fasziensystem ist für die Informationsleitung im Körper äußerst wichtig; zusammen mit dem vierten holistischen System, dem Netz der Qi-Leitbahnen, ermöglicht es ein tieferes Verständnis der Wirkungen von Qigong und Taiji.

«Die Informationsausbreitung über das Gewebe ist weit schneller als z. B. über Nervenleitungen, Neurotransmitter oder andere Signalstoffe. Darüber werden einige schnelle Wirkungen im Meridiansystem der TCM, der Qigongübungen und auch des kraniosakralen Systems bei der Kraniosakraltherapie oder Osteopathie erklärbar.» (Nelting, 2014, S. 329)

Grapefruit und Taucheranzug

In diesem Buch sind zwei Arten von Faszien wichtig: die Faszie der Körperoberfläche (Oberflächenfaszie) und die myofaszialen Leitbahnen, die mit den Muskeln eine Einheit bilden, also die Faszienlinien des Bewegungsapparates, die dynamisch im Körper in unterschiedlichen Richtungen verlaufen. Die Bedeutung des Gesamtnetzwerks der Faszien wird dabei immer vorausgesetzt, aber nicht explizit behandelt.

Um den Aufbau des Fasziensystems zu verdeutlichen, wird oft eine Grapefruit als Beispiel herangezogen.

Ihre Schale gleicht der menschlichen Haut, der Verbindung zwischen innen und außen. Die äußere Hülle ist unsere Lederhaut, die weiße Schicht darunter entspricht dem «Fettanzug» der Oberflächenfaszie, den wir alle tragen, und die mit einem Taucheranzug verglichen werden kann. Schneidet man die Frucht in der Mitte durch, sieht man, dass die einzelnen Segmente durch Wände voneinander getrennt sind. Schält man die Grapefruit und löst die einzelnen Spalten heraus, kann man sehen, dass die Wände aus zwei Schichten bestehen und eine Schicht jeweils zu einer Spalte gehört. Genauso verhält es sich mit den Faszien, die zwei Muskeln trennen («intermuskuläre Septen») und die wie die Trennwände der Grapefruit eine starke Struktur bilden.

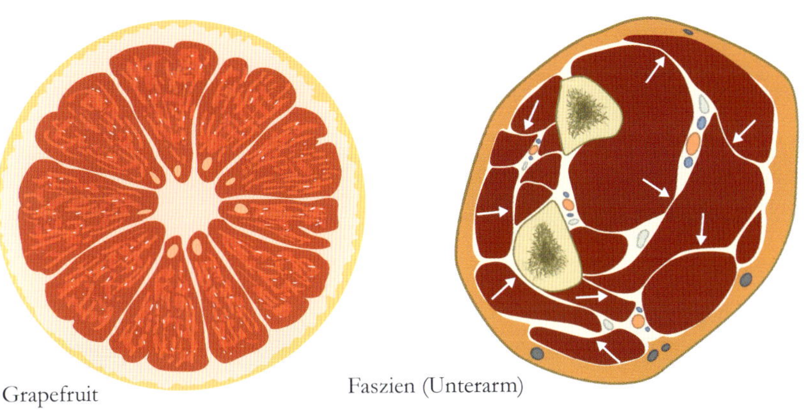

Grapefruit

Faszien (Unterarm)

Auf Qigong und Taiji bezogen bedeutet dieser Vergleich, dass durch das Einbeziehen der Faszien in die Übung der Körper «rund» wie eine Grapefruit werden soll: konkret, als würde er in einem Taucheranzug stecken, den alle Körperbewegungen gleichzeitig und überall weiten und dehnen, sodass keine Körperteile hervorstechen oder einsinken.

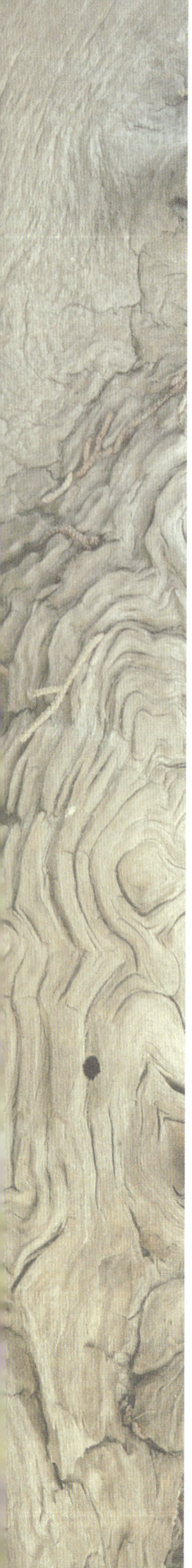

Das Bild vom Skelett

Geometrisierung des Menschen

Nach der Betrachtung der «Weichteile» gilt der Blick nun dem Skelett, in und an welchem diese sich befinden. Auch hier ist dessen Verständnis bis heute von den Erkenntnissen der Neuzeit bzw. der Spätrenaissance geprägt. Aufbauend auf den Entdeckungen der Anatomie an toten Körpern, wurde das Skelett in seiner strukturgebenden Haltung des lebendigen Körpers vermessen, d. h. der menschliche Körper wurde «geometrisiert». Das zeigt beispielhaft die Zeichnung Leonardo da Vincis (nach Forschungen Vitruvs, einem römischen Architekten im 1. Jh. u. Z.), die einen Menschen in einen Kreis und ein Quadrat einschreibt: heute bekannt als Symbol für Gesundheit und auch als Logo für Krankenkassen und Verbände, die gute Gesundheit versprechen. Hier sind die Augen des Künstlers sein Skalpell, das das Lebendige in seine Bestandteile zerlegt und wieder zusammenfügt.

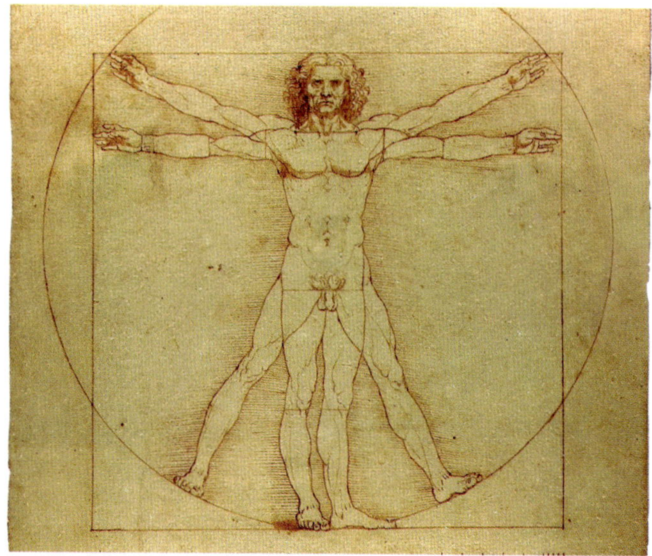

«Vitruvianischer Mensch (lat. homo vitruvianus, auch: Vitruvianische Figur) wird eine Darstellung des Menschen nach den vom antiken Architekten und Ingenieur Vitruv(ius) formulierten und idealisierten Proportionen bezeichnet. Das berühmteste Beispiel ist eine 34,4 cm × 24,5 cm große Zeichnung von Leonardo da Vinci, die um 1490 entstand. (...) Das Aussehen der Figur ist nicht allein durch Kreis und Quadrat bestimmt, sondern auch durch Proportionsregeln für die einzelnen Körperteile (Fuß, Kopf etc.) (...) Leonardo gewann seine Proportionsvorstellungen nicht nur aus der antiken Überlieferung, sondern auch durch Vermessung der Anatomie junger Männer in den Jahren 1489/90.» (anthrowiki.at/Leonardo_da_Vinci:_Der_Vitruvianischer_Mensch, Stand: 21.7.2019)

Beispiel einer üblichen Darstellung des «Stapel-Skeletts»: alle Knochen übereinandergestapelt, eben wie Ziegelsteine zusammengehalten durch Kompression.

Das Kran-Modell

«Das übliche geometrische Bild der Anatomie unseres Körpers ist, dass unser Skelett ein verbundenes komprimiertes Gerüst ist, wie ein Kran oder ein Stapel Ziegelsteine, an dem die Muskeln wie Kabel angehängt sind. Hier ist sie wieder, die Idee vom «isolierten Muskel» – das Skelett stabil, aber beweglich, und wir analysieren die Bedeutung jedes einzelnen Muskels in dem Gerüst und fügen sie dann zusammen, um Bewegung zu analysieren. Aber ein kleiner Gedanke macht diese Vorstellung zu Makulatur: Entfernt man die Muskeln, bleibt das Skelett alles andere als stabil zurück, und entfernt man das Weichteilgewebe, würden die Knochen in sich zusammenfallen, weil sie nicht stabil verbunden oder gestapelt sind.» (Jarmey, 2006, S. 174, Übersetzung F. A.)

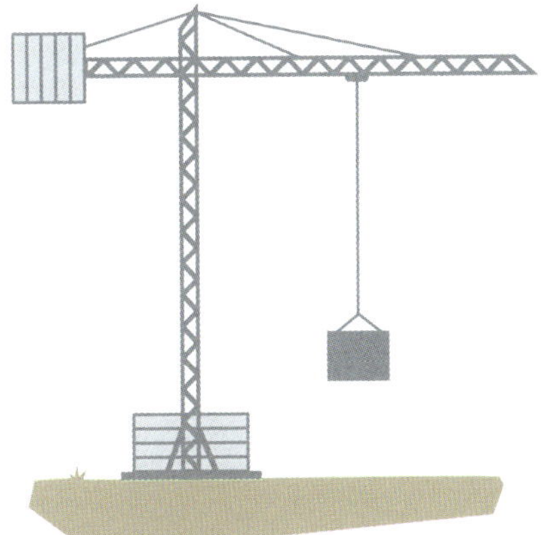

Bei einem Kran wird die notwendige Stabilität durch das Gewicht aufgestapelter Betonklötze erreicht

Wenn wir die Vorstellung aufgeben, dass Knochen Balken und Muskeln Kabel sind, die die Balken bewegen, kommen wir zu einem anderen Verständnis des Körpers.

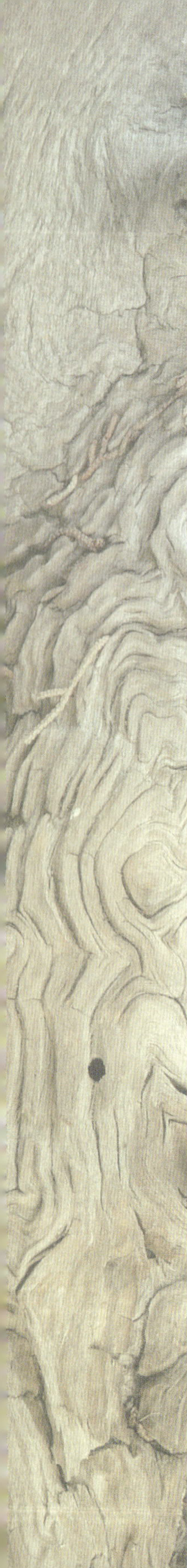

Die drei Säulen

Es gibt drei Säulen im menschlichen Rumpf, die ihn aufrecht halten. Die bekannteste ist die Wirbelsäule, weil sie als Säule physisch greifbar ist: aus einzelnen Wirbelkörpern aufgebaut, die miteinander stabil verbunden, aber beweglich sind. Die zweite ist die Organsäule, ein Begriff, den der französische Osteopath Jean-Pierre Barral geprägt hat. Sie besteht aus aufeinandergestapelten Faszienbeuteln («Organtüten»), in denen sich jeweils ein Organ befindet, beweglich und schwingend. Diese Säule hat mehr Volumen als Wirbelsäule und Rückenmuskulatur zusammen und kann deswegen die Wirbelsäule und den Rücken stützen und aufrecht halten. Die dritte Säule ist die Taiji-Säule, gebildet im Inneren des Rumpfes vom Beckenboden bis zum Scheitel. Sie ist, als Energiesäule mit den drei Dantian, physisch nicht greifbar. Diese Säule ist die fragilste von den dreien, genügt doch die kleinste Verbiegung des aufrechten Rumpfes, um sie zu stören.

Die drei Säulen wirken in natürlicher Aufrichtung zusammen; organisch, indem jedes Organ seine optimale Position findet, neuronal, indem die Wirbelsäule die in ihr verlaufenden Nerven schützt (kraniosakral), und energetisch, indem das Qi die Dantian und die Sondermeridiane in den «Himmlischen Kreisläufen» durchströmen kann, mit der Taiji-Säule als tragendem Pfeiler (siehe Kapitel 1).

Körperstruktur durch schwebenden Druck

Damit die drei Säulen harmonisch zusammenarbeiten und dem Atem seine natürlichen Bewegungen ermöglichen, muss eine Körperstruktur erreicht werden, die durch «schwebenden Druck» zusammengehalten wird. Dieser Begriff stammt von Kenneth Snelson (1927–2016), einem Künstler und Bildhauer, und bedeutet die Polarität von «kontinuierlicher Zugspannung» und «diskontinuierlichem Druck», die eine Konstruktion nach dem Tensegrity-Modell aufweist, das er zusammen mit dem Architekten Richard Buckminster Fuller (1895–1983) entwickelte. Das Wort ist gebildet aus tension = «Spannung» und integrity = «Integrität»: «Integrität durch Zugspannung».

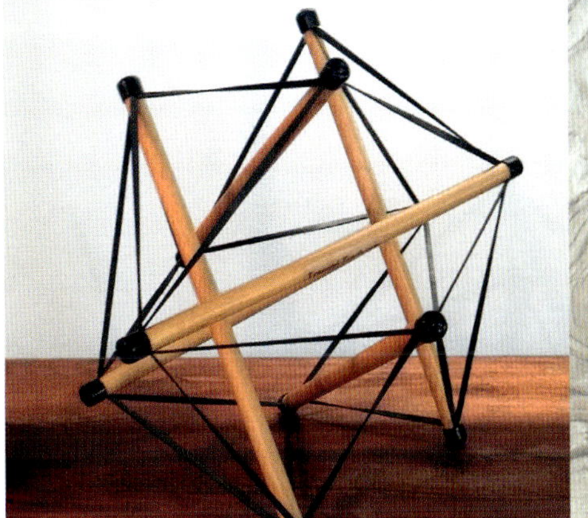

Tensegrity-Modell

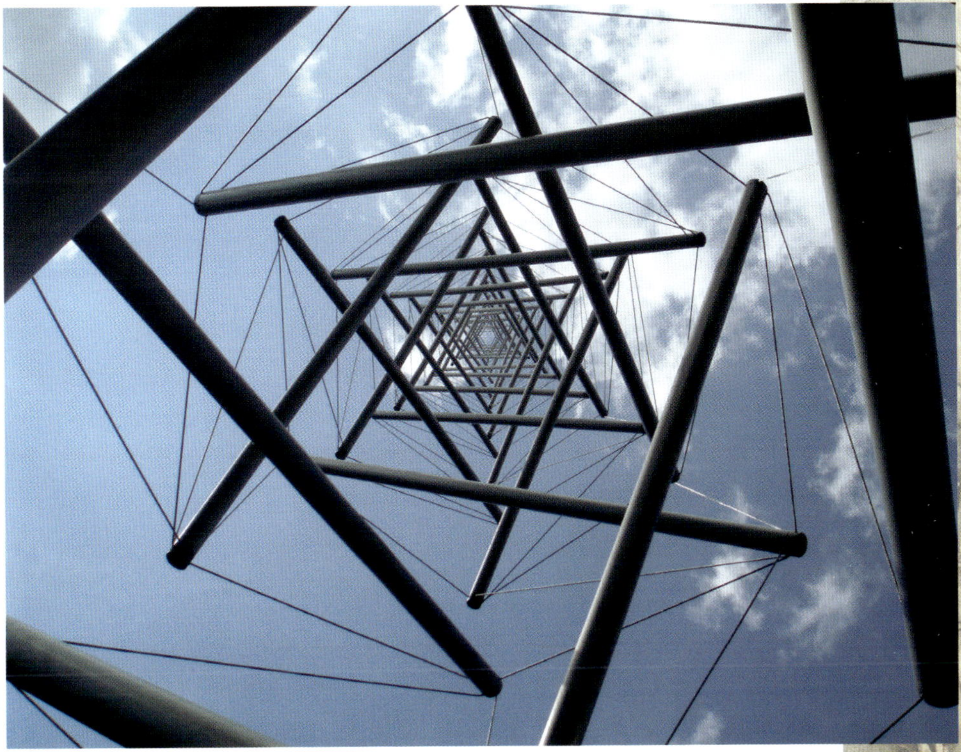

Kenneth Snelson: Needle Tower

Kapitel 7: Dreieck und Ball

Tensegrity und Biotensegrity

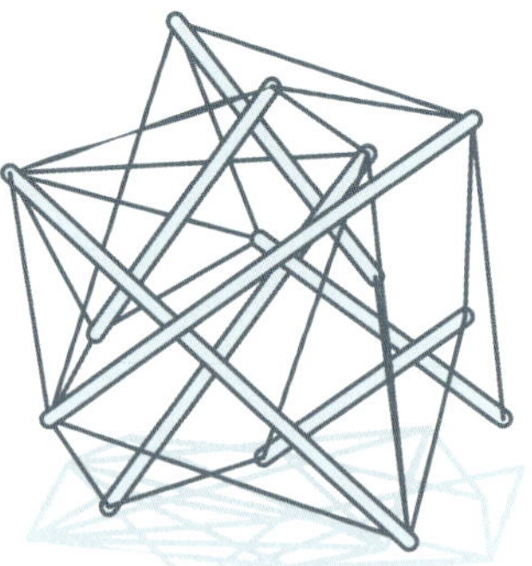

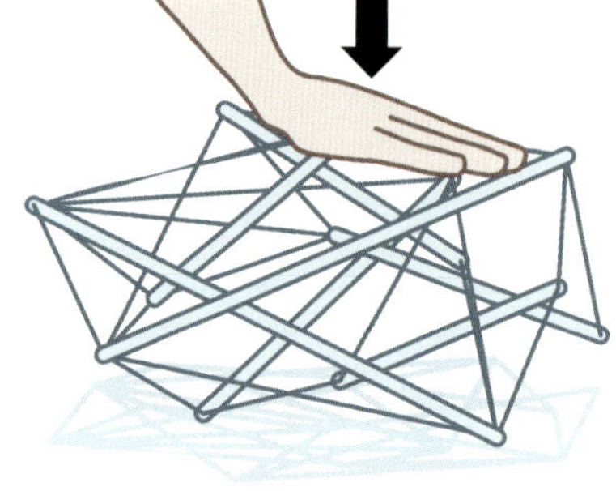

Schwebender Druck

Biotensegrity

Stephen M. Levin, ein orthopädischer Chirurg, übertrug «Tensegrity» auf lebende Strukturen und nannte dies «Biotensegrity». Ein entscheidender Punkt dabei ist, dass die Gelenke sich durch Druck nicht verändern: Deren Zwischenräume unterliegen eindeutig nicht dem Druck, von dem angenommen wird, er würde das Skelett konstituieren und zusammenhalten, wenn es in die Schwerkraft gepresst wird. Dieser «schwebende Druck», der den Organismus zusammenhält, wird in einer Geschichte des Zhuangzi beschrieben, einem chinesischen Klassiker aus dem 3. Jh. v. u. Z.

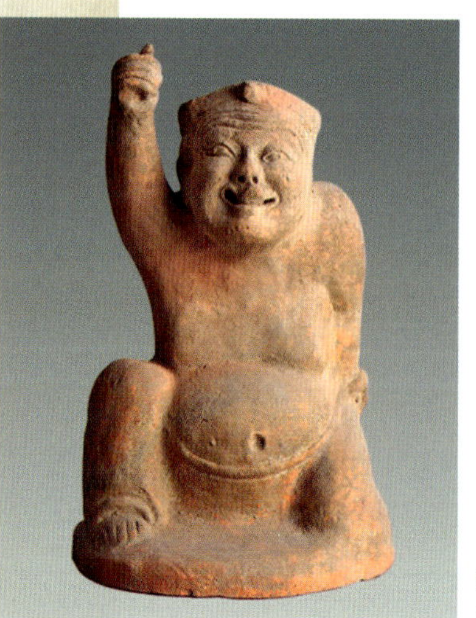

Fürst Huis Koch

Der Fürst Wen Hui hatte einen Koch, der für ihn einen Ochsen zerteilte. Er legte Hand an, drückte mit der Schulter, setzte den Fuß auf, stemmte das Knie an: Ritsch! Ratsch! – trennte sich die Haut, und zischend fuhr das Messer durch die Fleischstücke. Alles ging wie im Takt eines Tanzliedes, und er traf immer genau die Gelenke.

Singender Musiker,
östl. Han-Zeit (20-225 n.u.Z.)

Der Fürst Wen Hui sprach: «Ei, vortrefflich! Das nenn ich Geschicklichkeit!» Der Koch legte das Messer beiseite und antwortete zum Fürsten gewandt: «Das Dao ist's, was dein Diener liebt. Das ist mehr als Geschicklichkeit. Als ich anfing, Rinder zu zerlegen, da sah ich eben nur Rinder vor mir. Nach drei Jahren hatte ich's so weit gebracht, dass ich die Rinder nicht mehr ungeteilt vor mir sah. Heutzutage verlasse ich mich ganz auf den Geist und nicht mehr auf den Augenschein. Der Sinne Wissen hab ich aufgegeben und handle nur noch nach den Regungen des Geistes. Ich folge den natürlichen Linien nach, dringe ein in die großen Spalten und fahre die Höhlungen entlang. Ich verlasse mich auf die (anatomischen) Gesetze. Geschickt folge ich auch den kleinsten Zwischenräumen zwischen Muskeln und Sehnen, von den großen Gelenken ganz zu schweigen.

Ein guter Koch wechselt das Messer einmal im Jahr, weil er schneidet. Ein stümperhafter Koch muss das Messer alle Monate wechseln, weil er hackt. Ich habe mein Messer nun schon neunzehn Jahre lang und habe schon mehrere tausend Rinder zerlegt, und doch ist die Schneide wie frisch geschliffen. Die Gelenke haben Zwischenräume; des Messers Schneide hat keine Dicke. Was aber keine Dicke hat, dringt in Zwischenräume ein – ungehindert, wie spielend, sodass die Klinge Platz genug hat. Darum habe ich das Messer nun schon neunzehn Jahre, und die Klinge ist wie frisch geschliffen. Und doch, so oft ich an Gelenkverbindung komme, sehe ich die Schwierigkeiten. Vorsichtig nehme ich mich in Acht, sehe zu, wo ich haltmachen muss, und gehe ganz langsam weiter und bewege das Messer kaum merklich – plötzlich ist es auseinander und fällt wie ein Erdenkloß zu Boden. Dann stehe ich da mit dem Messer in der Hand und blicke mich nach allen Seiten um. Ich zögere noch einen Augenblick befriedigt, dann reinige ich das Messer und tue es beiseite.» Der Fürst Wen Hui sprach: «Vortrefflich! Ich habe die Worte eines Kochs gehört und habe die Pflege des Lebens gelernt.» (in: Dschuang Dsi, «Das wahre Buch vom südlichen Blütenland», 1984)

Der Koch folgt den natürlichen Strukturen des Tieres und nutzt die geeigneten Stellen in der Anatomie, um das Tier zu zerteilen – die Zwischenräume in den Gelenken –, und bringt so den Fürsten zur Erkenntnis, wie er sein Leben zu führen habe: der natürlichen Struktur der Welt und dem Wuwei zu folgen.

Biotensegrität nähert «sich unserem lebendigen Körper näher an als das ‚Kran-Modell'. Im Tanz von Stabilität und Mobilität der menschlichen Bewegung sind Knochen und Knorpel klare, druckbeständige Gebilde, die nach außen gegen das myofasziale Netz drücken. Das Netz wiederum steht ständig unter Spannung und versucht, sich nach innen, zum Zentrum hin, zusammenzuziehen. Beide Elemente sind notwendig für die Stabilität und beide ermöglichen zweckmäßige Beweglichkeit.

In diesem neuen orthopädischen Modell ‚schwimmt' das Knochengerüst im Meer der Spannung, die durch das Weichteilgewebe erzeugt wird. Die Position der Knochen hängt somit vom Spannungsgleichgewicht zwischen den Elementen des Weichteilgewebes ab. Dieses Modell ist sehr wichtig, um die Rolle des Weichteilgewebes bei der Bildung von Struktur zu erkennen, nämlich, dass die Ausrichtung des knöchernen Gerüsts weitgehend vom Gleichgewichtszustand des Weichteilgewebes abhängt und nicht von einem heftigen Zurückdrücken der Knochen in ‚Reih und Glied' der Aufrichtung.» (Jarmey, 2004, S. 174; Übersetzung F. A.)

Dreieck und Kugel

Der im vorigen Kapitel in Zusammenhang mit dem Fasziensystem angesprochene Vergleich eines Menschen im Taucheranzug mit einer Grapefruit macht den Menschen noch nicht zu einer Kugel oder einem Ball. Diese Formen, aus denen der Körper in Qigong und Taiji zusammengesetzt gedacht wird, müssen von Haltung und Bewegung aktiv konstruiert werden, und zwar aus Dreiecken.

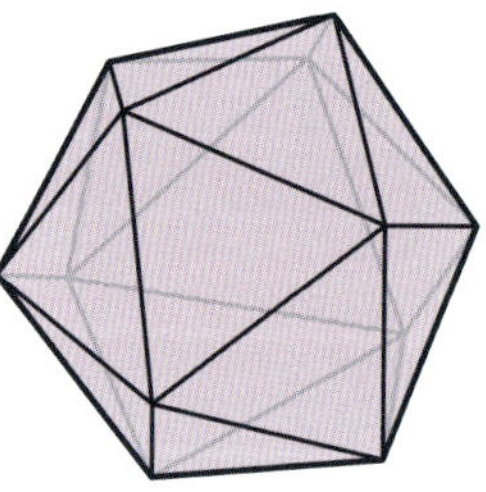
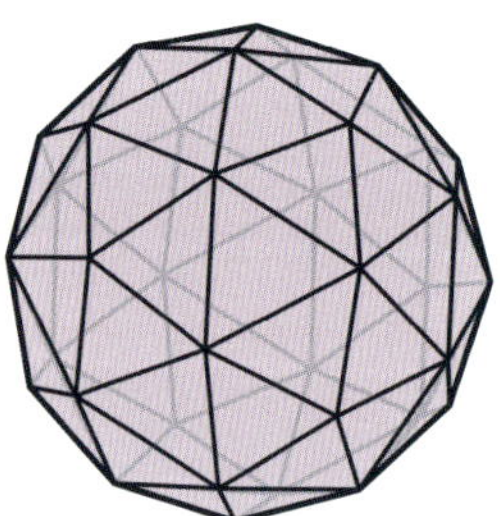
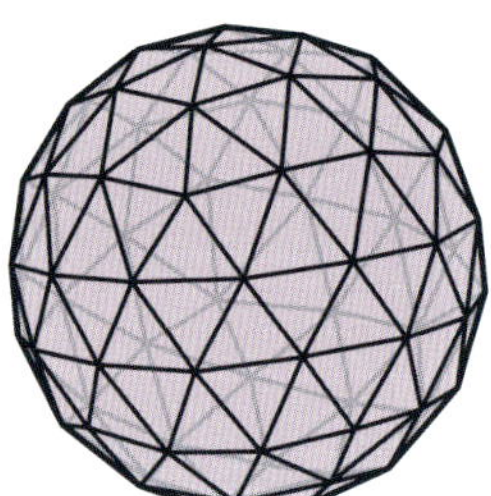

Im Inneren Taiji und im LebenstorQigong muss der Körper durch Zugspannung rund werden.

Die Rolle des Dreiecks

Eine Struktur, die gleichermaßen stabil wie auch flexibel sein soll, muss aus Dreiecken bestehen, denn nur Dreiecke sind auch mit flexiblen Gelenken stabil. «Biologische Strukturen, ihre Elemente, die durch Oberflächenspannung zusammengehalten werden (die Kompressionselemente), sowie die flexiblen Weichgewebe (die Zugspannungselemente) müssen daher ebenso trianguläre Strukturen sein, damit sie überhaupt existieren können. (Stephen M. Levin/Danièle-Claude Martin: Biotensegrität – die Faszienmechanik, in: Schleip, Robert, 2014, S. 101)

Es ist der Ikosaeder, einer der fünf platonischen Körper, der am geeignetsten ist, biologische Modelle darzustellen.

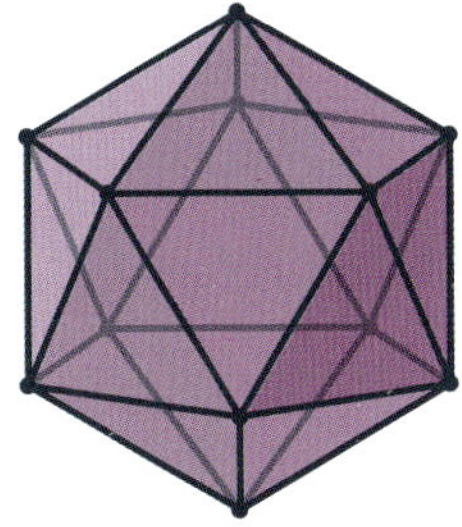

Ikosaeder

Tensegritätsikosaeder (Zwanzig-Flächner, d. h. ein Körper, der von 20 gleichseitigen Dreiecken gebildet wird). Das Muster wiederholt sich auf jedem Organisationslevel, vom Organismus bis zur subzellularen Ebene.

Biotensegrität wie auch das gesamte Fasziennetz ist durch eine kontinuierliche Eigenspannung «triangulärer Strukturen» gekennzeichnet, z. B. an der Wirbelsäule.

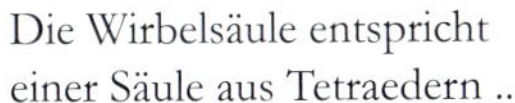

Die Wirbelsäule entspricht einer Säule aus Tetraedern ...

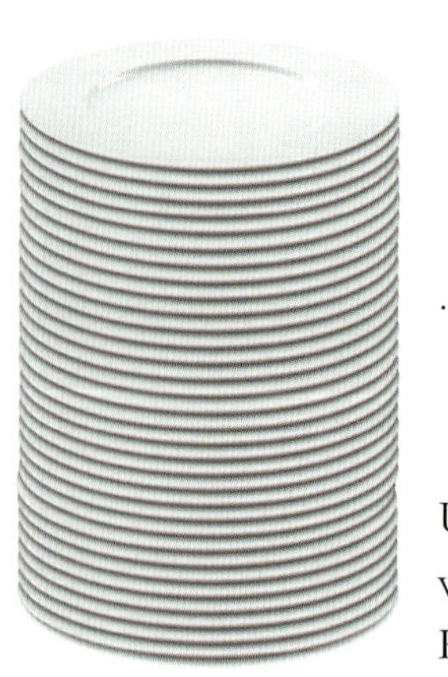

… und nicht einem Stapel Teller.

Um die Darstellung übersichtlich zu machen, werden hier Dreiecke benutzt. Unterteilt man den Körper in Dreiecke, bekommt man ein Modell, das die «Eckpunkte» zeigt, über die man die Zugspannung der Faszienlinien beeinflussen kann.

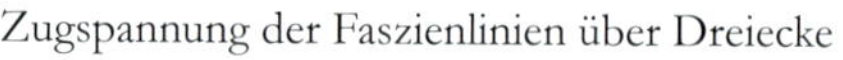

Zugspannung der Faszienlinien über Dreiecke

Das untere Dreieck im Rumpf

Klappt man das obere Dreieck nach unten, so trifft die Spitze auf das Ming Men, das Lebenstor, im oberen Bereich der Lendenwirbelsäule.

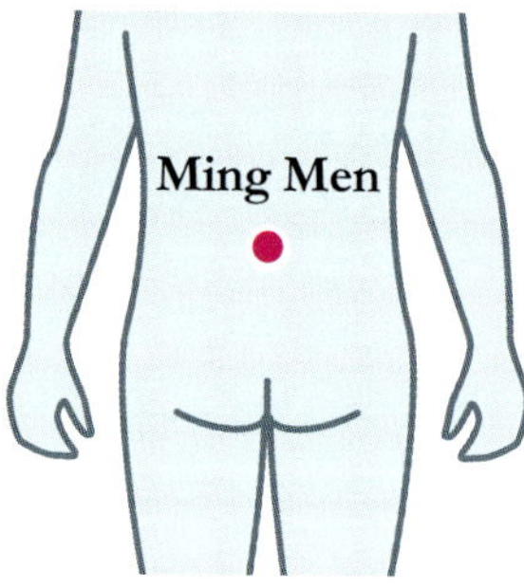

Im Unterschied zum oberen Dreieck, das prinzipiell unverändert bleibt, bewegt sich das untere Dreieck an seiner Spitze bei der Beckenbewegung, bleibt aber unbewegt in seiner (nun obenliegenden Grundlinie), die ja beiden Dreiecken gemeinsam ist. Beide Dreiecke ergänzen sich zur Raute, die Teil eines Polyeders ist, der zum Ball ergänzt werden kann. Die untere Körperhälfte, vom Becken ab abwärts, kann ebenfalls in Dreiecken bzw. Vielecken gesehen und zum Ball ergänzt werden.

Die Eckpunkte sind, natürlich, die Gelenke. Zieht man sie auseinander, werden die Faszienlinien gespannt.

Geschieht das nicht, sieht das etwa so aus:

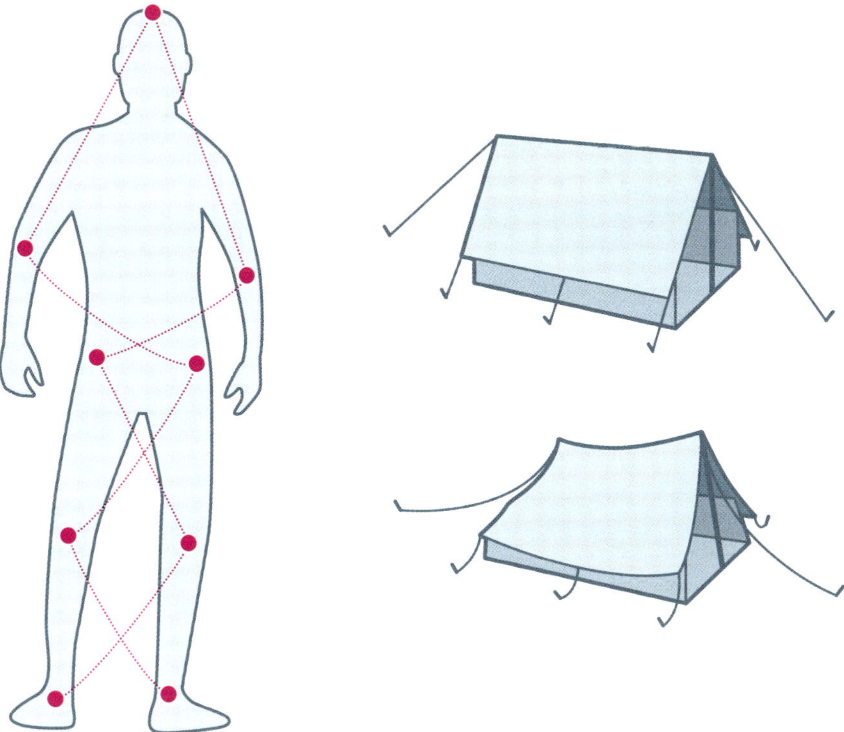

Wird die Zugspannung der Myofaszien in Körperhaltung und Bewegungen vernachlässigt, verschwinden die Dreiecke und damit die Tensegrity-Struktur.

Damit der Körper «rund» wird, müssen Bälle gebildet werden: über die oberen Gelenke in Rücken, Armen und Händen (und über die unteren Gelenke in Hüfte, Knien und Füßen).

Der Ball der Arme

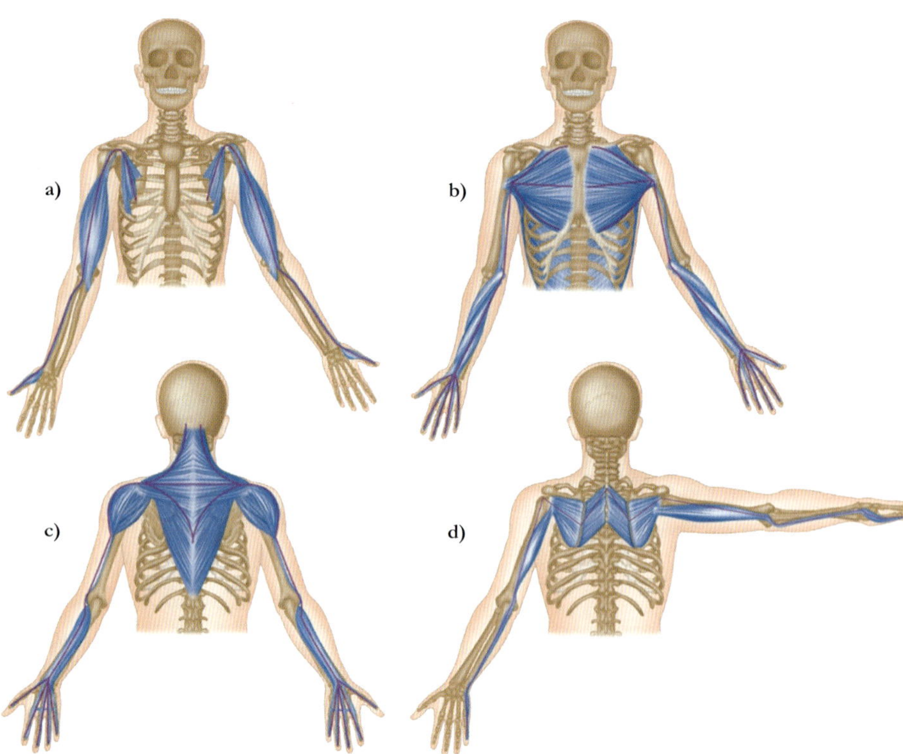

Die Faszienlinien der Arme: a) die oberflächliche frontale Armlinie, b) die tiefe frontale Armlinie, c) die oberflächliche rückwärtige Armlinie, d) die tiefe rückwärtige Armlinie. (aus: The Pocket Atlas of Human Anatomy, 2006)

Wenn wir beide Ellbogen auseinanderziehen, setzen wir die Armlinien unter Zugspannung. Dabei müssen unbedingt die Schulterblätter flach anliegen, also nicht «hervorstechen», damit der Rücken rund wird. Dadurch entsteht sozusagen ein halber Ball, gebildet vom Rücken und den Oberarmen. Die oberflächliche frontale Armlinie (Abb. a) ist wichtig: Sie endet im Daumen und heißt daher auch «Daumenlinie». Hält man, wenn man den halben Ball über den Rücken in die Ellbogen hinein hat entstehen lassen, die Unterarme nun so, dass die Daumen direkt zum Körper zeigen, bilden diese mit den Händen die andere Hälfte des Balls. Das Spannende dabei ist, dass die Daumenlinien an den vierten Rippen ansetzen und so die Armbewegungen bis in die Daumen hinein einen direkten Einfluss auf die Atmung haben, weil sich durch diese Armbewegungen auch die Rippen bewegen.

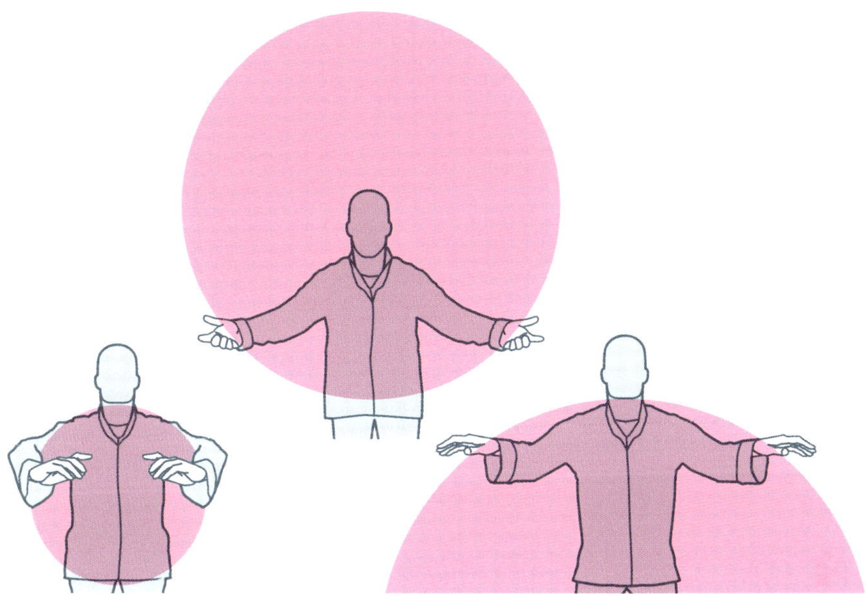

Ball der Arme

Löst man die Unterarme aus der Ballform und bringt sie in Verlängerung mit den Oberarmen in eine gerade (aber nicht ganz gestreckte) Linie, zeigen die Daumen zwar vom Körper weg – der Ball wird sozusagen in seiner vorderen Hälfte «aufgeklappt» –, können aber, von außen nach innen betrachtet, so ausgerichtet werden, dass sie ebenfalls zum Körper zeigen, also quasi «indirekt». Die Verbindung der Daumen zum Körper, ob direkt oder indirekt, verhindert den Verlust von Qi, weil immer ein Kreis geschlossen wird; mit den Daumen direkt zum Körper ist dieser deutlich erkennbar.

Die indirekte Verbindungslinie Daumen-Rumpf bei «aufgeklappten» Armen hingegen ist Teil eines großen Balles, von dem die Vorstellungskraft einen Teil ergänzen muss: Zeigen die Handflächen nach oben, liegt dieser Ball auf den Armen, zeigen sie nach unten, liegt er unter den Armen.

Nutzen wir unsere Vorstellungskraft weiter und ergänzen Becken und Beine bis zu den Knien ebenfalls zu einem großen Ball, dem «Beinball». (Hier sind die Faszienlinien im Gegensatz zu den Armlinien aber ungleich komplizierter, sodass hier auf eine Darstellung der unteren Körperhälfte verzichtet werden muss.)

Der «Armball» und der «Beinball» ergeben zwei aufeinanderliegende große Bälle.

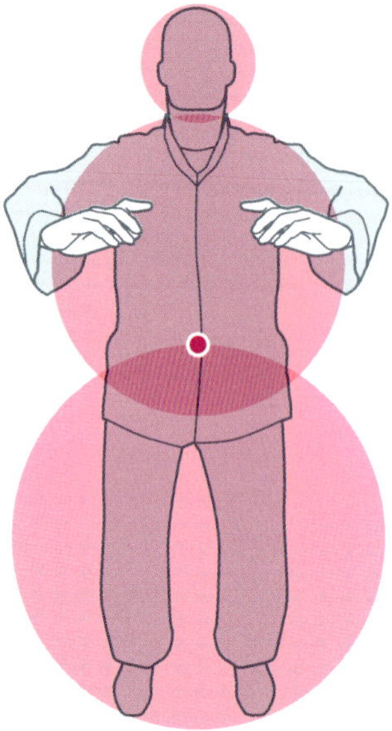

»Michelinmännchen»

Diese beiden großen Bälle balancieren beweglich aufeinander, in der Lendenwirbelsäule zwischen LW 4 und 5 gestützt; darüber schwebt der Kopf, von Natur aus rund, auf seinem Sockel, dem Hals, und alles ruht im Sockel der Füße, von Natur aus «viereckig», wie es in China hieß. Deswegen werden die Füße im Qigong auch parallel gestellt, damit sie die Beinachsen senkrecht tragen können. Das Lebenstor, etwas oberhalb der Trennlinie gelegen, ist der Zugang, durch welchen die beiden großen Bälle mit Qi «aufgepumpt» werden können.

Kapitel 8: Faszien und Meridiansystem

Faszien und Meridiane

«Die Neurologin Hélène Langevin und ihre Mitarbeiter konnten an der Universität von Vermont (USA) die Vermutung, dass es einen Zusammenhang zwischen Bindegewebe und Akupunkturpunkten gibt, verifizieren: Laut ihren Untersuchungen 2002 stimmen 80 Prozent der Akupunkturpunkte und 50 Prozent der Meridianverläufe im Oberarm mit Faszienkreuzungspunkten, das sind Treffpunkte verschiedener Septen (Scheidewände), überein.» (Ilse Priesching in: Taiji & Qigong Journal 2/2018).

Verblüffend ist hier auch die Übereinstimmung zwischen der Daumenlinie und dem Lungenmeridian bzw. dem tendino-muskulären Meridian der Lunge, der dicht unter der Haut verläuft. Durch den fast deckungsgleichen Verlauf beider wird deutlich, warum die Daumenlinie außerordentlich wichtig für die Atmung ist

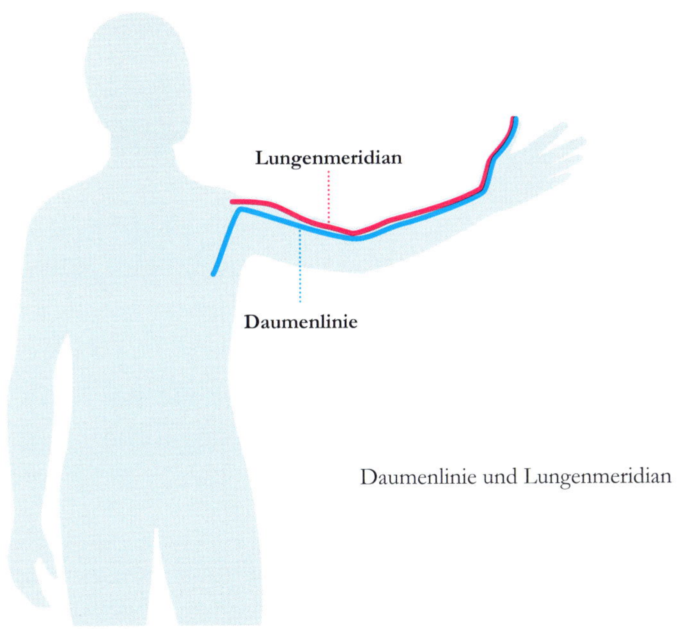

Daumenlinie und Lungenmeridian

Diese Entdeckung ermöglicht die Erkenntnis, dass Physis (Faszienlinien) und Energie (das Netz der Qi-Meridiane) weitgehend deckungsgleiche «Linien» bilden. Nach der Erfahrung des Autors entsteht Innere Kraft, wenn sich beide in der Ballform von Rücken und Armen treffen. Denn die Myofaszien unter Zugspannung dehnen auch die Meridiane – wie eine Hochspannungsleitung, durch die der Strom fließt. Hier wird verständlich, dass die (halbe) Ballform, die von Rücken und Armen gebildet wird, nicht verändert werden sollte, will man Physis und Energie optimieren. Dehnung allein bewirkt noch keine Innere Kraft. Sie muss kreisförmig verlaufen, weil nur ein kreis- oder ballförmiger Körper die Elastizität von Innerer Kraft enthält. Genauso wenig kann der Qi-Fluss allein, wenn er nicht auf der unter Zugspannung stehenden Kreisform der Myofaszien fließt, Innere Kraft entwickeln.

Ohne den Daumen wäre unsere Hand nicht das «Werkzeug des Geistes» (Frank Wilson), das erst die Entwicklung der menschlichen Kultur möglich machte. Er steht den vier «Langfingern» der Hand gegenüber – ist also «opponierbar» – und kann mit jeweils einem der Langfinger eine «Pinzette» oder einen «Pipettengriff» bilden: einen Präzisionsgriff, der feinmotorische Aktivitäten ermöglicht und ohne den Technik, Wissenschaft und Kunst nicht hätten entstehen können. Der Daumen des Menschenaffen ist zwar auch opponierbar, kann aber aufgrund seiner geringeren Beweglichkeit keinen Präzisionsgriff bilden, sondern ist nur zum Greifen geeignet.

Mithilfe des Daumens greifen wir verändernd in die Welt ein. Wie sehr sich der Gebrauch des Daumens als «Werkzeug des Geistes» in unserem Denken widerspiegelt, zeigen die zahlreichen Redewendungen, wie:

- den Daumen drücken,
- Daumen hoch,
- den Daumen auf etwas halten,
- einen grünen Daumen haben,
- Pi mal Daumen,
- Generation Daumen (weil bei der Handynutzung und für SMS vor allem die Daumen verwendet werden).

Und wohl jeder kennt die Bedeutung des hochgereckten Daumens als positives Symbol für Leben und Lebensenergie und das «Liken», und seine symbolische (aber nicht energetische) Verkehrung in sein Gegenteil «Daumen runter». Energetisch spielt der Daumen immer die Rolle des Tores zur Atmung, eben weil in ihm der Lungenmeridian und die Daumenlinie enden.

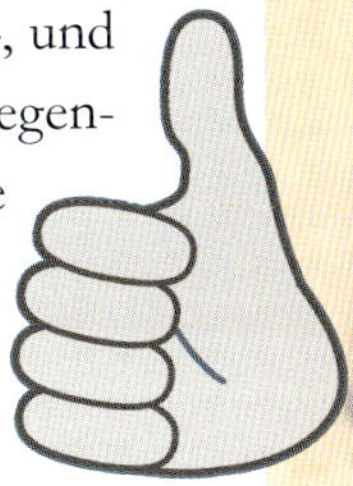

Der sensorische Homunkulus

In der Rangfolge der Bedeutung für das Tastempfinden, also für den Kontakt mit der Außenwelt, steht der Daumen an zweiter Stelle. Es gibt eine «Landkarte des Berührungsempfindens» im Gehirn, die zeigt, wie das Tastempfinden der Körperoberfläche im Gehirn repräsentiert wird. Abgebildet wird das im sogenannten «sensorischen Homunkulus», der die Projektion der Sensorik der Körperoberfläche auf die zuständigen Gehirnwindungen zeigt. Den ersten Platz nimmt der Mund ein, mit Essen, Sprechen und als Ausdrucksorgan der Zärtlichkeit unbestrittene Nummer eins im Austausch von Innen- und Außenwelt; und an zweiter Stelle, dichtauf, wie gesagt der Daumen und übrigens auch die Füße (!).

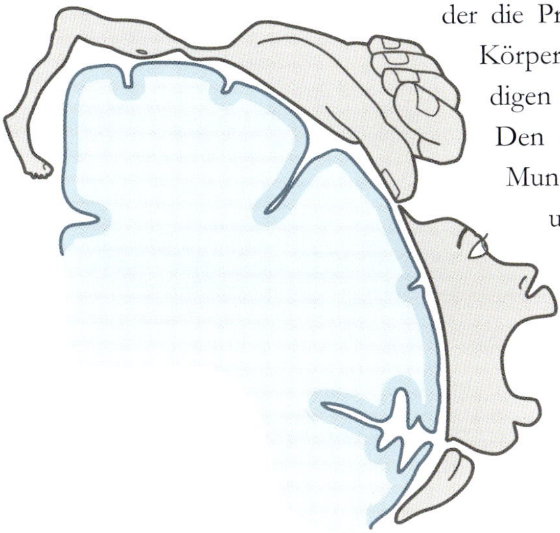

Das Tigermaul und Hakini Mudra, die Quelle der Armbewegungen

«Tigermaul» heißt in der chinesischen Medizin der geöffnete Raum zwischen Daumen und Zeigefinger; durch die Öffnung wird der Punkt Dickdarm 4 «Talverbindung» stimuliert.

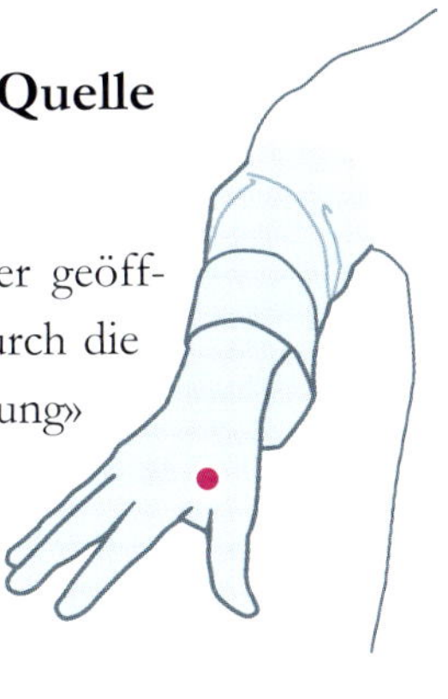

Beide Tigermäuler zusammengelegt bilden eine Raute, die der Raute auf dem Rücken, gebildet durch die beiden oberen Dreiecke, entspricht. Diese Raute ergibt eine Mudra, und zwar die Hakini Mudra.

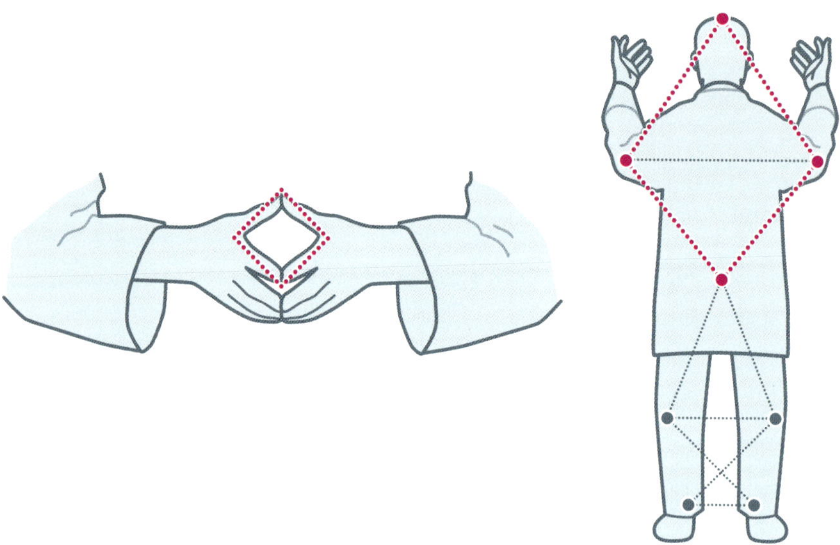

Es scheint, als würde die große Raute im Rücken auf der Vorderseite des Körpers in einer Mudra fokussiert.

Mudras (Sanskrit, f. mudrā, urspr.: «Siegel») sind «eine symbolische Handgeste (Handbewegung, Handstellung), die sowohl im alltäglichen Leben (siehe die Grußgeste Namaste), in der religiösen Praxis als auch im indischen Tanz ihre Anwendung findet. Übersetzt aus dem Sanskrit bedeutet Mudra «das, was Freude bringt». Mud heißt ‹Freude›, aber auch ‹Geste›, um den Göttern zu gefallen. Ra bedeutet ‹das, was gibt›.» (Wikipedia)

Und zur Hakini Mudra, um die es hier im Speziellen geht, schreibt die Yogalehrerin Sandra Simon: «Diese Mudra verhilft zu einer vertieften Atmung und einer allgemeinen Lockerung und Entspannung. Die rechte Gehirnhälfte wird aktiviert, in der die Gedächtnisbereiche liegen. Hakini-Mudra ist sehr gut geeignet, um die Aufnahmefähigkeit zu steigern, z. B. in der Schule oder auf Seminaren. Die vertiefte Atmung führt zu einer besseren Aufnahme von Sauerstoff – dadurch wird auch die Konzentrationsfähigkeit gesteigert.» (sayoga.de/mudra-hakini-mudra; Stand: 22.7.2019).

Die Hakini-Mudra enthält beide Handstellungen des LebenstorQigong. Das Tigermaul verbindet die faszialen Armlinien, speziell die Daumenlinie, und den Lungenmeridian, mit dem Körper. Dies geschieht entweder, indem die Daumen direkt auf den Körper gerichtet sind oder von ihm weg zeigen – und doch auch auf ihn weisen, indem sie quasi eine indirekte Verbindung von außen nach innen bilden.

Dies wird hier veranschaulicht durch die zwei Haltungen der Hakini Mudra.

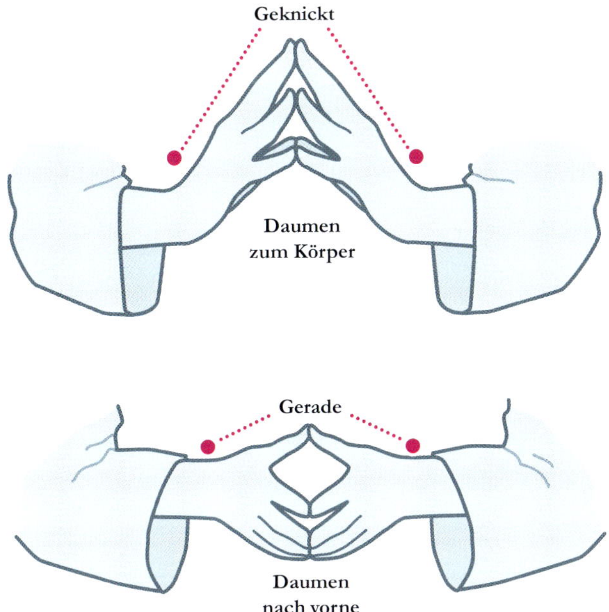

Das Qi fließt in unendlichen Schleifen (in Lemniskaten, dem archaischen Symbol der ewigen Wiederholung oder Unendlichkeit) durch den Körper, aber nur der Daumen kann das Qi gleichermaßen nach außen senden und es wieder zurückholen. Dies ist nicht nur Sinnbild für den Austausch von innen und außen, der im Atem vollzogen wird, sondern wird auch real in der Lemniskate verwirklicht, wodurch der Energiekreislauf im Organismus reguliert wird und sich deshalb nicht erschöpft.

Die Rolle der Arme – das Potenziometer

Aus energetischer Sicht stellen die Daumen mit dem Lungenmeridian die Verbindung zu den Dantian im Rumpf und damit zur Taiji-Säule her und bewahren so das Qi davor, sich zu erschöpfen. Das gilt nicht nur für die Haltung mit dem Körper zugewandten Daumen, bei der es evident ist, sondern auch für die Haltungen mit vom Körper abgewandten Daumen, in der die Daumen-Verbindung von außen nach innen zu sehen ist. Werden nun die beiden Haltungen der Hakini-Mudra in Armhaltungen bzw. Armbewegungen «überführt», indem die Hände auseinandergenommen werden, entstehen «starke» und «schwache» Arme. Der Arm mit Daumen zum Körper («direkt») wird, weil wirksam in der starken Atemphase, als «starker» Arm bezeichnet.

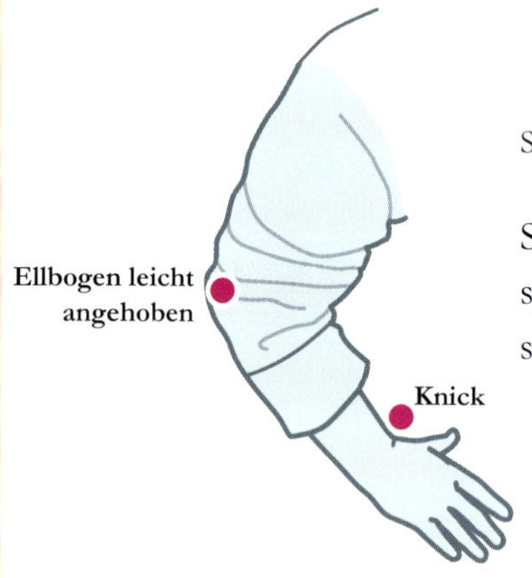

Starker Arm

Sein Gegenstück («indirekt») heißt entsprechend «schwacher» Arm, weil er zur schwachen Atemphase gehört.

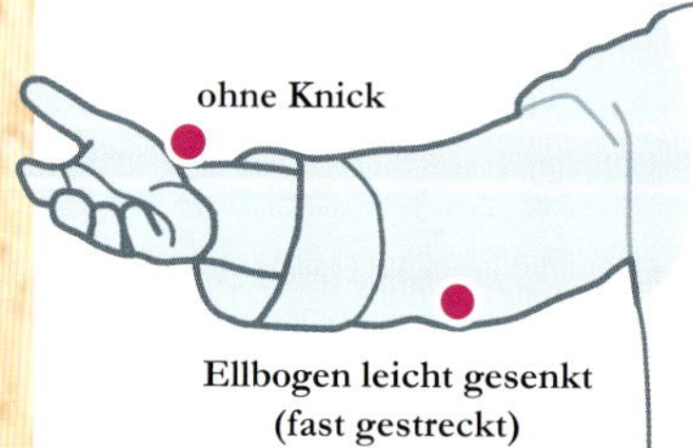

Schwacher Arm

Der «starke» Arm nutzt die Innendrehung der Unterarme (Pronation) mit gebeugten Ellbogen und abgeknickten Handgelenken, der «schwache» Arm hingegen die Außendrehung der Unterarme (Supination) mit fast gestreckten Ellbogen und geraden Handgelenken.

Man kann sich die Einwirkungen der Armbewegungen auf die Taiji-Säule vorstellen wie einen Regler, der den Fluss elektrischer Energie in einem Stromkreis steuert (Potenziometer) und in die Dantian verteilt: So bewegen die starken Arme das Qi entlang der Taiji-Säule auf und ab, lassen es steigen (beim Einatmer) und fallen (beim Ausatmer) mit der entsprechenden Atemphase; die schwachen Arme unterstützen die jeweils schwache Phase: Qi und (Aus-)Atem sinken beim Einatmer nach unten und außen, beim Ausatmer fällt der (Ein-) Atem von oben und außen, wobei die Daumen ständig das Potenziometer «regeln». Sammelpunkt des Qi ist immer das Untere Dantian.

Und noch einmal zu den Meridianen

Betrachten wir die beiden Armhaltungen im LebenstorQigong im «Zusammenspiel» von Daumenlinie und Lungenmeridian, zeigt sich die besondere Rolle des Handgelenks.

Im «starken» Arm muss der Daumen zum Körper hin in der Handgelenksfalte geknickt werden, damit der Lungenmeridian, der im Daumen endet, jeweils auf eines der Dantian zeigen und den Energiekreis schließen kann. Dabei wird der Punkt Lu 9 (in der am radialen Ende der Handgelenksfurche liegenden Vertiefung) aktiviert und gleichzeitig der Körpertonus erhöht. In der Akupunktur wird dieser Punkt zur Regulierung des Flüssigkeitshaushalts gestochen.

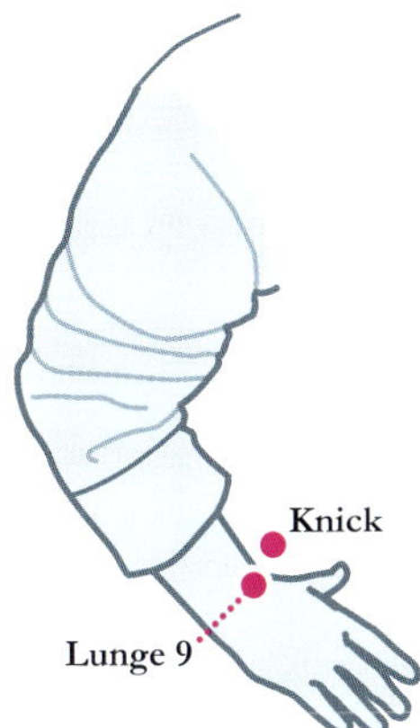

Starker Arm plus Energiepunkt Lu 9

In den Worten des auf Meridiantherapie spezialisierten Heilpraktikers Josef Viktor Müller: «Durch die große Quelle wird eine Verbindung im Sheng-Zyklus hergestellt und so die Lunge durch die Erde befeuchtet.» (Müller, 2004, S. 38) «Sheng-Zyklus» (fördernder Zyklus) ist ein Begriff aus der daoistischen Lehre der fünf Wandlungsphasen. Dieser Zyklus zeigt, wie sich die Wandlungsphasen gegenseitig unterstützen und fördern: Feuer brennt, um Erde zu erzeugen; Wasser nährt das Wachstum des Holzes usw. Auf das Organsystem bzw. die Funktionskreise übertragen, lassen sich vergleichbare Verwandtschaften entwickeln: Das Herz unterstützt die Milz, die Milz die Lungen usw.

Lunge 9 Tiefster Abgrund/Große Quelle (Tai Yuan)

Dieser Punkt kann «in seiner Natur als Erdpunkt angesprochen werden, um Eigenschaften wie Stabilität, Erdung, Ausgeglichenheit im Metall eines Patienten anzusprechen (Shen-Aspekt). Gerade für eine Strategie des spirituellen Überfliegens, für eine Haltung, die nicht wirklich hier auf der Welt sein möchte, ist Lunge 9, den Geist der Erde verkörpernd, geeignet, um die betreffende Person wieder mehr mit der Realität des irdischen Daseins in Verbindung zu bringen. Erde hilft, konkret etwas zu tun, eine ihrer wesentlichsten Eigenschaften ist Manifestation. (...) Auflösungstendenzen zeigen sich auf einer anderen Ebene als Unvermögen der Persönlichkeit, sich klar abzugrenzen, sich angemessen zu öffnen und wieder zu schließen. Der Erdpunkt auf der Lungen-Leitbahn (...) ermöglicht (...) den verloren gegangenen Takt wiederzufinden und spirituelle Bedürfnisse mit der irdischen Alltagsrealität in Einklang zu bringen.» (Ebenda, S. 38)

Im «schwachen» Arm löst sich der oben erwähnte Knick auf, weil der Daumen, nun vom Körper wegzeigend, die Verlängerung des langen Arms bildet und dabei auf der Außenseite des Handgelenks (Handgelenksfalte unterhalb des kleinen Fingers) leicht gebeugt werden. Diese Beugung löst nicht nur den «Daumenknick» auf, sondern jeglichen Knick, der durch hohe und tiefe Armhaltungen im Handgelenk entsteht. Diese Beugung aktiviert den Punkt Herz 7 des Herzmeridians, der in der Akupunktur sedierende und beruhigende Wirkungen hat, und sie entspannt durch den niedrigeren Körpertonus, den der «schwache» Arm entstehen lässt.

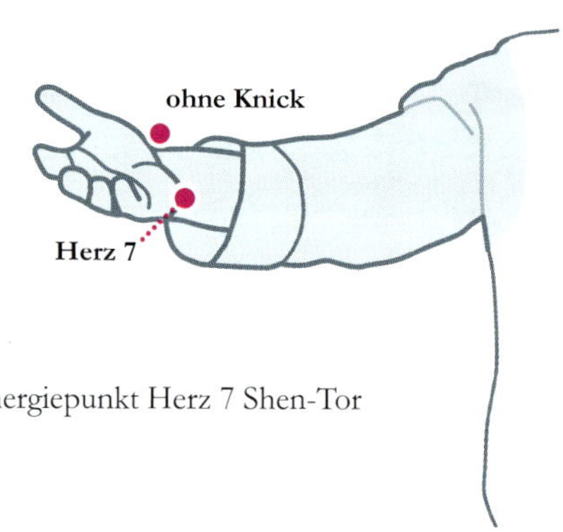

Schwacher Arm plus Energiepunkt Herz 7 Shen-Tor

Herz 7 Shen-Tor (Shen Men)

«Die Bedeutung des Shen Men liegt in seiner weitgespannten Funktion. (...) [Er] beinhaltet (...) die Gesamtheit der Dreiheit Himmel-Erde-Mensch in sich. Er vereint in sich vorhimmlisches Yuan-Qi (Niere), nachhimmlische Erdenergie (Milz) und den Shen-Aspekt des Feuers (Herz). Dieses verbindende Tor (Men) muss gut beweglich sein, denn wenn es eingerostet ist, bleibt es entweder dauernd geöffnet oder dauernd geschlossen, und es herrscht in der Residenz des Herzkaisers entweder nur Tag oder nur Nacht. (...) Wird Herz 7 als Quellpunkt [des vorhimmlischen Yuan-Qi] eingesetzt, so kommt die ausgleichende und stärkende Wirkung des Yuan-Qi zur Entfaltung, insbesondere bei Schwankungen, die sich einmal als manische Zustände und ein anderes Mal als depressive Phasen äußern.» (Ebenda, S. 119)

Beide Punkte sind Yuan-Punkte, haben also Zugang zum Ursprungs-Qi. Bei diesen Punkten muss Folgendes beachtet werden: Das Ursprungs-Qi «ist ein Grundkapital, mit dem man wuchern, aber auch sparsam umgehen kann. (...) Bei chronischen Krankheiten können die Yuan-Punkte einen Impuls setzen, der den erschöpften Mechanismus eines Organs wieder ankurbeln kann; vorher unkontrollierte Schwäche und sich vergeudende Kraft wird nun gebündelt und zielgerichtet eingesetzt. So macht es Sinn, die Yuan-Punkte als Katalysatoren einzusetzen.» (Lorenzen, Udo: Reflexionen über Ming Men – das Lebenstor, in: abz-nord.de/Literatur/Fachartikel/lebenstor_Ming_Men.htm; Stand: 22.7.2019). Im LebenstorQigong wird mit dem Ursprungs-Qi in den beiden Yuan-Punkten in den Händen nicht «gewuchert», sondern es wird durch die Aktivierung der beiden Punkte angeregt.

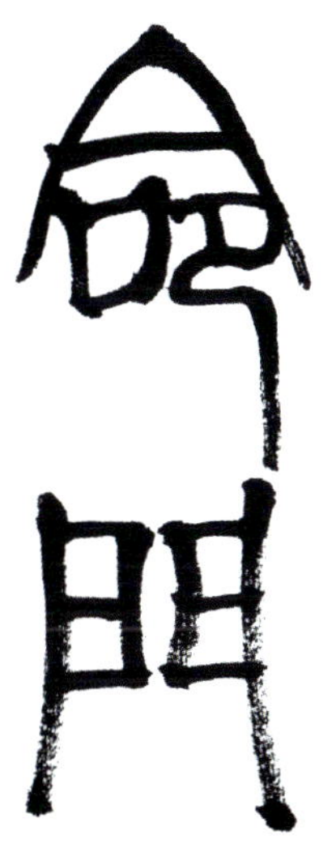

Das Lebenstor Ming Men

Der Begriff Ming steht in der chinesischen Philosophie für den Willen des Himmels, eine Verfügung, ein Schicksal, eine Bestimmung und bezeichnet auch die festgelegte Lebensspanne. Men (wörtlich: Tor, Tür, Eingang, Öffnung, Ventil) kommt in vielen chinesischen Namen vor und bezeichnet immer einen ungehinderten Ein- bzw. Ausgang für etwas.

Im «Lebenstor», so die alte chinesische Vorstellung, ist die ursprüngliche Vitalität des Menschen verankert, die über die Lebensdauer entscheidet. Die Konfuzianer sprachen vom Ming Men als dem «Taiji des Mikrokosmos Körper», die Daoisten nannten es «die Schlucht des geheimnisvollen Ursprungs».

In der alten chinesischen Medizin (zu unterscheiden von der TCM, wie sie in der VR China festgelegt wurde) und in der chinesischen Philosophie ist das Konzept des Ming Men äußerst komplex. Allein zur Lokalisierung des Ming Men reichen die Auffassungen von der Vorstellung, dass die rechte Niere der Ort des Ming Men sei, oder der Überzeugung, es sitze zwischen den Nieren, bis zum Verständnis der TCM von Ming Men als einem Punkt auf dem Lenkergefäßes Du Mai.

命門 Ming Men. Wörtlich bedeutet die Zeichenkombination «Leben-Tor». In der chinesischen Medizin benennt «Lebenstor» den Ort, wo der Geist oder das Bewusstsein sitzen, mit denen das Ursprüngliche Qi (元氣 Yuan-Qi), also die ursprüngliche Lebenskraft, verbunden ist.

Ferner ist es ein vieldeutiger Terminus der daoistischen Richtung des Inneren Zinnobers (Neidan) und bedeutet u. a. 1. Zinnoberfeld (Dantian); 2. Milz; 3. Nabel; 4. Nase 5. Feld unterhalb des Nabels, also Zinnoberfeld (wie Nr. 1); 6. die linke Niere; 7. Passtor des Yang (im Körper). [siehe Großes Lexikon des Daoismus,1993, S. 652] (R. Simon)

«Es scheint, als ob ein flexibles Verständnis für die chinesische Medizin diese Vielfalt von Theorien und Konzepte akzeptieren kann. Im Laufe ihrer Geschichte hat es immer sich widersprechende und ergänzende Denkmodelle gegeben, die nebeneinander existierten und praktikabel waren. Für den Schüler der chinesischen Medizin sind sie oft verwirrend, für den geläuterten Praktiker dann aber eine unerschöpfliche Quelle an Möglichkeiten für Diagnose und Therapie. Wir sollten deshalb heute nicht die Traditionelle Chinesische Medizin (TCM) als klassisch betrachten, sondern eher den Konzepten Aufmerksamkeit widmen, die durch die Maschen der eher analytisch orientierten TCM gefallen sind.» (Lorenzen, Udo: Reflexionen über Ming Men – das Lebenstor, in: abz-nord.de/Literatur/Fachartikel/lebenstor_Ming_Men.htm; Stand: 23.7.2019)

Aber um mit Ming Men arbeiten zu können, muss es natürlich lokalisiert werden.

In der Akupunktur bzw. der TCM ist Ming Men der Name für den vierten Punkt des Lenkergefäßes (Du Mai 4) zwischen den Nieren, unterhalb des Processus spinosus (Dornfortsatz) des zweiten Lendenwirbels, also zwischen dem zweiten und dem dritten Lendenwirbel. (Abweichend von der Lokalisation der TCM wird er in Beschreibungen des Kleinen Kreislaufs zwischen dem ersten und dem zweiten Lendenwirbel lokalisiert.)

Ming enthält in seinem Schriftbild das Zeichen für Mund und Zepter, sinngemäß also Befehle, die mit Autorität ausgesprochen werden. (...) Befindet [der Mensch] sich in Übereinstimmung mit seinem himmlischen Auftrag, der als Shen tief in das Jing, seine Essenz, eingeprägt ist, wird er lang leben und seine Bestimmung erfüllen. Benutzt man jedoch seine Essenzen nur, um egoistische Zwecke zu verwirklichen, entzieht der Himmel sein Mandat.
Man geht zugrunde, weil man seine Essenzen nach außen hin verstreut hat.»
(Müller, 2004, S. 292)

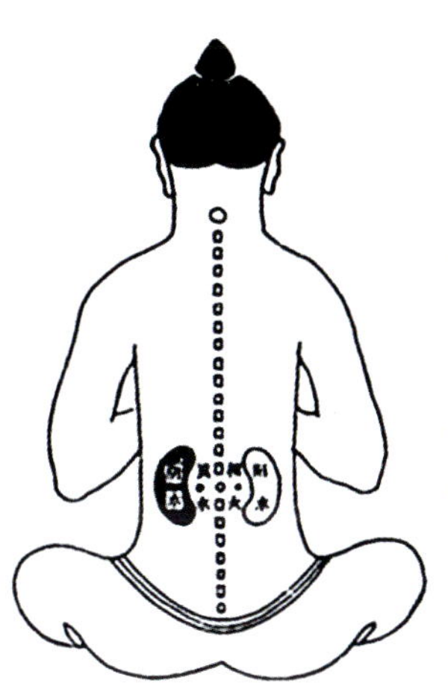

«Zwischen den Nieren und innerhalb der weißen Membran (der Faszien) gibt es einen kleinen Punkt mobiler Energie; es hat nur die Größe einer Sehnenspitze und regt doch die Qi-Umwandlung im ganzen Körper an!» (Yi Xue Ru Men – «Einführung in die Medizin», 16. Jh.)

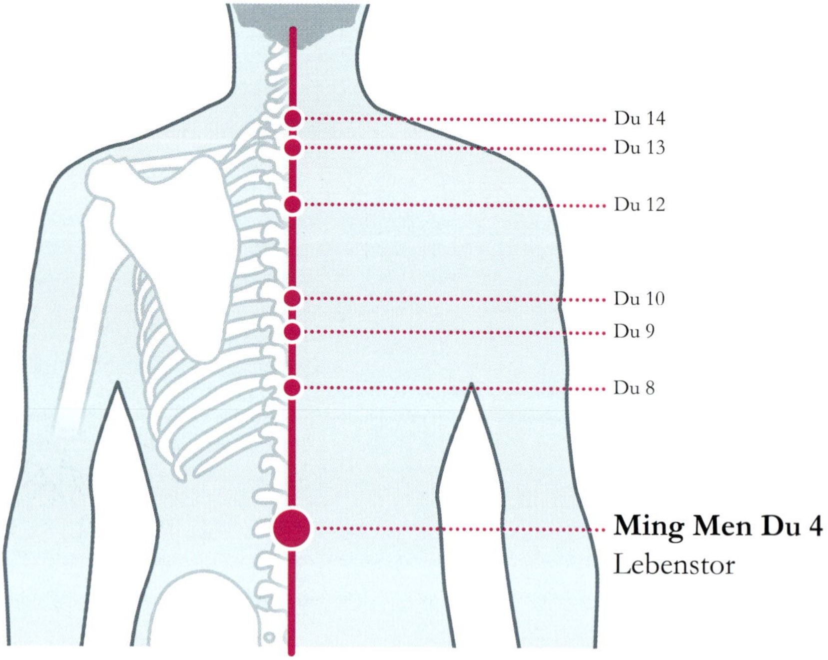

Du 14
Du 13
Du 12
Du 10
Du 9
Du 8
Ming Men Du 4
Lebenstor

Er liegt gegenüber von Ren Mai 6 «Qihai» Meer des Qi») und bildet, in der Auffassung des medizinischen Qigong, den hinteren/oberen Teil des Unteren Dantian.

Nabel
Ren 3, 6
Unteres Dantien
Ming Men Du 4
Lebenstor
Chanqiang Du 1
Große Kraft
Huiyin Ren
Dammpunkt

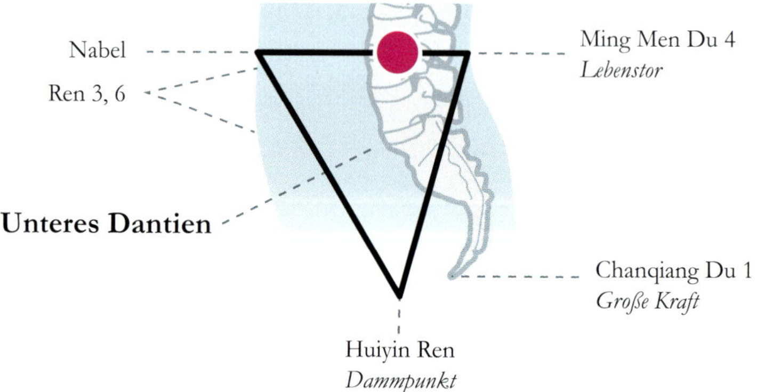

Ming Men und das Zwerchfell

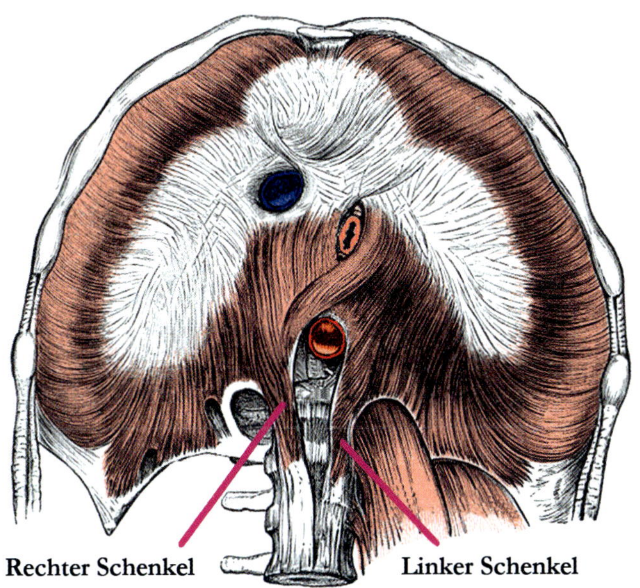

Zwerchfell von unten

Das Zwerchfell besteht aus einer zentralen, horizontal ausgerichteten Bindegewebsplatte und peripheren, vertikal ausgerichteten Muskelfasern, die an Bauch- und Brustwand sowie an der Lendenwirbelsäule ansetzen. Die hintere Muskelgruppe ist grundsätzlich stärker ausgeprägt als die vordere. Die Muskelfasern, welche an der oberen Lendenwirbelsäule ansetzen (LW 1 und 2), ziehen kreuzförmig nach oben und umschlingen die Durchtrittsstelle der Speiseröhre in den Bauchraum, den Hiatus oesophaegeus, sowie die Hauptschlagader, die Aorta. Man bezeichnet diese Fasern als «Crura», «Schenkel» oder «Pfeiler» des Zwerchfells. Es gibt einen rechten (Crus dextrum) und einen linken Schenkel (Crus sinistrum). Da, wo die Crura an der Lendenwirbelsäule ansetzen, befindet sich das Ming Men.

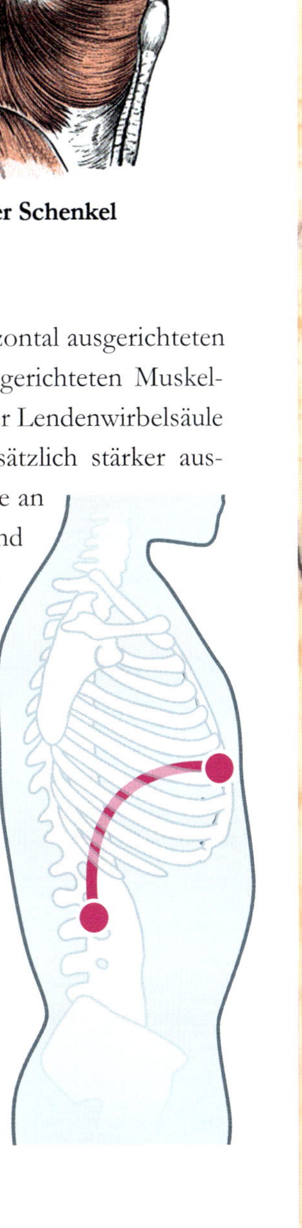

Die Zugspannung des Zwerchfells

Die beiden Crura oder Schenkel des Zwerchfells halten die Zugspannung des Zwerchfells: Zieht sich das Zwerchfell beim Einatemvorgang zusammen und senkt sich nach unten, wobei seine Kuppel abflacht, setzen die Schenkel diese Zugspannung bis in die Lendenwirbelsäule, an der sie befestigt sind, fort. Entspannt das Zwerchfell beim Ausatmen und steigt nach oben, wobei es sich wieder auswölbt, entspannen auch die Schenkel.

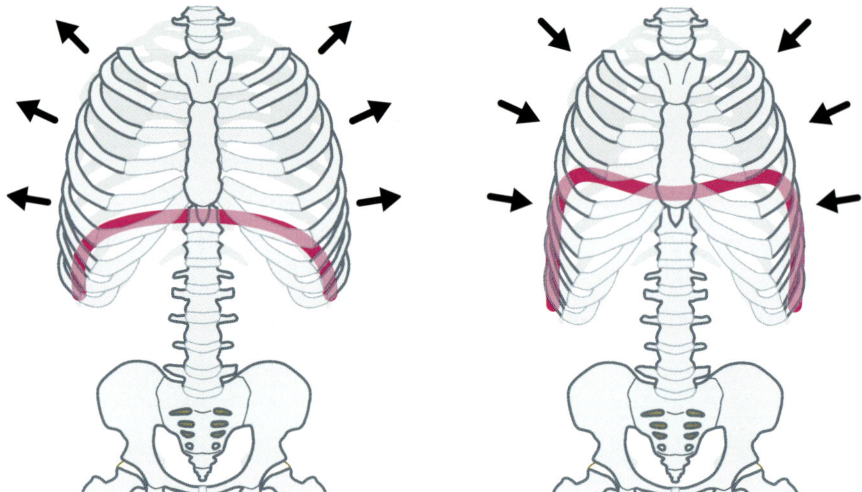

Links: Bei der Einatmung hebt sich der Brustkorb und das Zwerchfell senkt sich. Die Fasern des Zwerchfellmuskels verlaufen hauptsächlich vertikal und sind vorn an der Bauchwand, seitlich an den Rippen und hinten an der Wirbelsäule befestigt.

Rechts: Die Ausatmung verengt den Brustkorb und ist mit einer Abwärtsbewegung der Rippen verbunden. Die vertikalen Fasern des Zwerchfellmuskels dehnen sich wieder aus. Das bindegewebige Zentrum der Zwerchfellkuppel steigt wieder.

Die Abbildungen zeigen die Atembewegungen bei ruhender Körperhaltung. Wird der Rumpf jedoch bewegt – gebeugt und gestreckt, quasi «geschaukelt» im Becken unterhalb des vierten Lendenwirbels –, verändert diese Bewegung die Spannung der Schenkel und damit des Zwerchfells. Die natürliche Vorwölbung der Lendenwirbelsäule (Lordose) wird zum «Knick» verstärkt: beim Ausatmer während des Ausatmens und beim Einatmer während des Einatmens. Denn die Zugspannung des Zwerchfells in diesem Bereich wird durch den

Krümmungsgrad der Lenden- und Brustwirbelsäule mitbestimmt. Myofasziale Bahnen, welche die Beugung und Streckung der Wirbelsäule steuern, üben somit einen Einfluss auf die Atmung aus.

Das Qi im Unteren Dantian bewahren

Das Zwerchfell steigt beim Ausatmen entspannt nach oben. Beim Ausatmer wird durch den «Knick» der natürlichen Entspannung des Zwerchfells bei dessen Aufsteigen entgegengewirkt. Dies wird noch verstärkt durch die Zugspannung der Faszienlinien in Armen und Beinen durch deren Bewegungen. Wird dabei der Unterbauch «festgehalten», sodass er nicht einsinkt, wie normalerweise beim entspannten Ausatmen, wird die Zugspannung weiter verstärkt. Diese «Atemstütze» ist Sängern und Bläsern wohlbekannt. Dadurch entsteht ein «Widerlager» im Unterbauch – symbolisch ist dies die Erde, die alles trägt –, welches das (eigentlich entspannte) Ausatmen zur starken Phase des Ausatmers macht. Der Ausatmer beugt dabei den Rumpf nach vorn.

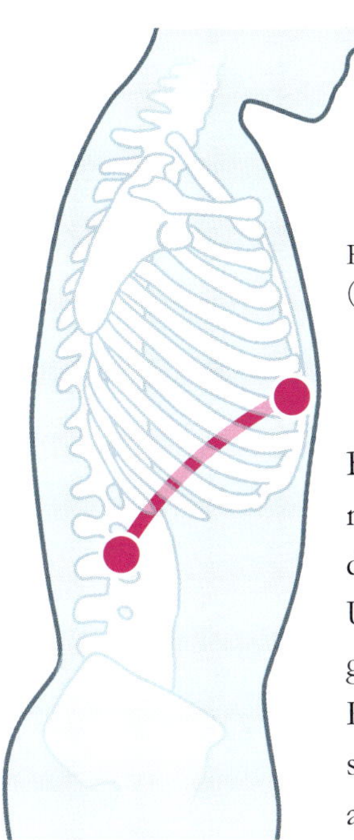

Rumpf nach vorn gebeugt, Steißbein nach oben («Entenpo»), Zwerchfell unter größerer Zugspannung

Beim Einatmer wird die natürliche Zugspannung des Zwerchfells beim Einatmen durch den «Knick» verstärkt. Auch hier arbeitet der Unterbauch als Gegenpol mit: Er wird «festgehalten» in der «umgekehrten Atmung» (siehe Kap. 9), damit der Oberbauch einsinken und so den Atemraum vergrößern kann. Der Einatmer beugt dabei den Rumpf nach hinten.

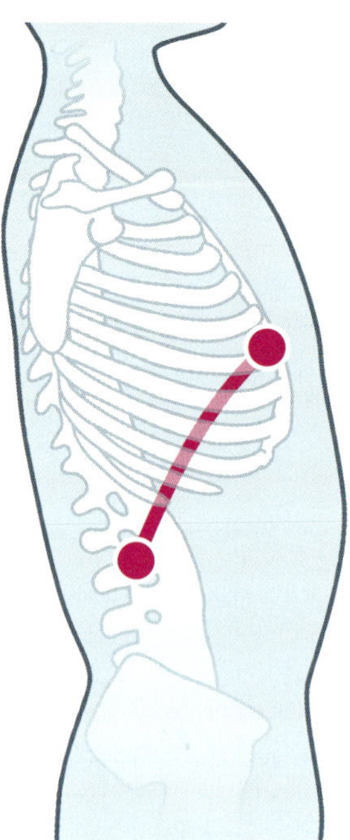

Rumpf nach hinten gebeugt, Becken leicht nach vorn. (Steißbein zielt zwischen die Füße), Zwerchfell unter größerer Zugspannung nach unten

Im Inneren Taiji, das Innere Kraft entwickelt, heißt diese Vorgabe, «das Qi im Unteren Dantian zu bewahren». In der jeweiligen Gegenphase entspannt der «Knick» und die LWS wird gerade. (Grundsätzlich können das beide Atemtypen ausführen, aber sie sollten nur das für sie Richtige üben.)

Kapitel 9: Atem

Wahrer Atem

Der Atem eines Schlafenden geht unwillkürlich vonstatten; der Schlafende weiß nicht, dass «es ihn atmet», und kann auch nicht eingreifen. Deswegen wird diese Art des Atmens in der Meditation praktiziert, um das «Nichttun», Wuwei, zu erfahren.

Der Mensch ist das Wesen, welches die Verbindung von Himmel und Erde herstellt. Zu dieser Dreigliederung gibt es zahlreiche Entsprechungen. Die Lunge als Atmungsorgan (Himmelsorgan) hat die Aufgabe, das himmlische Qi zur Erde, repräsentiert durch die Nieren, hinabzuführen. Die Niere muss das herabführende Qi ergreifen und binden, damit sich der Atmungsvorgang vollendet. Durch den Atmungsprozess wird sich der Mensch seiner körperlichen Existenz zwischen Himmel und Erde bewusst. (Brauner, Volker E., «Die Funktion der Atmung in der westlichen Medizin» in: Anders/Brauner/Zock, 2015 S. 208)

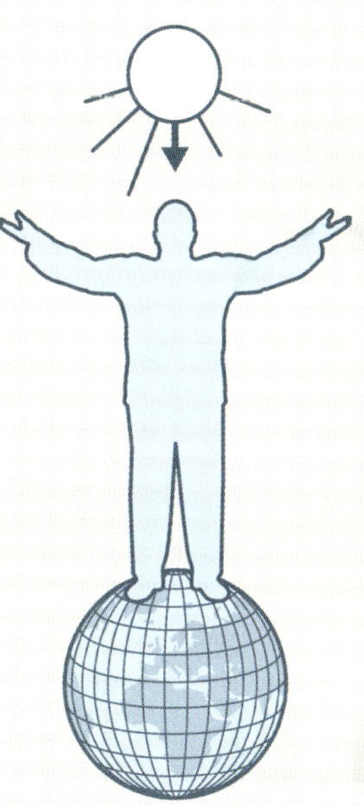

Ruheatem

«Physiologisch gesehen wird die Einatmung bei ruhendem Körper durch einen Impuls im Atemzentrum des verlängerten Rückenmarks, also im Nervensystem, ausgelöst. Die Ausatmung geschieht nicht etwa infolge eines Ausatemimpulses des Nervenzentrums, sondern wird weitgehend durch die elastischen Rückstellkräfte von Lunge und Brustkorb bewirkt. Die Lunge ist in isoliertem Zustand – wenn man sie also aus dem Brustkorb herausnähme – in sich zusammengezogen. Sie wird erst entfaltet, indem sich ihre Außenhaut (das Lungenfell) mithilfe eines Unterdrucks und eines flüssigen Gleitfilms an die innere

Brustwand (Brustfell) schmiegt. Der ständig negative Druck zwischen Lunge und Brustkorb, der Sog, ist immer vorhanden und nimmt bei der Einatmung noch zu, weil die Atembewegung von Brustkorb und Zwerchfell die Sogwirkung weiter verstärken. Ist die maximale Einatmung erreicht, schaltet das Atemzentrum einfach ab und der Sog gibt den angespannten elastischen Rückstellkräften wieder nach. So entsteht die rhythmische Atembewegung des Ruheatems. Bauchraum, Becken, der Hals und auch die Skelettmuskulatur werden dadurch in eine Schwingung von ca. 15 Bewegungen in der Minute gesetzt, im Verhältnis zum Herzschlag etwa viermal so langsam.» (Ebenda, S. 205)

Leistungsatem

Die andere Seite des Atmens gehorcht der bewussten Steuerung durch den Atmenden: Atemtechniken, Atemmethoden, Atemübungen – alle unterliegen dem Willen, durch «Machen» etwas zu erreichen, nämlich eine bessere körperlich-seelische Verfasstheit, die durch bewusstes Atmen erreicht werden kann.

Durch körperliche Anstrengung entsteht Leistungsatem, um den Austausch von Kohlendioxyd und Sauerstoff zu beschleunigen, weil der Körper das verlangt. Geht die Anstrengung über einen bestimmten Punkt hinaus, kippt der Leistungsatem in einen Bereich um, in dem er kaum noch kontrolliert werden kann; Langstreckenläufer beispielsweise fallen nach höchster Anspannung hinter dem Ziel zu Boden, damit der Atem ohne weitere körperliche Anstrengung zur Ruhe kommen kann.

«Um die Wechselwirkung des Atemapparates mit dem übrigen Organismus zu erfassen, ist die Betrachtung des Leistungsatems hilfreich. Leistungsatem kann willkürlich durch Atemübungen oder unwillkürlich durch körperliche Anstrengung in Aktion treten. Die Atmung wird dabei tiefer und schneller. Neben körperlicher Anstrengung wird er bei gewissen Lungen- und Bronchialkrankheiten relevant, wenn Störungen der elastischen Lungenstrukturen oder der Luftströmungsverhältnisse zu vermehrter Atemarbeit führen (...)

Das periodische Schwingen von Ein- und Ausatmung wirkt über den Brustkorb hinaus nach unten in Bauch und Becken, nach oben zum

Hals und Kopf. Die von oben zum Brustkorb aufgespannten Muskeln werden als Atemhilfsmuskulatur bezeichnet, da sie im Leistungsatem helfen, den Brustkorb zu bewegen (Musculi scaleni und Musculi sternocleidomastoidei).» (Ebenda, S. 209)

Um körperliche Kraft zu erreichen und einzusetzen, wird Leistungsatem gebraucht. Wäre nicht auch eine Art «Leistungsatem» denkbar, der alle Eigenschaften des Ruheatems hat und dennoch eine Kraft hervorbringen kann, also etwas durch das Nichttun tut? Der eine starke Innere Kraft entwickelt, die aus dem Atem kommt, aber die innere Ruhe bewahrt – durch den «wahren Atem»?

Wahrer Atem und Innere Kraft

Das Besondere an der Entfaltung der Inneren Kraft im LebenstorQigong (und im Inneren Taiji) ist, dass sie entsteht, wenn durch bewusste Übung der Ruheatem in eine besondere Form des Leistungsatems gewandelt wird. Ruheatem wird zu Leistungsatem durch bestimmte Bewegungen der Wirbelsäule und der Arme, Beine und des Beckens, wobei diese durchaus als «Atemhilfsmuskulatur» angesehen werden können: «Genau genommen könnte die Funktion als Atemhilfsmuskulatur fast dem gesamten Muskelapparat zugeordnet werden, da jede Köperposition die Atmung in bestimmter Weise begünstigt oder hemmt. Ein frei schwingender Atem hängt wesentlich davon ab, wie ich sitze, stehe oder die Arme halte. Die Einatmung geht in Synergie zur Aufrichtung des Körpers und Weitung von unten nach oben, die Ausatmung zur Beugung und Verengung nach unten.» (Ebenda)

Diese Art des Atmens kann nur entstehen, wenn die Körperhaltung, wie oben in Kapitel 7 beschrieben, zu Bällen geformt wird.

Du Mai 12 Körperpfeiler/Pfeiler der Person

«Das Lungen-Qi ist verantwortlich für die aufrechte Körperhaltung, da die Durchlüftung der Lungen über den gesamten Zustand des Thorax entscheidet. Entweder in der Ein- oder der Ausatmung fixiert, kollabiert die Lunge oder die Thoraxmuskulatur versteift sich durch flach gestellte Atmung. Du Mai 12 speist die Kraft des Gouverneurs in die Lungen-Beamtin [den Funktionskreis Lunge] ein, um ihr körperlich wie emotional mehr Rückgrat zu vermitteln. Diese Festigkeit ist Ausdruck von väterlicher Rückendeckung, die hier archetypisch vermittelt werden kann, wenn der eigene Vater durch mangelnde Präsenz oder Aufmerksamkeit das Selbstwertgefühl eines Patienten untergraben hat. Dadurch kommt er mit der Rückenstärkung des Himmels in Kontakt und empfindet sich wieder der Führung als würdig, statt vergeblich im Zorn oder im Betteln um Aufmerksamkeit des leiblichen Vaters steckenzubleiben.» (Müller, 2004, S. 300)

Lasse Arme und Beine immer rund, dann wirst du dich nie verausgaben. [...] Qi ist wie ein Rad.

(Wu Yuxiang, 1812–1880)

Ballform und Atem

«Trianguliert» man den Rücken, (d.h. teilt ihn in Dreiecke auf), um eine bewegliche, aber stabile Haltung zu bekommen, dann entstehen ein oberes und ein unteres Dreieck.

Die Grundlinie des oberen Dreiecks verläuft durch den Akupunkturpunkt Du Mai 12 («Pfeiler der Person»), zwischen dem dritten und dem vierten Brustwirbel bis in die Ellbogen; die Spitze des Dreiecks sitzt im Scheitel im Punkt Du Mai 20 (Baihui, «Hundert Vereinigungen»).

Das obere Dreieck im Rücken soll in der Übung von LebenstorQigong unbedingt beibehalten werden, weil es die Ballform von Rücken und Armen ermöglicht, welche den Atemraum in den Rücken hinein erweitert; ebenso darf die Mudra der Hände nicht aufgegeben werden.

Praktisch bedeutet das, dass die Arme nie als Ganzes – mit steifen Gelenken und «irgendwie angehängten» schlaffen Händen – bewegt werden dürfen, sondern, in ihren Gelenken locker, als einzelne Abschnitte bewegt werden sollen: Die Oberarme einschließlich der Ellbogen sind Teil des Dreiecks oder der Raute und werden nur soweit in den Schultern bewegt, wie die Dreiecksform bzw. Ballform grundsätzlich erhalten bleibt. Die Unterarme, Elle und Speiche, hängen locker in den Ellbogengelenken und können so Extension und Rotation kombinieren, die die Spiralbewegung des ganzen Arms ermöglicht, die im Tigermaul vollendet wird.

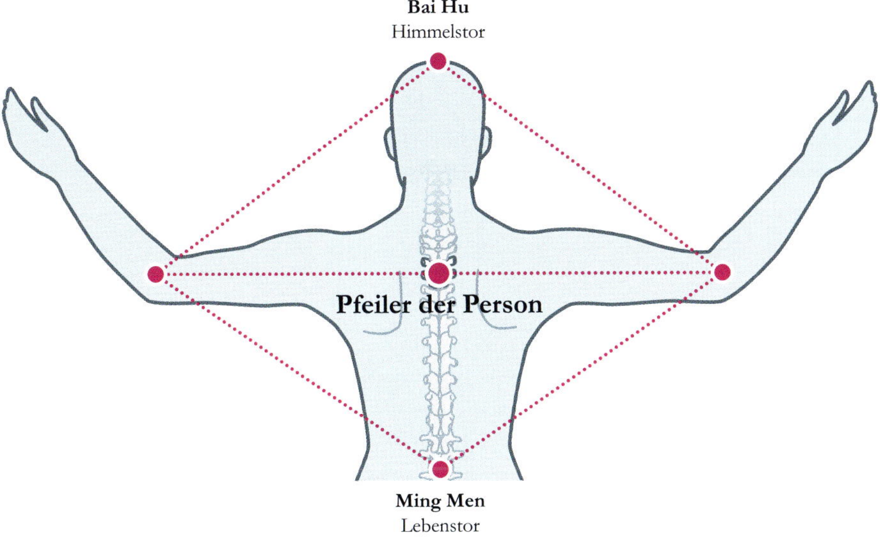

Über die Grundlinie dieses Dreiecks werden die Faszienlinien der Arme von Ellbogen zu Ellbogen in Zugspannung versetzt (wie weiter oben in Kapitel 6 beschrieben), um die Ballform der Daumenlinie zu erreichen.

Die Brustwirbelsäule muss dabei im «Pfeiler der Person» etwas nach hinten ausgewölbt werden. Dabei sollen die Schulterblätter so anliegen, dass sich der Rücken (horizontal) rundet. Dadurch entsteht nicht nur das Gefühl, als würde der Rücken «gehoben», sondern dieses «Anheben» kann auch gut von außen beobachtet werden. Der Kopf muss dabei unbedingt aufrecht bleiben; der Nacken darf nicht angespannt werden.

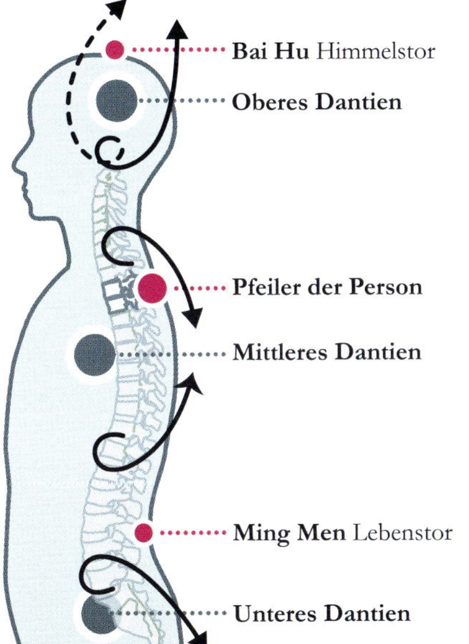

Denn:

Die Lunge ist wie eine Glocke

Wie eine Glocke nur frei schwingt und klingt, wenn ihre Form unverändert bleibt, so kann auch die Lunge ihre Kapazität nur entfalten, wenn ihr der Raum dazu gegeben wird; wenn ihr der Brustkorb – wie der Glockenturm der Glocke – Platz und Schutz bietet, und zwar durch Ausdehnung im Rücken: Die Weitung des Rumpfes durch das «Dehnen des Rückens» schafft Platz für die «Lungenglocke».

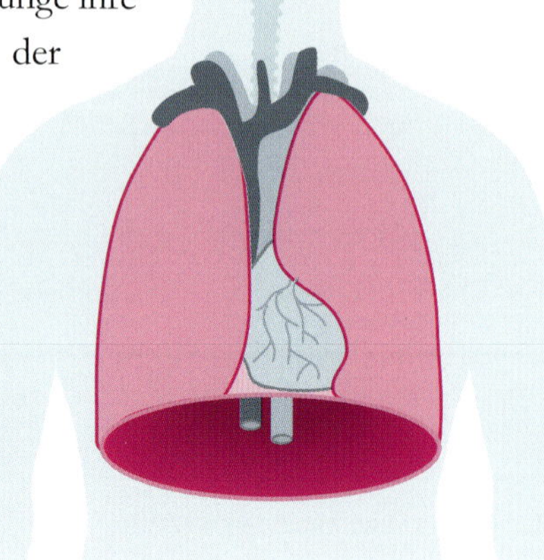

Die Lunge ist wie eine Glocke

Auf der Vorderseite des Rumpfes bewirkt das «Heben des Rückens», dass die Brust «zurückgehalten» werden kann und die Schultern leicht nach vorn zusammengehen. Dadurch sinken die «Schulternester» ein, in denen der Lungenmeridian an die Körperoberfläche tritt.

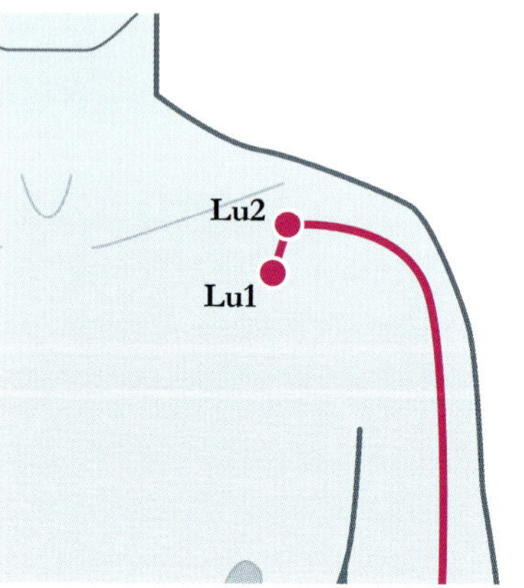

Lunge 1 und Lunge 2 im «Schulternest»

Der 1. Punkt des Lungenmeridians, «Mittlerer Palast» liegt unterhalb des Schlüsselbeins.

Lunge 1 Mittlerer Palast/Schatzhaus der Mitte (Zhong Fu)

«Durch die Verbindung zum Tor der Hoffnung (Le 14) [im sechsten Intercostalraum unterhalb der Brustwarzen] her zum Mittleren Schatzhaus ermöglichen wir dem Klienten wieder den Kontakt zu seinen Schätzen, seinen Qualitäten; die Aufnahme vom himmlischen Qi wird wieder möglich und erfährt bei jeder Einatmung eine Anreicherung seiner selbst. (...) Lunge 1 als Schatzhaus muss öfters aufgesucht werden, um sich von den Folgen von zu lange anhaltender Trauer zu reinigen. Nur durch diesen Mittleren Palast kann man weitergehen und erreicht nach dem Wolkentor (Lu 2) den Himmlischen Palast (Lu3). (...)

Das Gefühl des Nicht-wirklich-hier-Seins (...) entstammt aus dem Versuch, Trauer und Verlust zu umgehen, indem man sich in hohe geistige Ideale oder übersteigerte Wertmaßstäbe flüchtet und dabei versteigt. Man ist dem Schmerz des Verlustes ausgewichen und hat die Tränen unterdrückt, die jetzt als dichte Wolken die Sicht verdunkeln.

Lunge 2 öffnet als Wolkentor (Yun Men) den Blick wieder auf den Himmel wie auch auf die Landschaft unter uns, sodass wir den Weg wieder sehen und hinabsteigen ins Leben, dorthin, wo die Luft nicht so dünn ist. (...) Lunge 2 als Wolkentor ermöglicht, dass der Himmel auf die Erde kommt, indem die Atmung tief nach unten ins Dantien abgesenkt wird. (...) Aber nur durch das Akzeptieren des Abstiegs kann das Yang zum Himmel zurückkehren, nur über den Weg durch die Trauer entsteht Neugeburt.» (Müller, 2004, S. 25-28)

Die «Schulternester» müssen ständig eingesunken und weich bleiben, damit sich das «Schatzhaus» und das «Wolkentor» öffnen können. Das geschieht zum einen dadurch, dass der Rücken «gehoben» wird, und zum anderen dadurch, dass das Brustbein dabei nicht angehoben wird: Es muss so entspannt sinken, dass die Brust sich «nach unten lösen» und der Atem ins Untere Dantian sinken kann. Die Magengrube (unter dem Mittleren Dantian) entspannt sich dabei, wird weich und elastisch, darf aber nicht einsinken, weil sonst das Zwerchfell behindert würde. Taiji-Meister konnten in der solcherart elastischen Magengrube Schläge abfedern, die einen Angreifer abprallen ließen. Durch die beschriebene Formung des Rumpfes entsteht Weite, die durch ein «Zurückhalten» der Brust und nicht durch Anheben des Brustbeins möglich wird. «Beim Zurückhalten der Brust hat die Brust ein weites, befreiendes Gefühl.» (Großes Wörterbuch der chinesischen Kampfkünste, zitiert nach Landmann, 2002, S. 248).

Wie also atmen?

LebenstorQigong lehrt keine «Atemtechnik», die «gemacht» wird, sondern die Art des Atmens entsteht wie von selbst, wenn die Atmung mit ballförmigen Bewegungen koordiniert wird, also die spezifische Körperhaltung der beiden Atemtypen sowie die Prinzipien der Biotensegrity berücksichtigt.

Natürliche und paradoxe Atmung

Die Art des Atmens ist auf den individuellen Atemtyp abgestimmt, es werden lediglich zwei Atembewegungen geübt: die Bauch- oder besser Flankenatmung und die umgekehrte Atmung. In der daoistischen Meditation werden diese beiden Formen auch als die normale oder natürliche Atmung bzw. umgekehrte, paradoxe oder auch geordnete Atmung beschrieben.

Ein chinesischer Autor beschreibt diese beiden Arten der Atmung so:

Die normale Atmung «umfasst eine Einatmung, die bis zum Unterbauch geht, und eine Ausatmung, die vom Unterbauch (herkommt). Atmet man ein, so füllt die Luft alle Teile der Lunge, diese dehnt sich nach unten und drückt das Zwerchfell abwärts. Dabei entspannt sich der Brustkorb und der Bauch dehnt sich. Beim Ausatmen zieht sich der Bauch zusammen und drückt das Zwerchfell aufwärts gegen die Lungen, aus denen so die unreine Luft gepresst wird.» (Lu K'uan Yü, 1984). Was hier «Bauchatmung» genannt wird, ist eine «Zwerchfellatmung» (im Unterschied zur «Brustatmung» oder «Rippenatmung»). Bei der Bauch- oder Zwerchfellatmung wird aber, nach heutigen Erkenntnissen, das Zwerchfell nicht durch die Lunge abwärts gedrückt, sondern umgekehrt: Das Zwerchfell kontrahiert sich, entfaltet die Lunge nach unten und drückt dabei gleichzeitig die Bauchorgane nach unten. Die Ausatmung ist richtig beschrieben: Hier sind die Bauchmuskeln aktiv. Die umgekehrte Atmung dagegen kehrt, wie der Name schon besagt, die Atembewegungen um: «Sie ist tief und fein, geht auch bis zum Bauch wie die natürliche Atmung, jedoch mit entgegengesetzten Expansions- und Kontraktionsbewegungen des Unterbauchs und den entsprechenden Aufwärts - und Abwärtsbewegungen des Zwerchfells.

Die Ausatmung ist langsam und zügig, wobei sich der Unterbauch dehnt. Dadurch wird dieser fest und voll. (...) Die Einatmung ist langsam und zügig und füllt die sich dehnende Brust völlig, wobei sich der Unterbauch zusammenzieht.» (Ebenda)

Die «normale» Atmung entspricht dem Atemtyp des Ausatmers, die «umgekehrte» Atmung dem des Einatmers.

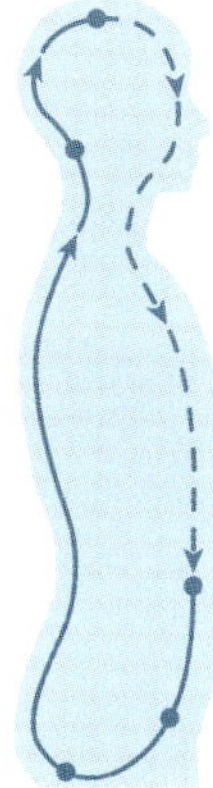

Die nachgeburtliche Atmung («Atmung des späteren Himmels») entspricht im Verlauf des Qi der umgekehrten Atmung des Lunaren oder Einatmers. Die klassische Darstellung sieht so aus:

«Atem des späteren Himmels» (nach Olson) = lunar.
Gestrichelte Linie (absteigend): Ausatmen

Der Einatmer lenkt dazu entsprechend seinen Atem, um diesen Qi-Verlauf zu realisieren und vollzieht damit die Form der «chinesischen Monade». ☯

Einatmer: umgekehrter oder paradoxer Atem

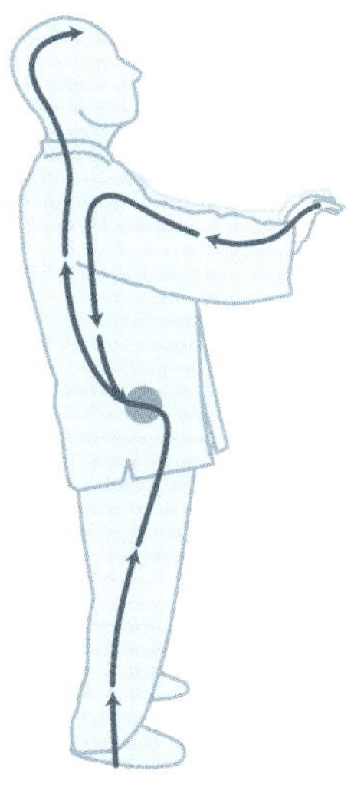

einatmen/aktiv

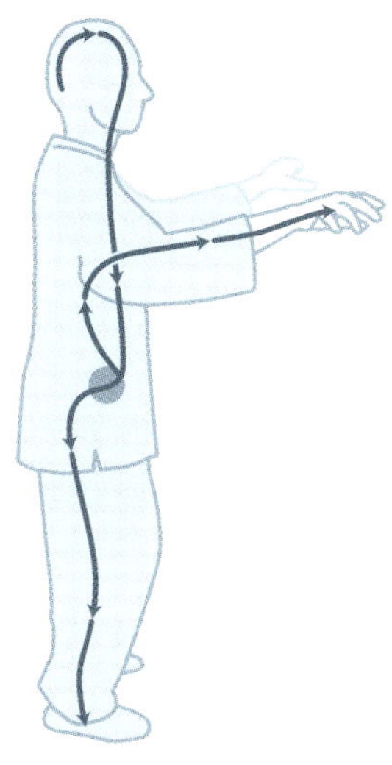

ausatmen/passiv

Die vorgeburtliche Atmung («Atmung des früheren Himmels») entspricht im Verlauf des Qi der normalen Atmung des Solaren oder Ausatmers. Die klassische Darstellung:

«Atem des früheren Himmels» (nach Olson) = solar
Gestrichelte Linie (absteigend): Einatmen
durchgezogene Linie (aufsteigend): Ausatmen

Entsprechend die Atemführung des Ausatmers, der damit die Form des Taijitu nachvollzieht.

Ausatmer: normaler oder natürlicher Atem

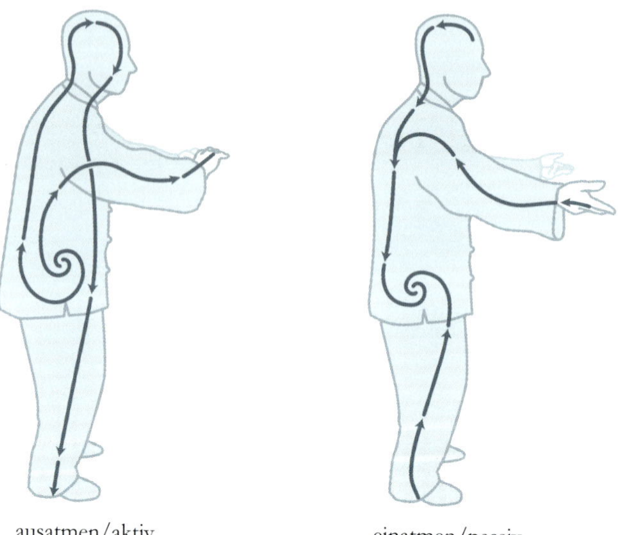

ausatmen/aktiv

einatmen/passiv

Nochmal: der Ball

Ein Ball besteht aus drei Kreisen

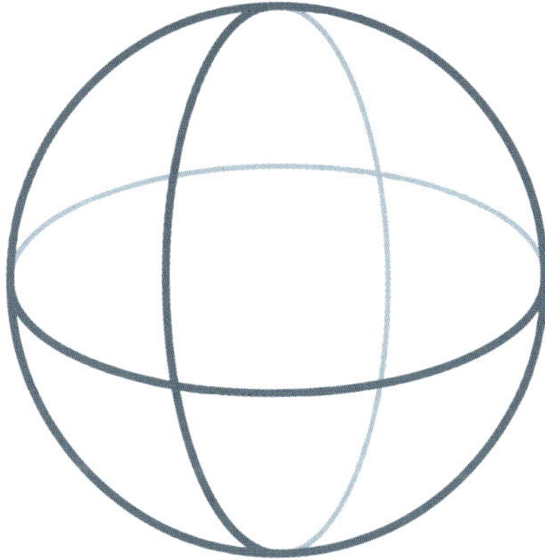

genau wie der Energiekörper des Menschen.

Hier schließt sich der Kreis. «Die Kugelgestalt, das Ideal der Vollkommenheit», wie sie Platon definiert hat (siehe Einleitung S. 13) ist auch in der Auffassung der chinesischen Weltsicht Sinnbild von Vollkommenheit und Ganzheitlichkeit. Der grundlegende Unterschied ist, dass bei Platon lediglich der Kopf, als «Behältnis» der unsterblichen Seele, welches vom Körper als «Fahrgestell» getragen wird, als vollkommen gedacht wird, in China aber der ganze Körper. Qigong und Inneres Taiji verwirklichen diese vollkommene Gestalt, indem sie die Rundheit des Körpers anstreben und die Ballform physisch und energetisch verwirklichen.

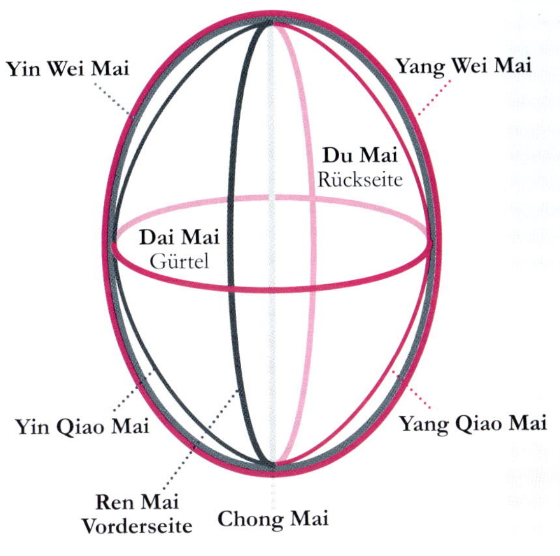

Die Sondermeridiane formen einen Ball

Übungsteil

Wie wir im vorangegangenen Text sehen konnten, geht es in diesem Buch um die Entwicklung der Inneren Kraft im LebenstorQigong. Dazu wurden die philosophischen Grundlagen des westlichen und östlichen Körperverständnisses aufgezeigt, die den Unterschied von innerer, verwurzelter, und äußerer Kraft nachvollziehbar machen. Des Weiteren wurde das Basiswissen der chinesischen Medizin und der neuen Faszienforschung vorgestellt und ihre Verbindung aufgezeigt: das Zusammenspiel der «myofaszialen Leitbahnen» und der «Qi-Meridiane»; beide müssen gemeinsam aktiviert werden. Im Übungsteil, dem zweiten Teil des Buches, wird nun das an der Taiji Akademie in den letzten Jahren entwickelte LebenstorQigong so dargestellt, dass es allein erlernt werden kann. Um beste Ergebnisse zu erzielen, ist dabei die Beachtung des «individuellen Atemtyps» (siehe Kapitel 4) erforderlich.

Wie erläutert, gibt es zwei verschiedene Atemtypen, Einatmer und Ausatmer, und jeder Mensch gehört entweder dem einen oder dem anderen Atemtyp an. Einatmer beziehen ihre Kraft aus dem aktiven Einatmen, Ausatmer aus dem aktiven Ausatmen. Das muss im Folgenden in der Körperhaltung und den Bewegungen berücksichtigt werden.

Sinken und Aufrichten im LebenstorQigong – die Grundstellungen

Nach der theoretischen Beschäftigung mit den Prinzipien, die das fernöstliche Körperverständnis prägen – getragen von der chinesischen Medizin wie auch den aktuellen Erkenntnissen des Faszienmodells mit dem neuen Blick auf die biomechanischen Grundlagen der aufrechten Haltung –, folgt nun der zweite Schritt: Das Ganze in die Praxis umzusetzen und erfahrbar zu machen, wie Schüler/innen und Lehrer/innen der Taiji Akademie es im letzten Jahrzehnt selbst erfahren und geübt haben, sodass schließlich LebenstorQigong daraus entstehen konnte.

Im LebenstorQigong dient das Einsinken in den Knien dazu, den Rumpf aufzurichten. Wie zu Beginn bereits beschrieben, ist damit nicht das Sich-Niederlassen zum Sitzen-im-Stehen gemeint, analog zum Sitzen in Meditation, wo es sinnvoll ist, die Wirbelsäule gerade zu halten. Stattdessen geht es hier um die

Ausrichtung des Körpers zum Boden, bei der das Gewicht des Rumpfes in den Füßen genau platziert wird, um daraus die Aufrichtung bewusst geschehen zu lassen.

Dieses Paradoxon, es «bewusst geschehen zu lassen», bedeutet, dass die Aufrichtung nicht willkürlich «gemacht» werden darf: Wie ein Ball, der auch nicht willkürlich wieder vom Boden abspringt, sondern nach dem Aufprall elastisch der Bodenreaktionskraft folgt, soll der Körper dem Sinken spontan in die Aufrichtung folgen, ohne dass der Wille etwas dazutut.

Diese spontane Aufrichtung geschieht fast gleichzeitig mit dem Sinken: Verwurzelt in den Füßen strebt der Körper nach oben und in die Weite; beim Einatmer gerade nach oben, wie hochgehoben von einem Trampolin, auf das er senkrecht auftritt, und beim Ausatmer schräg nach vorn, in die Weite, als ob er vom Trampolin nach vorn abspringen wollte. Die «Weichen» für die jeweilige Rumpfhaltung sind die Hüftgelenke: Bei den Einatmern ruhen sie über den Fersen und richten den Körper von unten nach oben auf (fersengestützt, gestreckte Hüftgelenke), und bei den Ausatmern neigt sich der Rumpf zu den Oberschenkeln, «liegt» also quasi auf ihnen, mit «zurückgenommenen» (geflexten) Hüftgelenken, die das Becken nicht stützen wie beim Einatmer.

Die Wirbelsäule ist aufrecht und behält ihre natürlichen Krümmungen bei, bis auf eine Position beim Einatmer, in der die Lendenwirbelsäule gerade wird.

Beine, Füße, Becken

Beine und Füße sind das Fundament der Aufrichtung, und nicht bloß passive Stützen für den Rumpf. «Passive» Beine können den Rumpf von den Füßen her nicht aufrichten, sodass die Aufrichtung dann durch eine isolierte Streckung bzw. Justierung der Wirbelsäule geschehen muss – und so also «gemacht» wird, ohne Wuwei. Der aktive Einsatz der Beine und die richtige Gewichtung in den Füßen lassen die atemtypgerechte Aufrichtung von selbst entstehen. Dabei wechseln sich hebende und senkende Impulse der Beine ab, anders gesagt: Es gibt aufsteigende und absteigende Spiralen in den Beinen.

«Der Kunstgriff besteht darin, die Mitte zwischen den beiden Hüften, den [Punkt] Ming Men zwischen den beiden Nieren als Angelpunkt und Schlüssel zu nehmen.»

(Chen Xin, 1849–1929)

Rumpf und Becken

Der Ausatmer neigt Rumpf und Becken beim Ausatmen leicht nach vorn und «schaukelt» zum Einatmen das Becken wieder zurück. Dabei wird das Ausatmen gezielt geführt und das Einatmen geschieht, nach einer Pause, reflexhaft, also wie von selbst.

Ausatmen ...

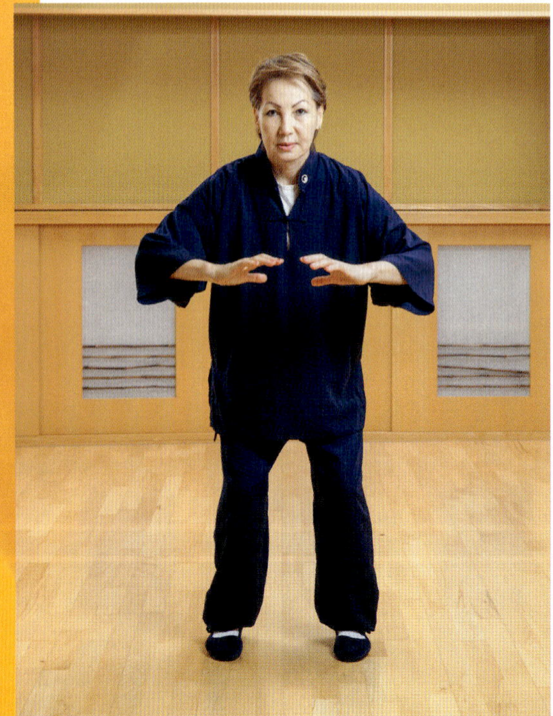

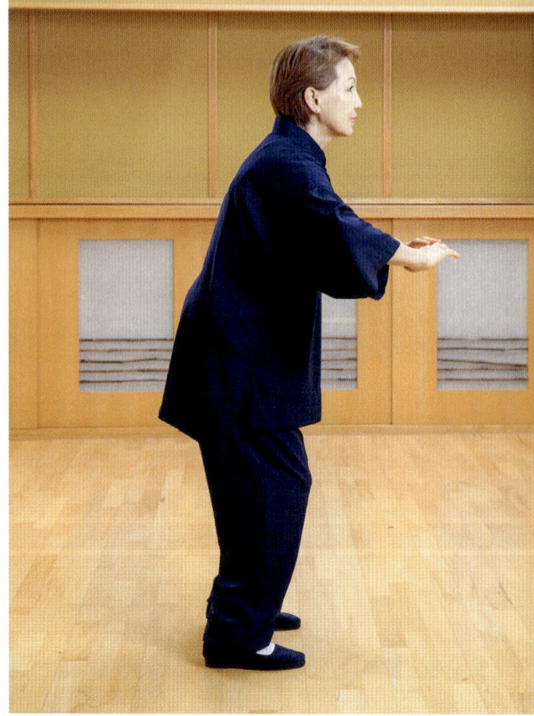

Ausatmer starke Position (Übung VI, Yang)

... und einatmen:

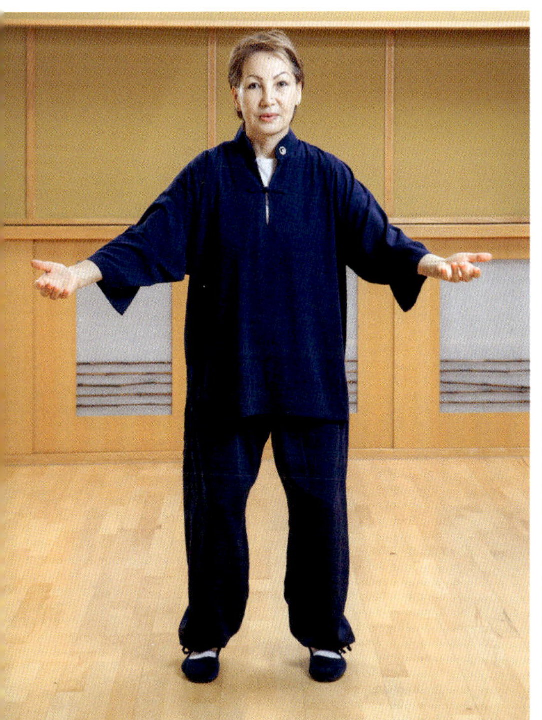

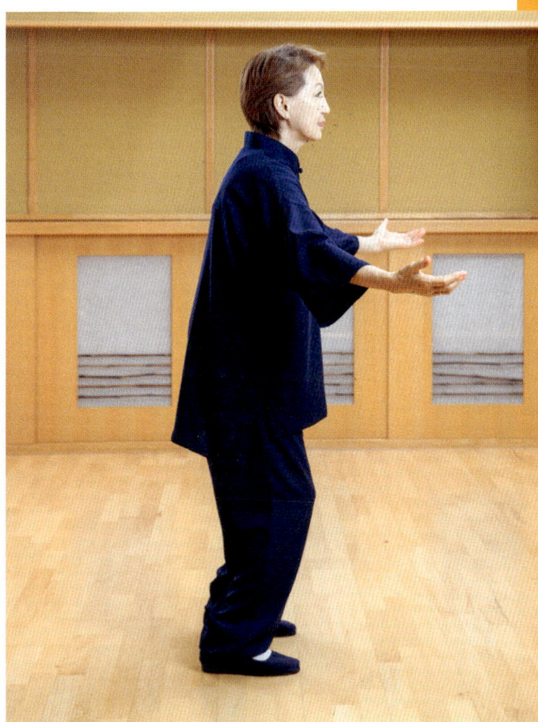

Ausatmer: schwache Position (Übung V, Yin)

Der Einatmer neigt Rumpf und Becken beim Einatmen leicht zurück und schaukelt zum Ausatmen wieder leicht in die Ausgangsstellung, in der das Becken aufrecht steht. Das Ausatmen geschieht, nach einer möglichen Pause nach dem Einatmen, irgendwo auf dem Weg zur aufrechten Beckenstellung, wie von selbst.

Einatmen ...

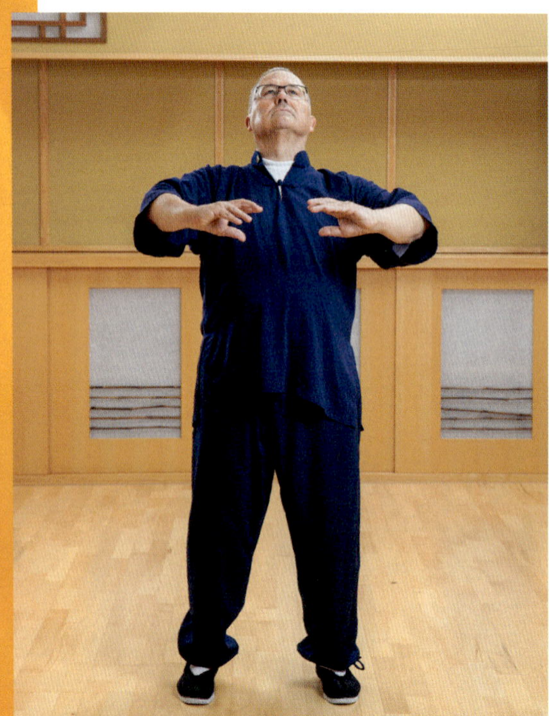

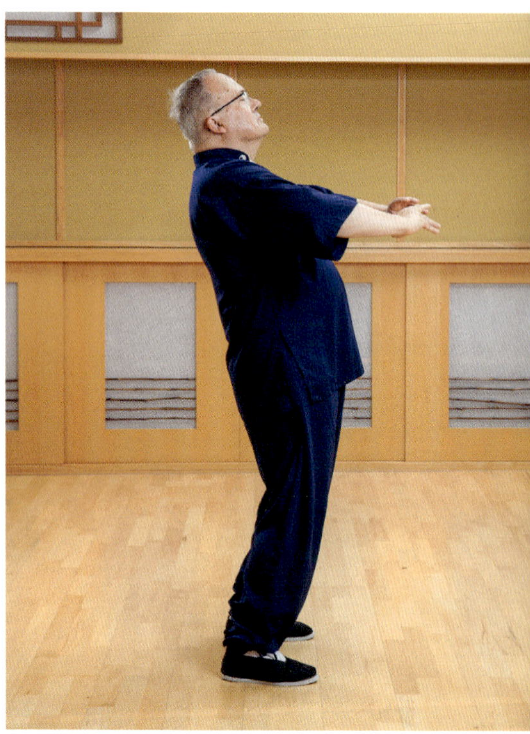

Einatmer starke Position (Übung VII, Yin)

… und ausatmen:

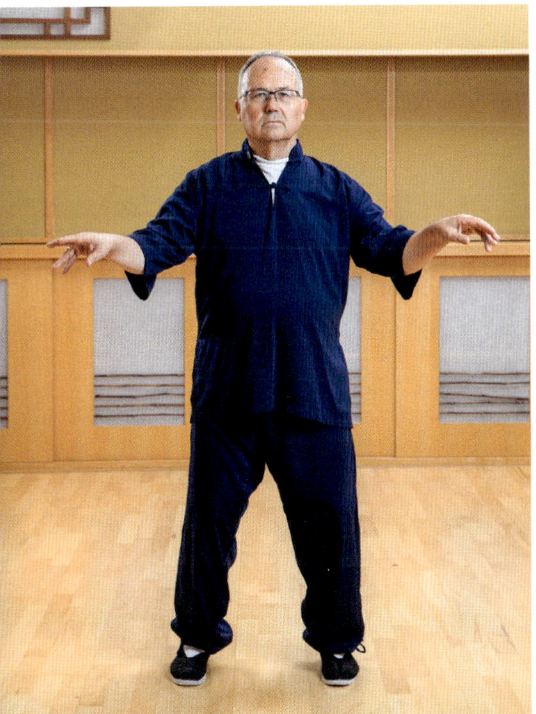

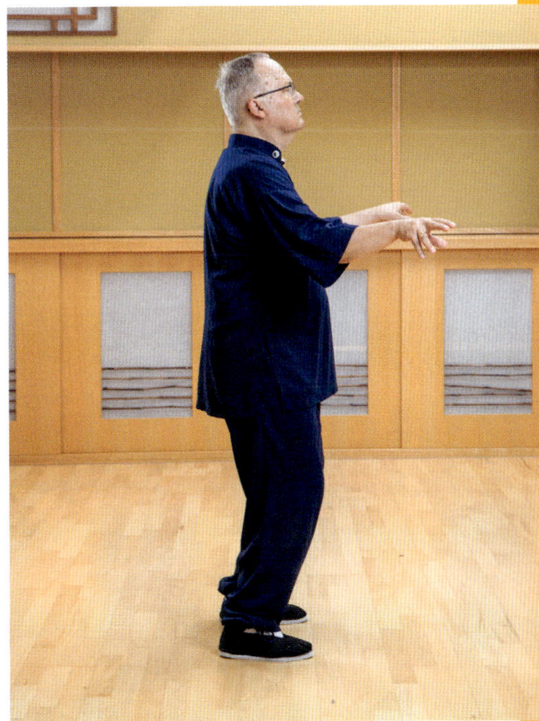

Einatmer schwache Position (Übung VIII, Yang

Bei beiden starken Phasen, dem Ausatmen der Ausatmer und dem Einatmen der Einatmer, ist der «Knick» in der Lendenwirbelsäule wichtig: Er geschieht zwischen dem vierten und fünften Lendenwirbel, genau auf der Höhe der Oberkante der Beckenschaufeln. (Du Mai 3 «Yang Passtor der Lenden»), kurz unterhalb des Lebenstores. Werden die Positionen fließend miteinander verbunden, wird die Schaukelbewegung im Becken evident.

Vorbemerkung zur Praxis

In China ist es üblich – und auch hierzulande gibt es die Gewohnheit –, neue Teilnehmer und Teilnehmerinnen ohne Vorkenntnisse einfach in eine bereits bestehende Qigong- oder Taiji-Gruppe einsteigen und sie dann «mitlaufen» zu lassen, ohne Erklärung und Korrektur. Was im Osten, weil es dem traditionellen körperlich-geistigen Selbstverständnis der Teilnehmenden entspricht, seine kulturelle Begründung hat, funktioniert im Westen eher nicht – Geist und Körper sind eben bei uns anders gepolt. Und «einfach so» mitzumachen, um die Erfahrung von Qigong zu machen und dem Leistungsdenken – alles gleich verstehen zu wollen – auszuweichen, mag sicherlich in therapeutischen Einrichtungen sinnvoll sein, führt aber beim längeren Üben nicht wirklich weiter.

Der Daoismus, in dessen Grundverständnis Qigong wurzelt, hatte neben der mystischen auch eine vor-wissenschaftliche Seite, die mit der Erkenntnis der äußeren Natur befasst war, wie es die Geschichte vom Koch und dessen analytischem Scharfsinn, gepaart mit Intuition, zeigt. Die hier vorgestellten Übungen sollten also möglichst genau entsprechend den Vorgaben der Biotensegrity ausgeführt werden, aber nie perfektionistisch (also ohne «Leistungswahn»); im Wissen, dass das Potenzial der «richtigen» Bewegungen, Spiralbewegungen und «wahrer Atem» sich erst durch beharrliches Üben und Entdecken erschließt.

Biotensegrity im Qigong und Taiji

Für Qigong und Taiji, welche Biotensegrity berücksichtigen, gelten:

1) Durch Arbeit mit den myofaszialen Leitbahnen wird die Zugspannung der Myofaszien gegen die Knochen realisiert.

2) Um die Zugspannung verwirklichen zu können, müssen die Gelenke fixiert werden, sie bilden die «Eckpunkte», über welche die Myofaszien gespannt werden können. Diese sind: Fußgelenke, Knie, Hüften, Schultern, Ellbogen und dazu der Scheitelpunkt. Ausgenommen sind die Handgelenke, die beweglich sein müssen. Beweglich müssen natürlich alle Gelenke sein, aber an ihrem Platz, den sie nicht aufgeben dürfen; beispielsweise dürfen die Knie nie nach außen oder innen bewegt werden (das mögen sie als Scharniergelenke auch nicht besonders). Bleiben die Knie fixiert in ihrer lotrechten Ausrichtung über den Füßen, sind auch die Hüftgelenke «fixiert», denn was sich im Beckenbereich bewegen soll, ist das Zentrum

(Weichgewebe) und nicht die Hüften (Knochen). Ähnliches gilt für die Schultern: Sie, wie auch die Arme, dürfen sich nur so bewegen, dass der Rücken immer rund bleibt, also die Schulterblätter anliegen und nicht abstehen. Auch die Ellbogen müssen ständig ihre Position beibehalten und dürfen nicht in falsch verstandener «Entspannung» sinken; damit würde die Zugspannung über den Rücken in die Arme verschwinden.

3) Eine entscheidende Rolle spielt der Kopf, genauer: wie er gehalten bzw. getragen wird. Es ist wichtig, dass eine Zugspannung in der Wirbelsäule entsteht und sie nicht bloß aufrecht balanciert wird. Andrerseits darf der Nacken nicht isoliert gestreckt werden.

4) Durch die Zugspannung der myofaszialen Leitbahnen kann der ganze Körper «über Kreuz» spiralförmig gespannt werden. Es ist ein übergreifendes Prinzip, um die Körperräume zu öffnen und die Füße zu verwurzeln, gilt also sowohl für Qigong wie auch für Taiji. Indem die spiralförmige Körperstruktur durch die Zugspannung realisiert wird, dehnt und strafft sich überdies die Oberflächenfaszie unter der Haut, die den ganzen Körper einhüllt, und bekommt eine runde, elastische Form – wie die Grapefruit (siehe S. 103).

Des Weiteren sind die folgenden beiden Punkte zu beachten:

- Die Stimulierung des Lebenstores im oberen Bereich der Lendenwirbelsäule durch (Schaukel-)Bewegungen des Beckens zwischen den beiden Grundhaltungen der Atemtypen, die, im Einklang mit dem Atem, im unteren Bereich der Lendenwirbelsäule – also nicht im Lebenstor selbst – ausgeführt werden.

Beckenbewegung bedeutet hier immer auch die Bewegung des Rumpfs, ist also nie isoliert!

- Die Unterscheidung zwischen gespannten («starken») und gelösten («schwachen») Phasen und deren Berücksichtigung in der Haltung von Armen, Beinen und Händen.

Zu Beginn: Qigong im Sitzen

Sitzen ist leichter als Stehen. Diese Übung hilft, zunächst die richtige Rumpfhaltung zu erspüren, um diese dann in die Schaukelbewegung zu überführen und den wahren Atem anzusteuern. Im Meditationssitz sitzen die Atemtypen unterschiedlich. Wir üben aber zu Beginn auf einem Stuhl.

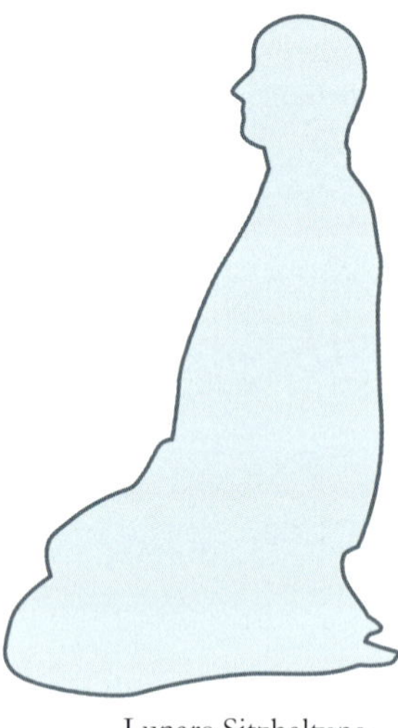

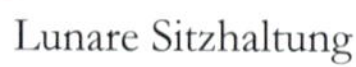

Lunare Sitzhaltung

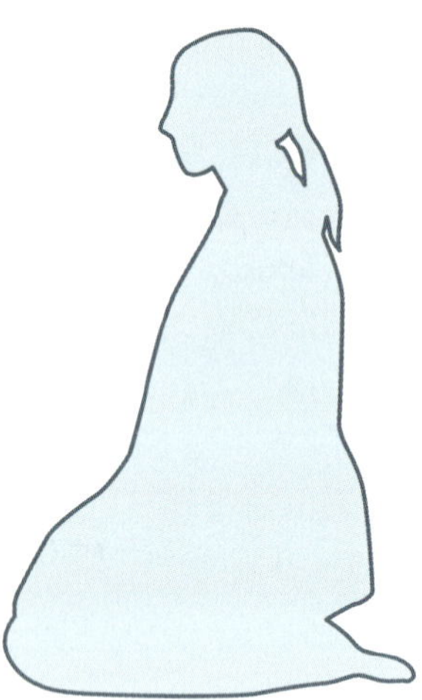

Solare Sitzhaltung

a) Lunarer Atemtyp: Einatemphase

Sie sitzen auf einem Stuhl. Sie erspüren ihre Sitzhöcker und deren Auflage auf dem Stuhl. Dann rollen Sie von den Sitzhöckern etwas nach hinten, sodass das Becken rollt und die Wirbelsäule dabei mitnimmt. Die leichte Rückwärtslage des Rumpfes, die dadurch entsteht, können Sie verstärken, indem Sie sich an die Stuhllehne anlehnen, indem Sie (angelehnt) die Lendenwirbelsäule leicht nach vorne abknicken, sodass der untere Rücken keinen Kontakt mit der Lehne hat. (Das Brustbein dabei aber nicht anheben, damit der runde obere Rücken bewahrt werden kann). Sie können spüren, wie Ihr Einatem auf der Körpervorderseite in den Brustraum aufsteigt und diesen weitet.

b) Lunarer Atemtyp: Ausatemphase

Nun rollen Sie Ihr Becken mit dem Rumpf wieder in eine aufrechte Haltung, beenden diese Bewegung aber, bevor Sie wieder ganz auf die Sitzhöcker kommen. Dabei gestatten Sie ihrem Atem, während dieser Bewegung sanft zu entweichen.

Wenn Sie beide Positionen gut spüren, können Sie beginnen, diese zu verbinden. Dabei soll die Bewegung langsam und fließend sein, d. h. nicht bewusst angehalten werden. Die Einatmung beginnt genau mit dem Nach-hinten-Rollen, und die Ausatmung irgendwann in der Phase des Nach-vorn-Rollens. Es darf also eine Pause nach dem Einatmen entstehen.

a) Solarer Atemtyp: Ausatemphase

Sie sitzen auf einem Stuhl oder einem Hocker, ziemlich weit vorn an der Kante. Sie erspüren ihre Sitzhöcker und deren Auflage auf dem Stuhl. Dann rollen Sie von den Sitzhöckern aus etwas nach vorn, sodass das Becken rollt und die Wirbelsäule mitnimmt. Die leichte Vorwärtsneigung des Rumpfes, die dadurch entsteht, können Sie bestätigen, indem Sie sich vorstellen, Ihr Bauch würde auf die Oberschenkel «abgelegt», sodass ein leichter Knick in der Lendenwirbelsäule entsteht bzw. ein bereits bestehender Knick verstärkt wird. Sie können spüren, wie Ihr Ausatem lang entweicht und den Unterbauch leicht nach innen zieht.

b) Solarer Atemtyp: Einatemphase

Nun rollen Sie Ihr Becken mit dem Rumpf wieder in eine aufrechte Haltung, beenden diese Bewegung aber, bevor Sie wieder ganz auf die Sitzhöcker kommen. Dabei gestatten Sie Ihrem Atem sanft einzuströmen. Er sollte aber nur in den Bauch und in die Flanken hineingehen und nicht in den Brustkorb. Dadurch verringert sich der Knick in der Lendenwirbelsäule. Wenn Sie beide Positionen gut spüren, können Sie beginnen, sie zu verbinden. Dabei soll die Bewegung langsam und fließend sein, d. h. nicht bewusst angehalten werden. Die Ausatmung beginnt genau mit dem Nach-vorn-Rollen, und die Einatmung irgendwann in der Phase des Nach-hinten-Rollens. Es darf also eine Pause nach dem Ausatmen entstehen.

Erweiterung/Mudra

Hände – die Raute vor dem Körper

Für LebenstorQigong ist die in Kapitel 8 erwähnte Hakini-Mudra die Grundposition der Hände, aus der die verschiedenen Positionen abgeleitet werden. Wie durch ein Brennglas wird die Raute, die durch die beiden Dreiecke im Rücken entsteht, vor den Körper und in die Hände hineinprojiziert. In allen Bewegungen bleibt die Mudra, die verkleinerte Raute, erhalten, bildet quasi das Kraftzentrum, aus welchem die Arme und Hände heraus entfaltet werden. Das heißt also, dass alle Positionen der Arme und Hände im LebenstorQigong sich ableiten lassen aus der Hakini Mudra. Diese kann in zwei Haltungen ausgeführt werden: mit den Daumen zum Körper weisend, die Finger zeigen dabei vom Körper weg und nach oben; und mit den Daumen vom Körper weg weisend, die Finger zeigen dabei zum Körper und nach unten. Oder auf die «Tigermäuler» bezogen: In der ersten Haltung, der «starken» Haltung, öffnen sich die «Tigermäuler» zum Körper hin, in der zweiten, der schwachen, öffnen sie sich vom Körper weg.

In beiden Haltungen ist der «starke» oder «schwache» Charakter der Bewegungen von Händen und Unterarmen erkennbar:

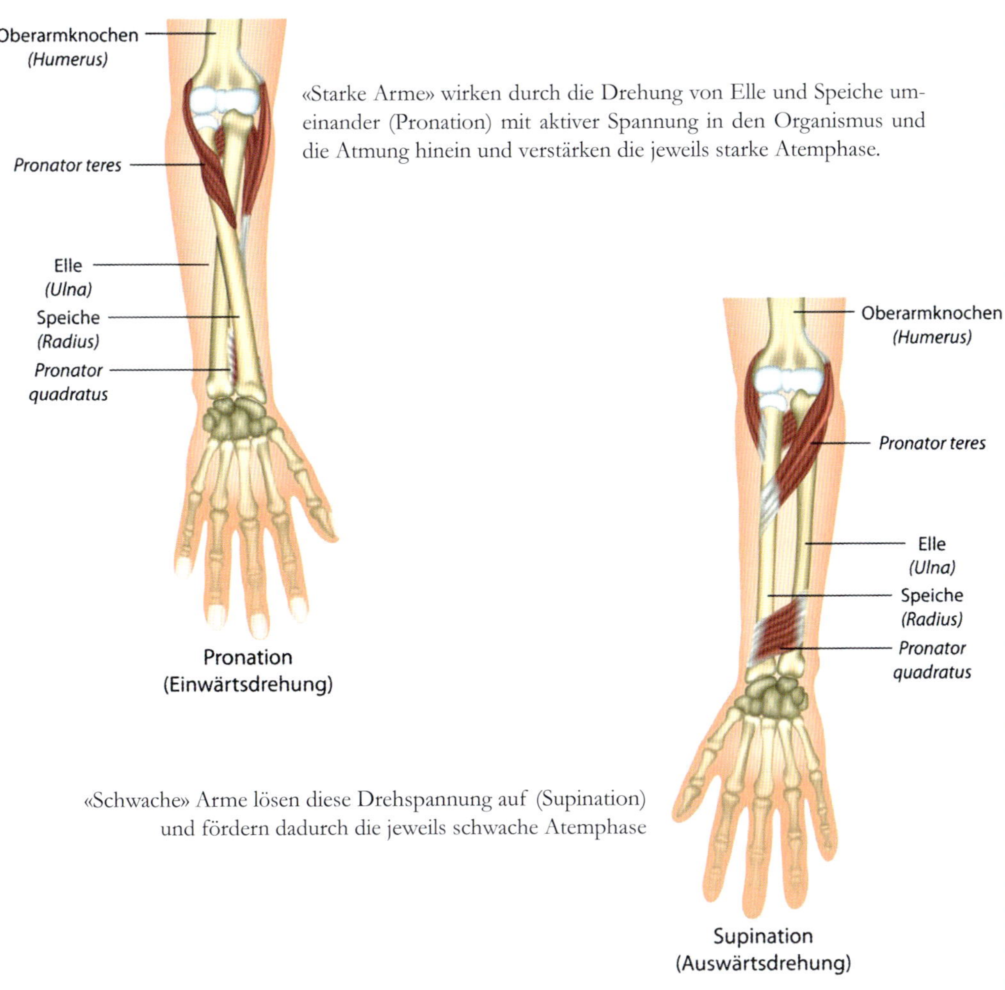

«Starke Arme» wirken durch die Drehung von Elle und Speiche umeinander (Pronation) mit aktiver Spannung in den Organismus und die Atmung hinein und verstärken die jeweils starke Atemphase.

«Schwache» Arme lösen diese Drehspannung auf (Supination) und fördern dadurch die jeweils schwache Atemphase

In der vorbereitenden Übung im Sitzen beschränken wir uns auf die Position der Hände vor der Magengrube.

Lunarer Atemtyp

Sie sitzen aufrecht, auf den Sitzhöckern, und halten die Hände in der Position von Hakini-Mudra vor dem Körper, sodass die Daumen zur Magengrube (Mittleres Dantian) zeigen. Das ist die angenehmste Position für die Arme. Die Ellbogen sind geöffnet, der Rücken ist rund, der Kopf aufrecht, die Schultern sind aber nicht angehoben. Nun rollen Sie, einatmend, zurück und drehen Ihre Hände dabei leicht mit, sodass die Daumen weiter zur Magengrube zeigen. Der Abstand zum Körper bleibt gleich. Die Ellbogen bleiben geöffnet, und Sie erkennen eine Innendrehung der Unterarme.

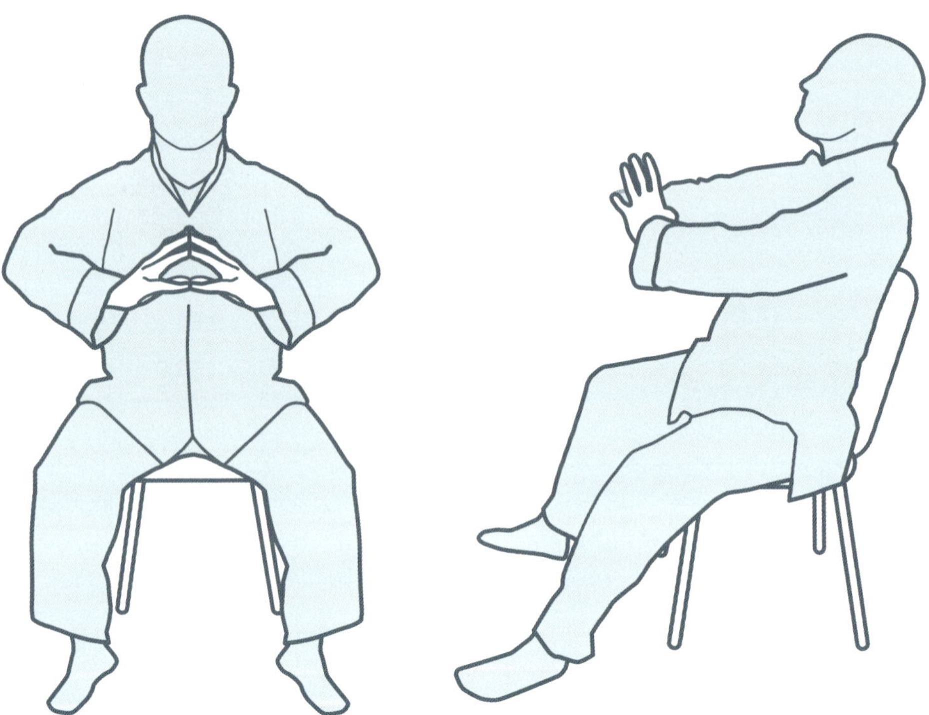

Lunare Einatemphase

Am Ende der Einatmung rollen Sie den Rumpf wieder in die Aufrechte und drehen dabei die Hände so, dass am Ende der Rumpfbewegung die Daumen in Hakini-Mudra vom Körper weg zeigen, ohne den Abstand der Hände vom Körper zu verändern. Dabei werden die Handgelenke gerade. Die Ellbogen bleiben am Platz, und Sie entdecken eine Außendrehung der Unterarme. Der Atem entweicht dabei.

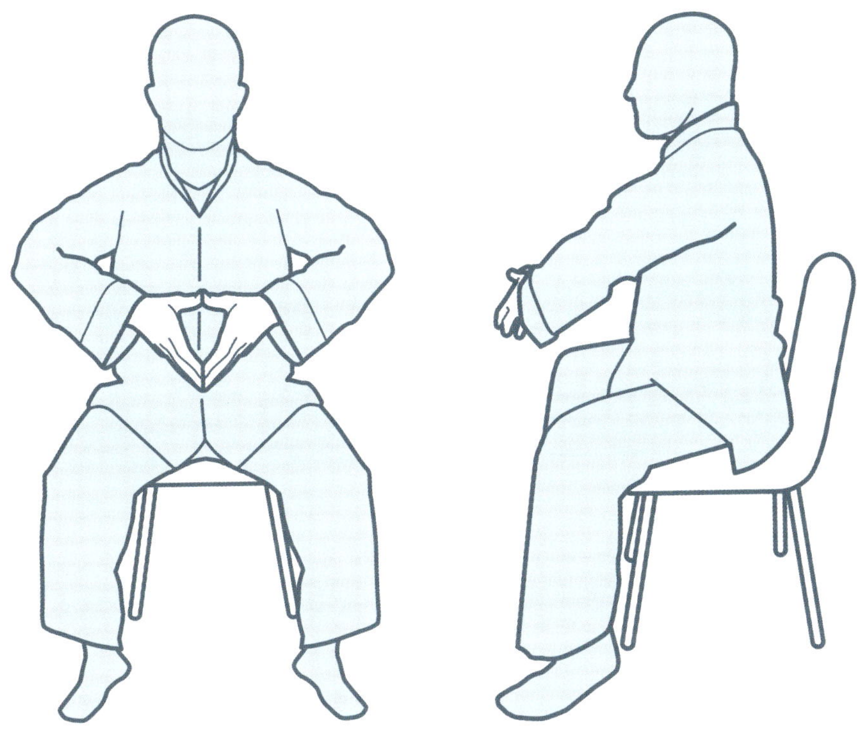

Lunare Ausatemphase

Solarer Atemtyp

Sie sitzen aufrecht, vor den Sitzhöckern, und halten die Hände in Hakini-Mudra vor den Körper, sodass die Daumen zur Magengrube (Mittleres Dantian) zeigen. Das ist die angenehmste Position für die Arme. Die Ellbogen sind geöffnet, der Rücken ist rund, der Kopf aufrecht, die Schultern sind aber nicht angehoben. Nun rollen Sie, ausatmend, nach vorn und drehen Ihre Hände dabei leicht mit, sodass die Daumen weiter zur Magengrube zeigen. Der Abstand der Hände vom Körper bleibt gleich. Die Ellbogen bleiben geöffnet, und Sie erkennen eine Innendrehung der Unterarme.

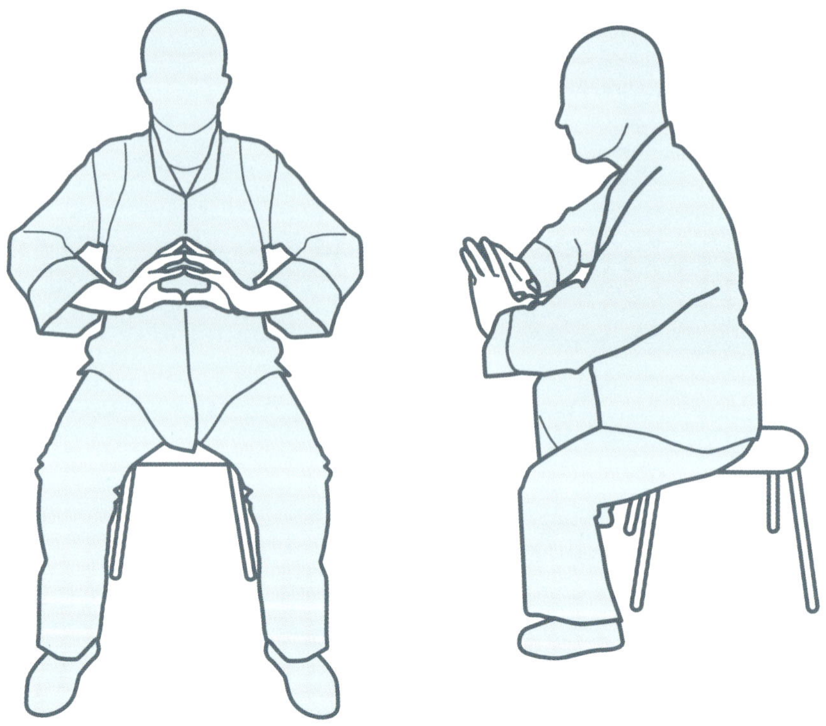

Solare Ausatemphase

Am Ende der Ausatmung rollen Sie den Rumpf wieder in die Aufrichtung zurück und drehen dabei die Hände so, dass am Ende der Rumpfbewegung die Daumen in Hakini-Mudra vom Körper weg zeigen, ohne den Abstand der Hände vom Körper zu verändern. Dabei werden die Handgelenke gerade. Die Ellbogen bleiben am Platz, und Sie entdecken eine Außendrehung der Unterarme. Der Atem strömt dabei ein.

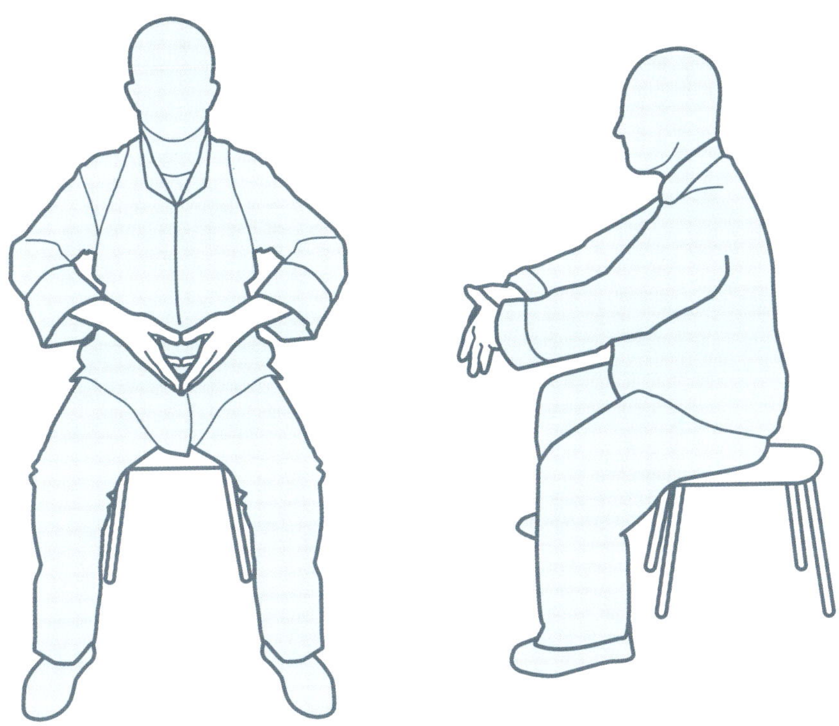

Solare Einatemphase

Dieses Einssein mit Himmel und Erde und allen Dingen ist keineswegs nur den großen Menschen gegeben.

(Wang Shouren, 1472–1529)

LebenstorQigong – die Übungen im Stehen

Yin- und Yang-Stellungen

Es gibt zwei unterschiedliche Körperhaltungen oder -stellungen pro Atemtyp: eine zum Einatmen (Yin) und eine zum Ausatmen (Yang). Diese jeweils zwei Körperhaltungen fächern sich auf in acht Grundübungen für jeden Atemtyp. Die beiden ersten regen den kleinen Himmlischen Kreislauf an, indem sie das Perineum (Wurzelchakra) mit dem Kopf (Oberes Dantian) verbinden. Die Übungen III bis VIII sind jeweils auf eines der drei Dantian ausgerichtet und sammeln das Qi dort. Werden die Beinhaltungen korrekt ausgeführt, wird der große Himmlische Kreislauf «zugeschaltet». (siehe Kap. 1)

Im Stehen sollte jede Übungsposition zunächst in Ruhe nacheinander praktiziert werden, der Atem wird dabei sich selbst überlassen. Erst nachdem die (statischen) Stellungen erlernt wurden, werden sie zu Bewegungsabläufen verbunden («LebenstorQigong in motion»). Sie lassen eine Art des Atmens entstehen, die von den chinesischen Meistern «wahrer Atem» genannt wurde.

Die Ziffern beziehen sich auf die Ziffern in den Abbildungen.

Die Begriffe «Yin» und «Yang» werden hier ausschließlich für die energetische Ausrichtung gebraucht:

Yang = Abgeben der Energie/ausatmen

Yin = Aufnehmen der Energie/einatmen

Als Kennzeichnung für die Arme und Hände, wie dies im Taiji üblich ist – die Höhe der Arme sowie die Stellung der Handflächen betreffend – werden sie hier nicht gebraucht.

Beim Einatmen können die Augen halb geschlossen werden, beim Ausatmen hingegen sollten sie ganz geöffnet sein.

Die Übungen, korrekt ausgeführt, sind anstrengend: Die Myofaszien werden durch die Zugspannung «in Form gebracht» und das kann schmerzhaft sein. Es ist aber ein «Wachstumsschmerz», der auftritt, und keiner, der durch Sich-Quälen entsteht. Grundsätzlich sollen die Übungen ein Wohlgefühl vermitteln; tun sie das nicht, besser abbrechen und aufmerksam die möglichen Fehler aufspüren.

Das Wichtigste in Kürze

Zugspannung der Myofaszien

1) Durch Arbeit mit den myofaszialen Leitbahnen wird die Zugspannung der Myofaszien gegen die Knochen realisiert. Zugspannung bedeutet nicht statische Muskelanspannung. Statische Muskelanspannung wird gebraucht, wenn ich einen schweren Gegenstand hebe oder länger halten möchte.

2) Die Zugspannung wird über die Gelenke – Fußgelenke, Knie, Hüften, Schultern, Ellbogen – realisiert. Wenn ich meinen Arm strecke, um etwas zu greifen, verwirkliche ich die Zugspannung. Diese muss aber immer einen Gegenpol haben, weil es sonst zu einer Überstreckung kommen kann. Bei den Armen sind die Ellbogen die beiden Pole.

3) Die Gelenke werden fixiert, bleiben aber beweglich. Ausgenommen sind die Handgelenke, die beweglich bleiben und nicht fixiert werden.

4) Füße und Scheitelpunkt sind die äußeren Eckpunkte der Zugspannung. Der Kopf wird entspannt aufrecht getragen.

5) Der Körper behält seine natürliche Körperspannung im entspannten aufrechten Stehen bei. Es gibt «starke» und «schwache» Phasen im Wechsel der Körperspannung, entsprechend den Atemphasen.

6) Das «Lebenstor» in der Lendenwirbelsäule muss aktiviert werden. Dazu verhelfen Schaukelbewegungen des Beckens, die sogenannte Beckenschaukel.

7) Der Atem entsteht aus den Bewegungen.

8) Alle Aktivitäten werden «vom Geist geführt».

Für beide Atemtypen gilt:

1) Die Füße müssen präzise an bestimmten Stellen belastet werden. Beim Ausatmen vorn im Fuß, beim Einatmen hinten. Wo genau, ist beim Ein- und Ausatmer verschieden. (Dies wird im Folgenden ausgeführt).

2) Die Knie müssen «fixiert» werden, sodass ihr Lot zwischen großen und zweiten Zeh fällt. Sie dürfen nicht seitlich bewegt werden.

3) Die Hüftgelenke müssen ebenfalls «fixiert» werden. Sie bewegen sich zwar, folgen aber der Bewegung des Zentrums im Unterbauch: Das Weichteilgewebe führt, die Knochen folgen.

4) Beckenschaukel bedeutet immer eine Bewegung der ganzen Wirbelsäule, die von leichten Kippbewegungen in der Lendenwirbelsäule ausgelöst wird.

5) Arme und Rücken sind wie ein Ball. Der obere Rücken muss immer rund bleiben. Schultern und Arme dürfen sich nur so bewegen, dass der Rücken rund bleiben kann.

6) Die Arme dürfen nie als Ganzes – mit steifen Gelenken und «irgendwie angehängten» schlaffen Händen – bewegt werden, sondern bilden mit lockeren Gelenken und zusammen mit dem Rücken elastische Bälle.

Die Unterschiede zwischen den Atemtypen

Der Einatmer atmet aktiv ein, und zwar in Brustkorb und Rücken. Seine Ausatmung erfolgt passiv durch Loslassen. Der Ausatmer atmet aktiv aus, und passiv ein; beides geschieht in Bauch und Flanken. Das erfordert jeweils unterschiedliche Körperhaltungen.

1) Der Einatmer steht überwiegend aufrecht, der Ausatmer leicht nach vorn geneigt.

2) Einatmer stehen in der Kraftphase fersengestützt, Ausatmer ballengestützt.

3) Der Einatmer kann in den Übungen seine Knie beugen und strecken, der Ausatmer behält seine gebeugten Knie immer bei.

4) Das Becken des Einatmers steht grundsätzlich senkrecht (fersengestützt). Das Becken des Ausatmers ist grundsätzlich gekippt (das Steißbein zeigt leicht nach oben), die Ballen tragen das Gewicht.

5) Die Hüftgelenke des Einatmers sind gestreckt, die des Ausatmers geflext.

6) Die Armhaltungen und -bewegungen des Einatmers sind weiter und höher als die des Ausatmers.

7) Der Einatmer trägt den Kopf mit erhobenem Kinn, von unten gestützt (Stockpuppe), der Ausatmer mit waagrechtem Kinn, den Kopf wie von einer Schnur am Scheitel gehalten (Marionette).

8) Der Einatmer hat ein Haltungsvorbild in Charlie Chaplin, der Ausatmer eher im Komiker Otto Waalkes.

Bitte beachten: Alle ruhenden Stellungen sind für Atemübungen nicht gut geeignet; dazu müssen sie in Bewegung verbunden werden, was später erklärt wird. Dem Prinzip folgend, dass die Körperhaltung den Atem «hervorbringt», wird in der jeweiligen Haltung die optimale Voraussetzung zunächst für jeweils eine Atemphase eingeübt. Man überlässt den Atem am Anfang beim Üben deswegen am besten sich selbst, wohl wissend, welche Phase «dran» ist. Auf keinen Fall soll der Atem technisch «gemacht» werden.

Bei Einatmern und Ausatmern haben wir unterschiedliche Schritte / Reihenfolgen bzw. der Ablauf der Übungen folgt nicht dem gleichen Muster. Dadurch werden die unterschiedlichen Himmlischen Kreisläufe berücksichtigt. (siehe Seite 140 ff.)

Übungen für Einatmer (lunare Positionen)

Vorbereitung:

Yang-Position des Körpers («schwache» Phase, ausatmen). Sie ist leichter zu finden als die Yin-Position und dient deswegen als Einstieg.

Ausgehend vom etwa schulterbreiten, parallelen Stand der Füße beugt der Einatmer die Knie und lässt sein Becken senkrecht absinken. Dadurch wird die Lendenwirbelsäule gerade, der Rumpf samt Kopf, mit leicht angehobenen Kinn, bleiben aufrecht. In dieser Haltung kann der Atem des Einatmers sanft entweichen, ohne dass der Brustkorb zusammensinken müsste.

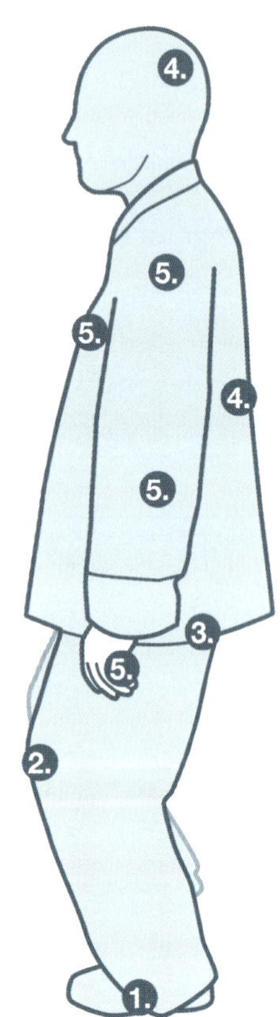

1. Gewichtsverteilung in den Füßen:
70 % auf den Fersen, 30 % auf den vier Zehen, der große Zeh ist nicht belastet (der Großzehballen dagegen schon). Die Fuß-Innenkante ist mehr belastet als die Außenkante.

2. Die Knie:
Das Lot von den Knien zu den Füßen fällt zwischen dem großen und zweiten Zeh in den Fuß. Die Knie dürfen weder nach außen gedrückt werden noch nach innen fallen. Die Knie dürfen über die Zehen hinaus gebeugt werden.

3. Becken und Hüftgelenke:
Das Becken «hängt» mit senkrechter Lendenwirbelsäule, die Hüftgelenke sind gestreckt (von den Fersen getragen), die Leisten aber eingesunken, d.h., das Becken ist nicht nach vorne geschoben, z.B. mit falscher Steißbein-Ausrichtung nach vorn/unten.

Für diese Bewegung vollführen die Oberschenkel eine abwärts gerichtete Außenrotation, die das Gewicht in den Vorderfuß sinken lässt, ohne den Kontakt mit der Ferse zu verlieren. Dabei bleiben die Knie am Platz, dürfen sich tiefer beugen, über die Zehen hinaus, aber nicht seitlich ausweichen. Durch das senkrechte Absenken des Beckens – ähnlich einem Jo-Jo – gleitet das Körpergewicht am Ende dieser Phase in die Zehen, die etwas belastet werden; der Großzeh allerdings nicht. Die Fersen dürfen den Kontakt mit dem Boden dabei nicht verlieren, damit die Körperachse nicht nach vorn verschoben wird, sondern Teil der Weltachse wird.

4. Wirbelsäule und Kopf:
Die Wirbelsäule ist lotrecht, das Kinn leicht angehoben («hochnäsig»), der Nacken locker. Der Scheitel strebt nach oben.

5. Schultern, Brust, Arme und Hände:
Arme hängen entspannt. (Hier braucht das Dreieck Rücken/Ellbogen/Kopf noch nicht berücksichtigt zu werden.)

Vorstellung: Der aufrechte Körper sinkt senkrecht in den Boden.

Diese Beschreibung gilt für alle folgenden schwachen Phasen der Übungen für Einatmer: II, IV, VI, VIII. Die unterschiedlichen Armhaltungen, die nun das «Rückendreieck» berücksichtigen, werden jeweils dort beschrieben.

Übung I, Yin, Einatmer

Starke Phase: einatmen

In den Yin-Phasen wird die Krümmung (Lordose), der «Knick», in der Lendenwirbelsäule durch Beugung des Rumpfes nach hinten wirksam. Diese Beugung muss unbedingt durch Verwurzelung der Füße in den Fersen gehalten werden und darf keinesfalls in der Wirbelsäule allein ausgeführt werden. Diese Rumpfhaltung ermöglicht die tiefe Einatmung in den oberen Rumpf, wobei die Brust auf der Vorderseite nicht geweitet werden darf, damit Atem und Qi im Rücken aufsteigen können.

Position der Hände: unterhalb der Hüften, energetische Funktion der Daumen: Rückbindung des Qi zum Oberen Dantian.

1. Gewichtsverteilung in den Füßen:
90 % auf den Fersen, 10 % auf den vier Zehen. Der große Zeh ist nicht belastet (der Großzehballen dagegen schon). Die Fuß-Innenkante ist mehr belastet als die Außenkante.

2. Die Knie:
Das Lot von den Knien zu den Füßen fällt zwischen dem großen und zweiten Zeh in den Fuß. Die Knie dürfen weder nach außen gedrückt werden noch nach innen fallen. Die Knie sollten über die Zehen hinaus gebeugt werden.

3. Becken und Hüftgelenke:
Das Becken steht schräg nach hinten gekippt über den Fersen, die Hüftgelenke sind deutlich gestreckt.

Diese Rückwärtsneigung des Rumpfes wird von einer aufwärts gerichteten Innenrotation der Oberschenkel verursacht, mit der unbedingten Verwurzelung in den Fersen. Weil die Position der Knie nicht seitlich verändert wird, entsteht die (Innen-)Beinspirale, die von unten nach oben verläuft. Diese Aufwärtsbewegung muss sich in der Wirbelsäule bis zum Scheitel fortsetzen, weil diese von den Fersen aus gestreckt wird. Vorsicht ist also geboten beim Erlernen der Übung: Erst sollte Sicherheit in der Verwurzelung vorhanden sein, bevor man den «Rückwärtsknick» versucht.

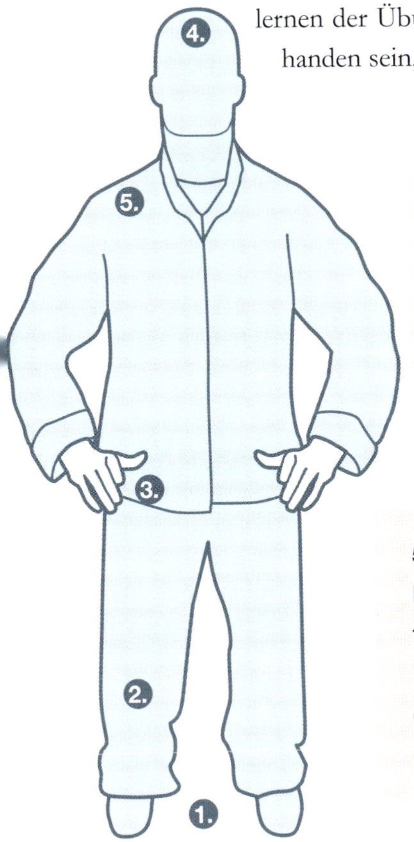

4.

5.

3.

2.

1.

4. Wirbelsäule und Kopf:
Die Wirbelsäule ist nach hinten gebeugt mit dem «Knick» zwischen LW 3 und 4, das Kinn deutlich angehoben («hochnäsig»). Der Kopf fällt leicht in den lockeren Nacken.

5. Schultern, Brust, Arme und Hände:
Die Ellbogen bilden das Dreieck, allerdings kleiner als bei den folgenden Übungen, weil die Hände unterhalb der Hüften sind. Die Daumen zeigen zum Kopf, mit geknickten «starken» Handgelenken. Die Handflächen zeigen zueinander, als würden sie etwas halten, z. B. eine kleine Handharmonika.

Vorstellung: Aus den Füßen steigt das Qi in den Beinen zum Beckenboden auf.

Bild: Ich ziehe meine Kraft aus der Erde.

Idee: Der Energiestrom richtet mich auf.

Diese Beschreibung gilt für alle folgenden starken Phasen der Übungen für Einatmer: III, V, VII. Die unterschiedlichen Armhaltungen werden jeweils beschrieben.

Die Verbindung der Haltungen

Der Wechsel der Haltungen geschieht langsam und in gleichmäßigem Tempo. Da die Bewegung dazu dient, eine ruhende Haltung mit der nächsten zu verbinden, die dann eine Weile gehalten wird, was die ganze Aufmerksamkeit fordert, ist es hier (anders als bei Qigong im Sitzen) noch nicht nötig, die Atmung zu beachten. Die Haltungen bereiten den Körper darauf vor, atemtypisch «richtig» zu atmen. Hier wird der Wechsel von der vorbereitenden Stellung zu Übung I dargestellt. Alle Wechsel sollen entsprechend (langsam und bewusst) ausgeführt werden.

Zu beachten: Die jeweils starke Phase wird direkt «eingeschaltet», die jeweils schwache Phase allmählich eingenommen.

«Direktes Einschalten» der Bewegung bedeutet, dass das Beugen der Knie sofort den Rücken zum «Knick» hin reagieren lässt und synchron der «Knick» hinter den Daumen beginnt. (Beim Wechsel von der starken in die schwache Phase werden die «Knicke» allmählich aufgelöst)

Wechsel von «Vorbereitung» (Yang Ausgangsposition) zu Übung I, Yin, Einatmer

1) Der Rumpf beginnt, sich leicht rückwärts zu neigen. Die Rückwärtsneigung wird eingeleitet durch Beugen der Knie, in welche das kippende Becken quasi hineingleitet. Die ganze Wirbelsäule ist beteiligt. Dabei muss das Gewicht deutlich in den Hacken der Fersen verankert werden, damit keine Verschiebung der Körperachse stattfindet. Eine Verschiebung muss vermieden werden, da sonst ein Hohlkreuz entsteht. Der Kopf folgt dieser Bewegung, das Kinn zeigt nach oben.

2) Gleichzeitig öffnen sich die Ellbogen und die Handgelenke knicken hinter den Daumen ab: Es entsteht das Dreieck von Rumpf und Oberarmen und die «Tigermäuler», in denen die Daumen zum Kopf zeigen.

Übung II, Yang, Einatmer

Schwache Phase: ausatmen

Position der Hände: in Kopfhöhe, energetische Funktion der Daumen: Rückbindung des Qi zum Unteren Dantian.

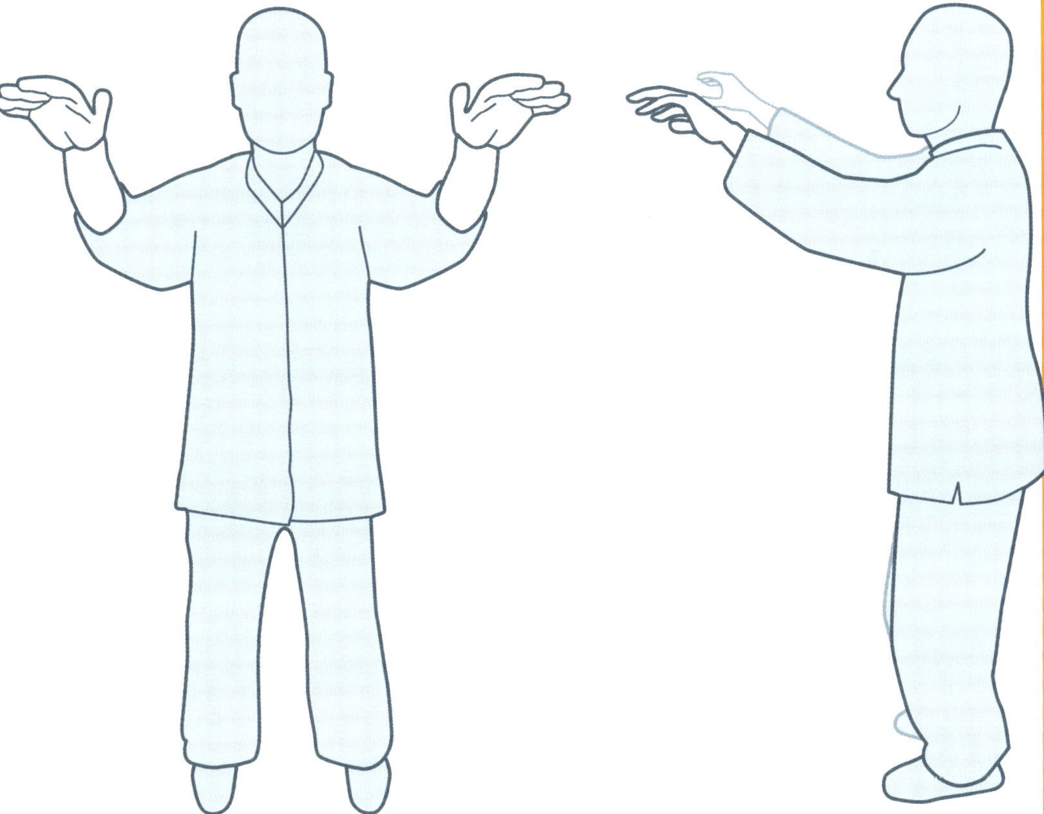

Schultern und Arme bis zu den Ellbogen bilden das Dreieck. Die Arme sind «schwache» Arme, fast gestreckt in Schulterhöhe angehoben, Handflächen zeigen zum Boden. Das «Tigermaul» öffnet sich in die Weite, schräg nach oben, die Daumen zeigen «indirekt» zum Unteren Dantian.

Vorstellung: Qi strömt von oben in die Weite.

Bild: Die Arme liegen auf einem großen Ball.

Idee: Mein Kopf wird frei.

Übung III, Yin, Einatmer

Starke Phase: einatmen

Position der Hände: in Höhe der Hüften, energetische Funktion der Daumen: Rückbindung des Qi zum Oberen Dantian.

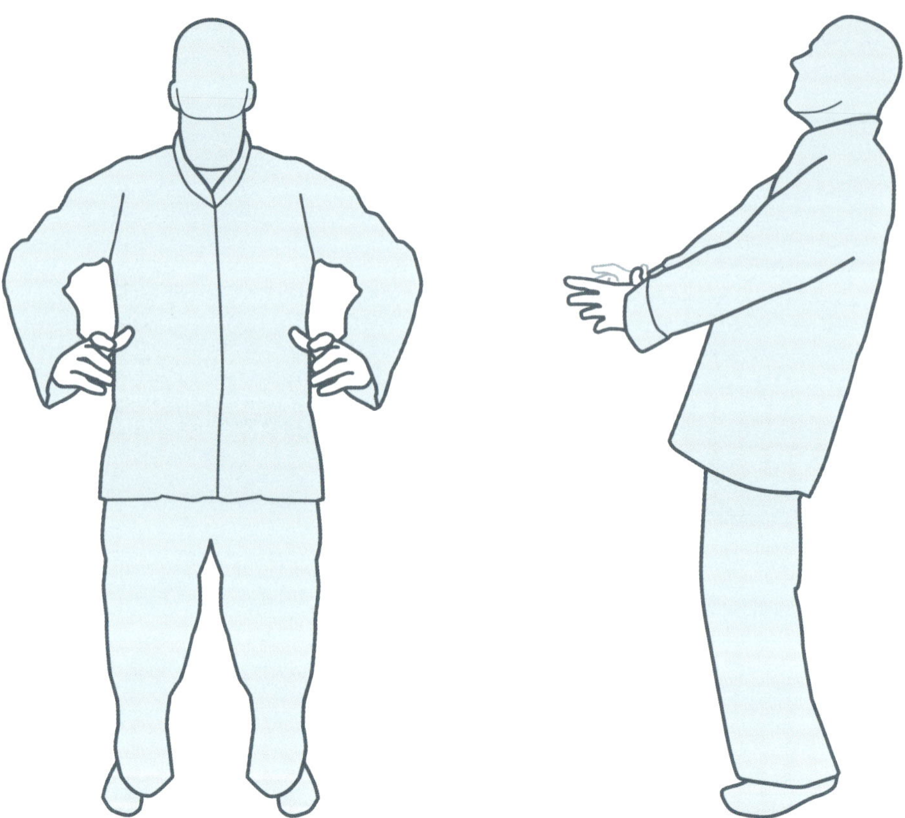

Schultern und Arme bis zu den Ellbogen bilden das Dreieck. Die Arme sind «starke» Arme, Handgelenke in Hüfthöhe, Handflächen zeigen zur Erde. Die Tigermäuler öffnen sich nach vorn oben, die Daumen zeigen «direkt» zum Oberen Dantian. Den «Daumenknick» beachten.

Vorstellung: Qi sammelt sich im Unteren Dantian; ich sammle und schütze es.

Bild: Meine Hände berühren einen großen Ball, der vor mir auf dem Boden liegt.

Idee: Mein Zentrum wird stark und fest.

Übung IV, Yang, Einatmer

Schwache Phase: ausatmen

Position der Hände: Handgelenke in Hüfthöhe, energetische Funktion der Daumen: Rückbindung des Qi zum Oberen Dantian.

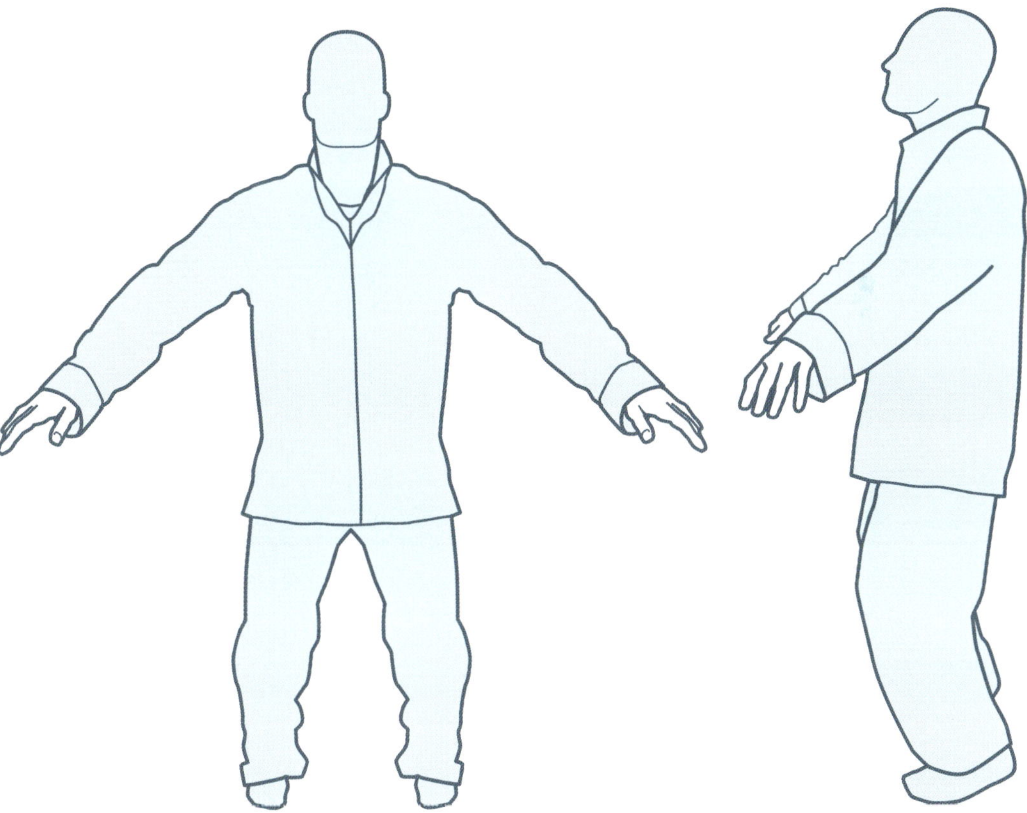

Schultern und Arme bis zu den Ellbogen bilden das Dreieck. Die Arme sind «schwache» Arme, Handgelenke etwa in Hüfthöhe, Handflächen zeigen zum Boden. Das «Tigermaul» öffnet sich in die Weite, schräg nach unten. Die Daumen zeigen «indirekt» zum Oberen Dantian.

Vorstellung: Qi strömt nach außen und unten.

Bild: Die Arme wachsen in den Boden wie die Schnüre eines Zeltes.

Idee: Die Anspannung meiner Schultern rieselt zum Boden.

Übung V, Yin, Einatmer

Starke Phase: einatmen

Position der Hände: Handgelenke in Schulterhöhe, energetische Funktion der Daumen: Rückbindung des Qi zum Unteren Dantian.

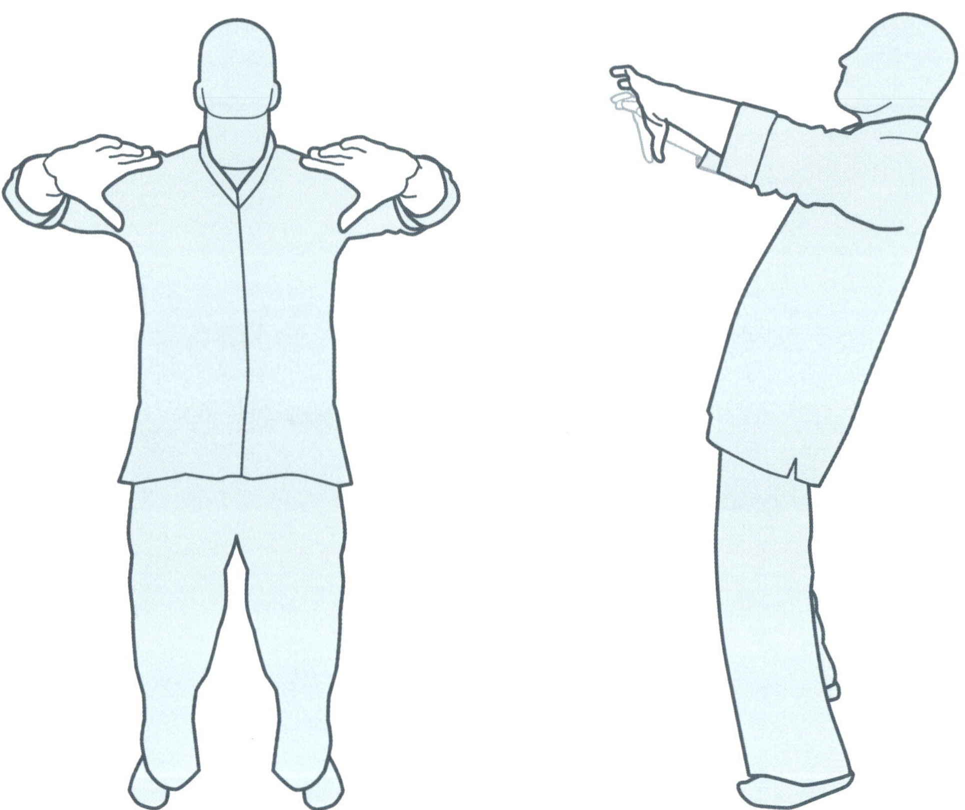

Schultern und Arme bis zu den Ellbogen bilden das Dreieck. Die Arme sind «starke» Arme, Handgelenke etwas über Schulterhöhe. Die Tigermäuler öffnen sich nach vorn oben, die Daumen zeigen «direkt» zum Unteren Dantian. Der «Daumenknick» wird zum «Handgelenkknick».

Vorstellung: Das Qi steigt im Rücken auf zum Scheitel.

Bild: Der Ball der Arme hält mich in meiner Rückwärtsneigung.

Idee: Mein Geist wird wach und klar.

Übung VI, Yang, Einatmer

Schwache Phase: ausatmen

Position der Hände: Handgelenke in Schulterhöhe, energetische Funktion der Daumen: Rückbindung des Qi zum Unteren Dantian.

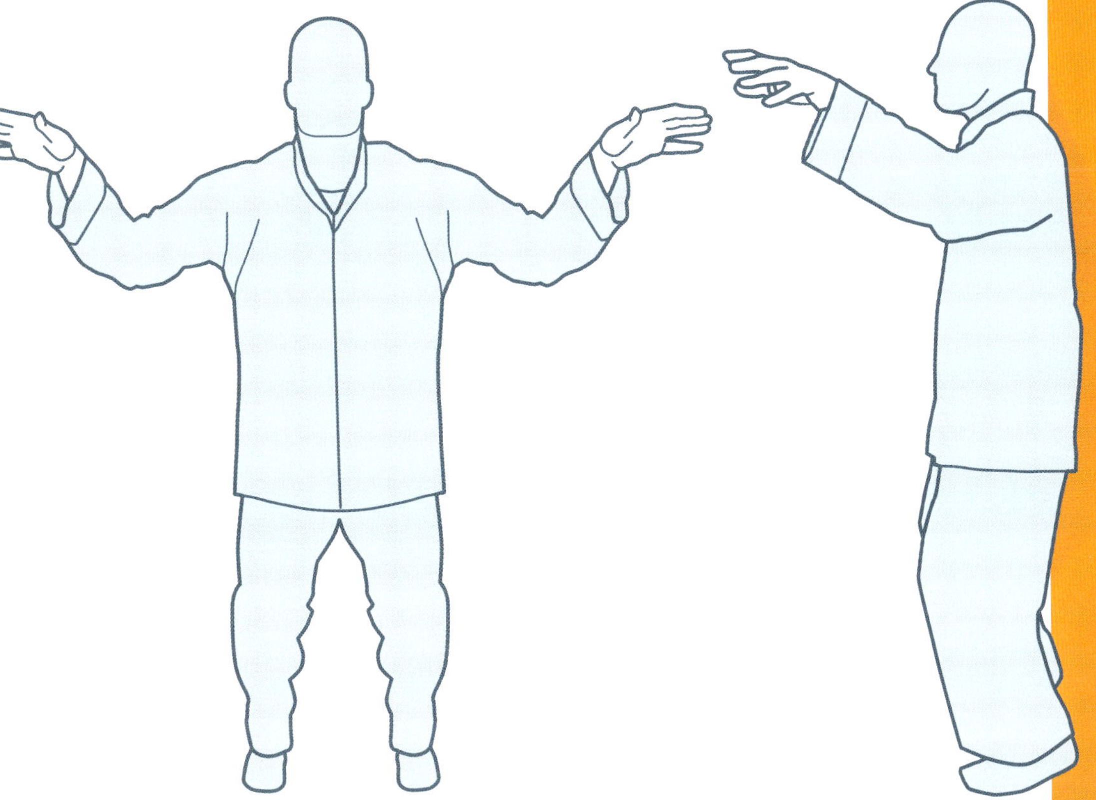

Schultern und Arme bis zu den Ellbogen bilden das Dreieck. Die Arme sind «schwache» Arme, Handgelenke etwa in Schulterhöhe. Das «Tigermaul» öffnet sich in die Weite, schräg nach oben, die Handflächen zeigen nach außen. Die Daumen zeigen «indirekt» zum Unteren Dantian.

Vorstellung: Qi fließt nach außen, erst in die Weite und dann absinkend, der Krümmung der Erde folgend.

Bild: Albatros sitzt auf der Klippe, bereit zum Abheben.

Idee: Arme, Schultern, Kopf werden frei und weit.

Übung VII, Yin, Einatmer

Starke Phase: einatmen

Position der Hände: in Ellbogenhöhe, energetische Funktion der Daumen: Rückbindung des Qi zum Mittleren Dantian.

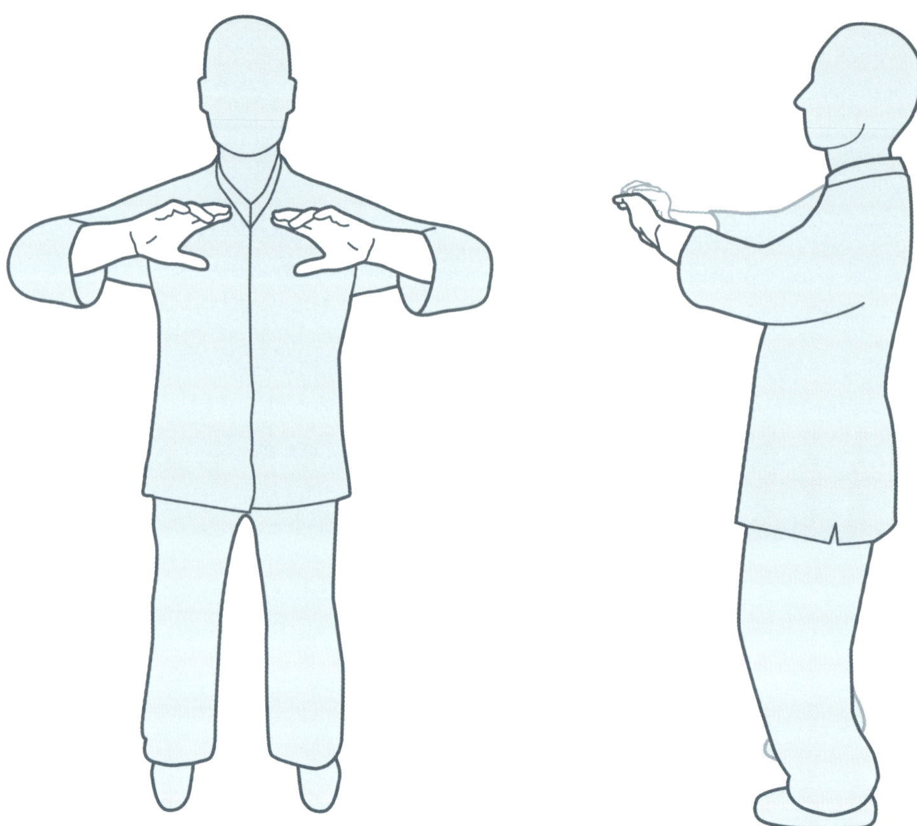

Schultern und Arme bis zu den Ellbogen bilden das Dreieck. Die Arme sind «starke» Arme, Handgelenke in Höhe der Ellbogen, Handflächen zeigen zum Boden. Die «Tigermäuler» zeigen zueinander, die Daumen «direkt» zum Mittleren Dantian. Zusätzlich zum «Daumenknick» sind die Handgelenke etwas geknickt.

Vorstellung: Qi füllt meine Brust.

Bild: Pferde sanft zügeln auf einem Streitwagen.

Idee: Meine Emotionen lösen sich.

Übung VIII, Yang, Einatmer

Schwache Phase: ausatmen

Position der Hände: in Ellbogenhöhe, energetische Funktion der Daumen: Rückbindung des Qi zum Mittleren Dantian.

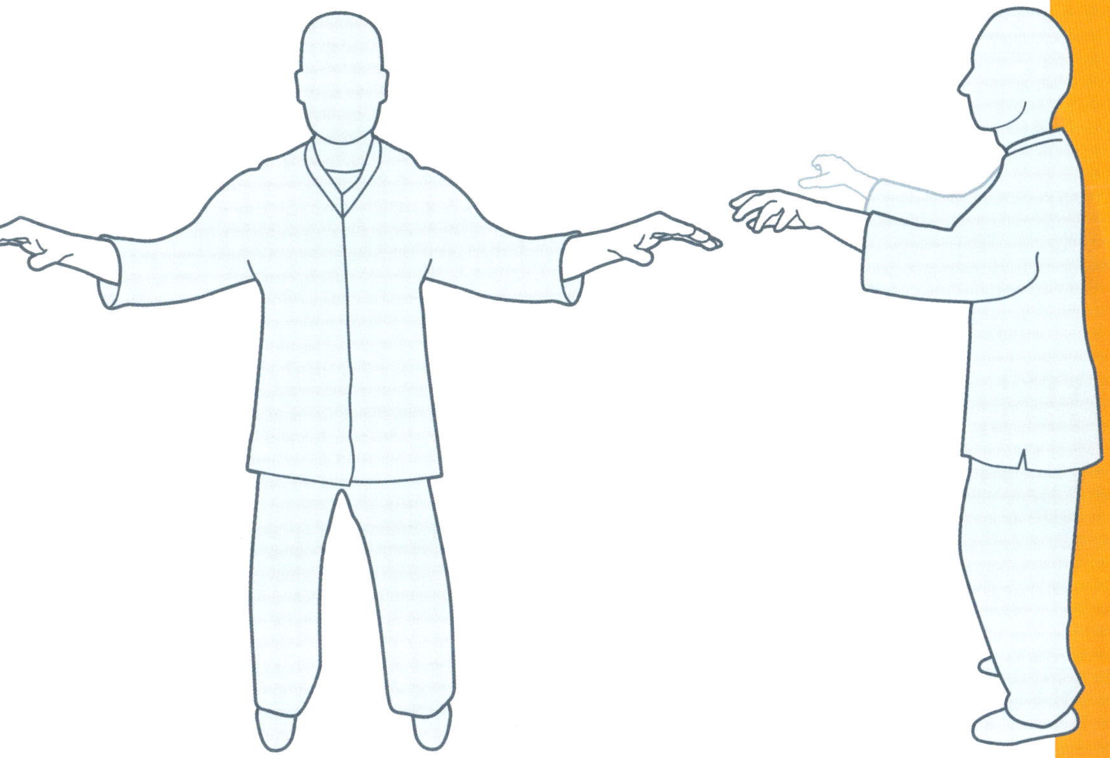

Schultern und Arme bis zu den Ellbogen bilden das Dreieck. Die Arme sind «schwache» Arme, Handgelenke in Höhe der Ellbogen. Die Tigermäuler öffnen sich in die Weite, schräg nach vorn, die Handflächen zeigen zum Boden, die Daumen «indirekt» zum Mittleren Dantian.

Vorstellung: Qi entschwebt in die Weite.

Bild: Die Zügel lockerlassen, damit die Pferde antraben können.

Idee: Ich werde ruhig.

Anschließend kann der Ablauf wiederholt werden.

Abschluss:

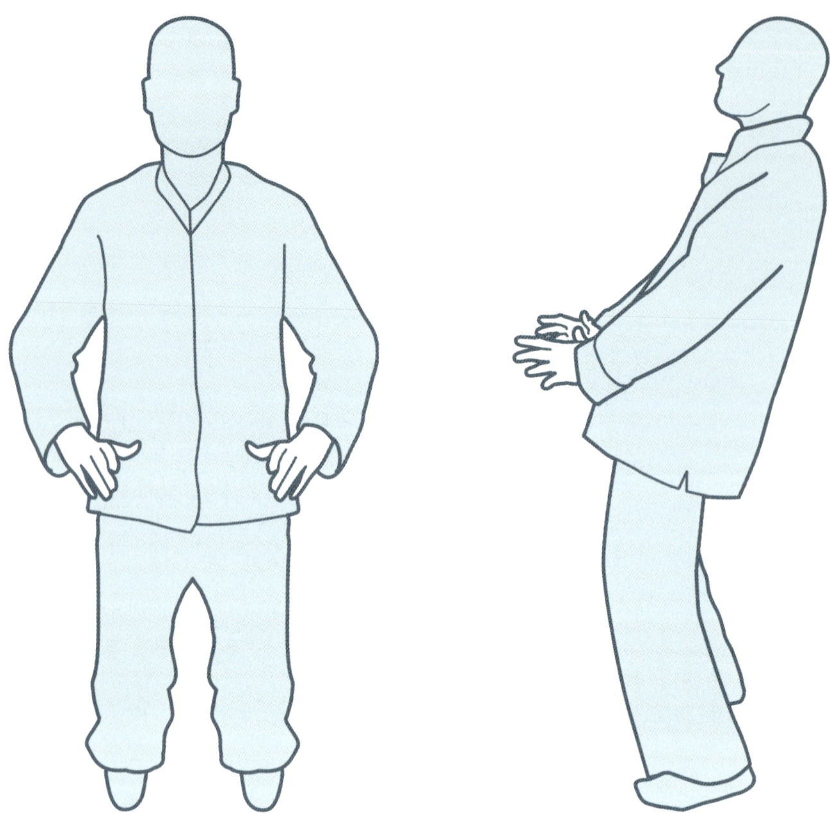

a) Yin wie Übung I

Starke Phase: einatmen

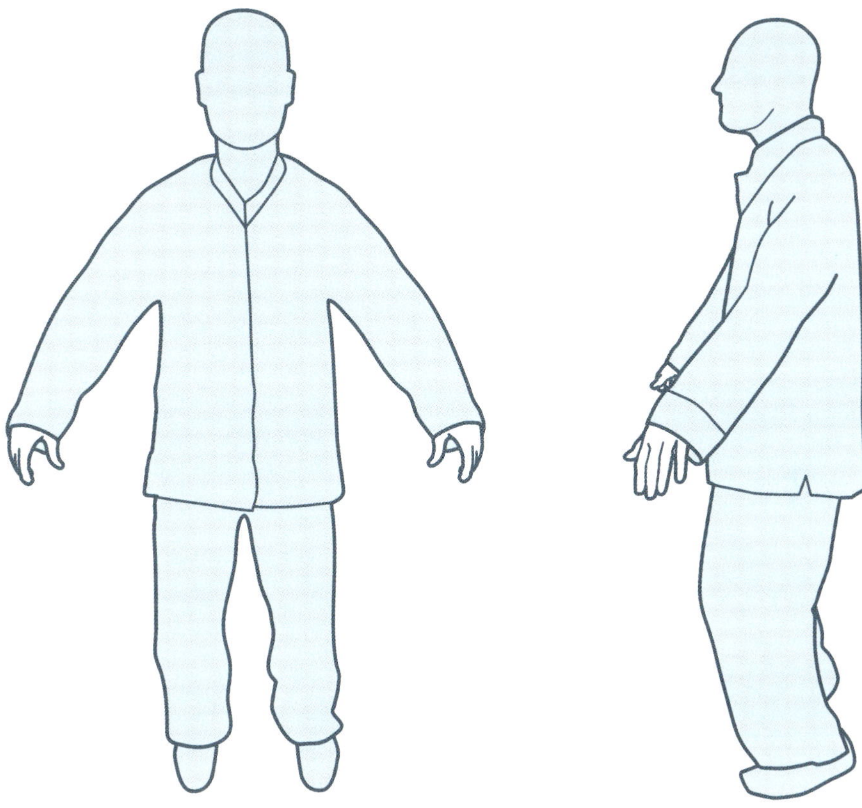

b) Yang wie Übung IV

Schwache Phase: ausatmen (Unterschied: Die Arme tiefer und die Knie am Ende strecken). Die Füße zusammennehmen.

Übungen für Ausatmer (solare Positionen)

Bei Einatmern und Ausatmern haben wir unterschiedliche Schritte / Reihenfolgen bzw. der Ablauf der Übungen folgt nicht dem gleichen Muster. Dadurch werden die unterschiedlichen Himmlischen Kreisläufe berücksichtigt.

Vorbereitung:

Yang-Position des Körpers. Sie ist leichter zu finden als die Yin-Position und dient deswegen als Einstieg.

Starke Phase: ausatmen

Ausgehend vom etwa schulterbreiten, parallelen Stand der Füße beugt der Ausatmer die Knie und gleichzeitig den Rumpf leicht nach vorn. Dadurch wird die Krümmung in der Lendenwirbelsäule (Lordose), der «Knick», etwas verstärkt, sodass das Steißbein sich etwas nach hinten und oben ausrichtet. Bei den Ausatmern ist der «Knick» in der normalen aufrechten Haltung bereits vorhanden bzw. sollte wieder «freigelegt» werden, wenn falsche Übung, um die Lendenwirbelsäule ständig aufrecht zu halten, sie «begradigt» hat. Diese Beckenhaltung unterstützt die Ausatmung, die starke Atemphase des Ausatmers, wenn das Brustbein entspannt gehalten wird. Wird es das nicht, entsteht ein Hohlkreuz. Wichtig ist hier, die ganze Wirbelsäule «mitzunehmen» und nicht nur das Becken zu bewegen.

1. Gewichtsverteilung in den Füßen:
70 % auf den Ballen, 30 % auf dem «Fersenbalkon» (die Stelle, wo die Ferse in den Mittelfuß übergeht); die Zehen werden nicht belastet. Die Fuß-Außenkante ist mehr belastet als die Innenkante.

2. Die Knie:
Das Lot von den Knien zu den Füßen fällt zwischen dem großen und dem zweiten Zeh in den Fuß. Die Knie dürfen weder nach außen gedrückt werden noch nach innen fallen. Die Knie dürfen nicht über die Zehen hinaus gebeugt werden.

Kippt der Ausatmer sein Becken samt Rumpf über seine Oberschenkel, vollführen die Oberschenkel eine leichte Innenrotation, die insgesamt in den Beinen eine Innenspirale bewirkt, und zwar von oben nach unten. Dies geschieht jedoch nur, wenn der «Knick» im Rücken aktiv ist und die Knie an ihrem Platz «über den Zehen» bleiben. (Das Lot der Knie soll zwischen Großzeh und zweiten Zeh fallen, die Knie sollen sich seitlich nicht bewegen und dürfen nicht über die Zehen hinaus gebeugt werden.) Sind diese Bedingungen nicht erfüllt, kann diese Spirale nicht entstehen.

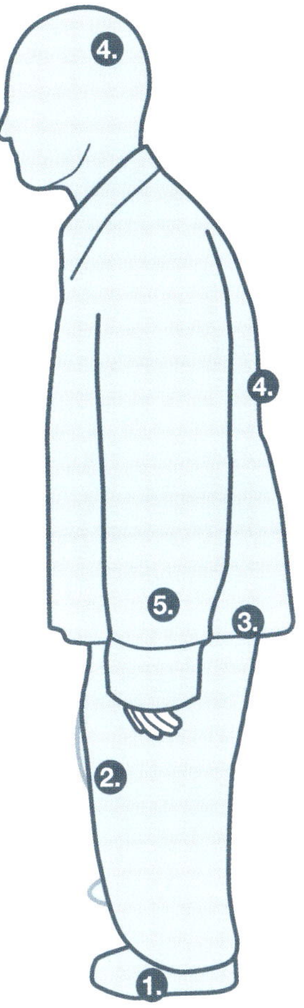

3. Becken und Hüftgelenke:
Das Becken hängt gekippt auf den Oberschenkeln, die Hüftgelenke sind geflext (nicht von den Fersen getragen). Die Leisten sind eingesunken, d.h. das Becken ist nach vorne gekippt, das Steißbein zeigt leicht nach oben.

4. Wirbelsäule und Kopf:
Die Wirbelsäule ist nach vorn geneigt, mit dem «Knick» zwischen vierten und fünften Lendenwirbel. Das Kinn ist waagerecht, der Nacken locker. Der Kopf ist gehalten wie von einer Schnur, die am Scheitel ansetzt.

5. Arme hängen locker an den Seiten.
(Hier braucht das Dreieck Rücken/Ellbogen/Kopf noch nicht berücksichtigt zu werden.

Diese Beschreibung gilt für alle folgenden starken Phasen der Übungen für Ausatmer: II, IV, VI, VIII. Die unterschiedlichen Armhaltungen werden jeweils beschrieben.

Übung I, Yin, Ausatmer

Schwache Phase: einatmen

Die komplementäre Haltung, die das Einatmen des Ausatmers ermöglicht, besteht darin, das Becken aus seiner gekippten Haltung leicht aufzurichten, sodass sich die Krümmung der Lendenwirbelsäule in Richtung «Geradewerden» etwas ausgleicht (sollte aber beim Ausatmer nie ganz gerade bzw. aufrecht sein, weil sonst die Hüftgelenke zu tragen beginnen wie beim Einatmer, was schlecht für den Ausatmer ist). Dadurch weitet sich der Unterbauch und entspannen sich die Flanken, sodass der Atem in diesen Bereich einsinken kann, idealerweise reflexhaft, deswegen auch «schwache Phase».

Position der Hände: unterhalb der Hüften, energetische Funktion der Daumen: Rückbindung des Qi zum Oberen Dantian.

1. Gewichtsverteilung in den Füßen:
70 % auf dem Fersenbalkon, 30 % auf dem Fußballen. Die Fuß-Außenkante ist mehr belastet als die Innenkante.

2. Die Knie:
Das Lot von den Knien zu den Füßen fällt zwischen dem großen und dem zweiten Zeh in den Fuß. Die Knie dürfen weder nach außen gedrückt werden noch nach innen fallen. Die Knie dürfen nicht über die Zehen hinaus gebeugt werden.

3. Becken und Hüftgelenke:
Das Becken hängt gekippt auf den Oberschenkeln, die Hüftgelenke sind nun aber weniger geflext als in der Yang-Position (Leisten jedoch weiterhin eingesunken), d.h. das Becken ist weiterhin nach vorne gekippt, hat aber weniger Neigung als in der Yang-Position.

Diese Bewegung, die das Becken leicht aufrichtet, wird durch eine Außenrotation in den Oberschenkeln verursacht, die von oben nach unten verläuft. Die Aufrichtung des Beckens führt ihrerseits dazu, dass die Gewichtsverlagerung im Fuß nach hinten «rollt», wenn die Knie an ihrem Platz bleiben. (Die Knie dürfen sich nicht nur seitlich nicht verschieben, sondern müssen auch die vorherige Beugung beibehalten.) Bewegen sich die Knie mit, muss eine Verlagerung der Körperachse das Gewicht im Fuß nach hinten bringen – und das wäre falsch, weil die Gewichtsverlagerung nur durch die Beckenaufrichtung verursacht wird und nicht durch die Verschiebung der Körperachse.

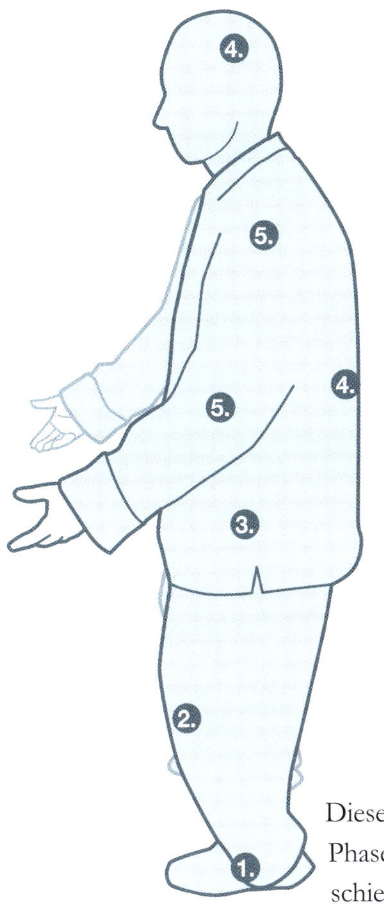

4. Wirbelsäule und Kopf:
Die Wirbelsäule ist weniger nach vorn gebeugt als in I, und in der Lendenwirbelsäule ist der «Knick» fast ganz verschwunden; das Steißbein zeigt mehr zum Boden als in I. Das Kinn ist waagrecht, der Nacken locker. Der Kopf ist gehalten wie von einer Schnur, die am Scheitel ansetzt.

5. Schultern und Arme bis zu den Ellbogen verwirklichen das Dreieck, aber hier sehr schmal. Die Arme sind «schwache» Arme. Die «Tigermäuler» öffnen sich in die Weite, schräg nach unten, die Handflächen zeigen zum Himmel, die Daumen «indirekt» zum Oberen Dantian.

Diese Beschreibung gilt für alle folgenden schwachen Phasen der Übungen für Ausatmer: III, V, VII. Die unterschiedlichen Armhaltungen werden jeweils beschrieben.

Vorstellung: Qi sucht seinen Weg von außen und oben und öffnet mich.

Bild: Ich klinke mich in das Energiefeld außerhalb von mir ein.

Idee: Da ankommen, wo ich bin.

Die Verbindung der Haltungen

Der Wechsel der Haltungen geschieht langsam und in gleichmäßigem Tempo. Da die Bewegung dazu dient, eine ruhende Haltung mit der nächsten zu verbinden, die dann eine Weile gehalten wird, was die ganze Aufmerksamkeit fordert, braucht die Atmung (anders als bei Qigong im Sitzen) noch nicht beachtet zu werden. Die Haltungen bereiten den Körper darauf vor, atemtypisch «richtig» zu atmen. Alle Wechsel sollen entsprechend langsam und bewusst ausgeführt werden.

Zu beachten: Die jeweils starke Phase wird direkt «eingeschaltet», die jeweils schwache allmählich eingenommen. «Direktes Einschalten» der Bewegung bedeutet, dass das Abkippen des Beckens im «Knick» im Rücken beginnt und synchron damit der «Knick» hinter den Daumen beginnt.

Wechsel von Übung I, Yin, Ausatmer, zu Übung II, Yang, Ausatmer

1. Die Oberschenkel beginnen eine Innenrotation, die Knie bleiben an ihrem Platz. Das Becken und mit ihm der Rumpf kippen über die Oberschenkel, das Steißbein steigt etwas nach oben, sodass der Knick entsteht.

2. Gleichzeitig knicken die Daumen in der Handgelenksfalte und die Tigermäuler führen die Hände vor die Schultern. Die Ellbogen bleiben, relativ zum Körper, am Platz.

Übung II, Yang, Ausatmer

Starke Phase: ausatmen

Position der Hände: Handgelenke in Schulterhöhe, energetische Funktion der Daumen: Rückbindung des Qi zum Unteren Dantian.

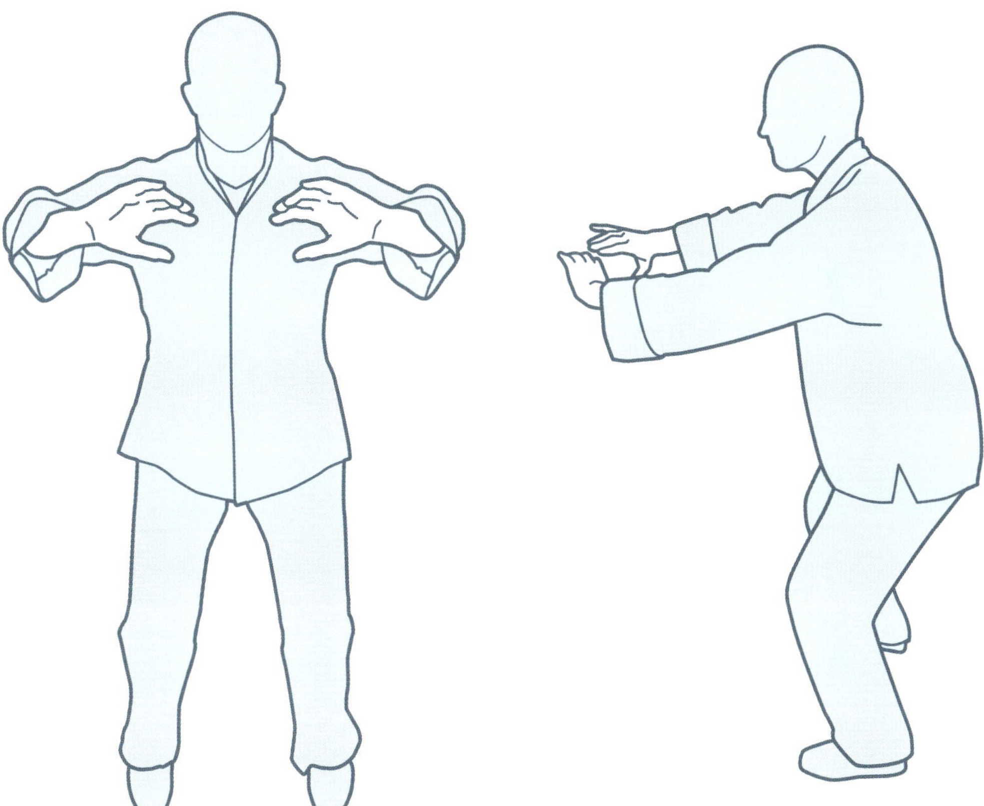

Schultern und Arme bis zu den Ellbogen bilden das Dreieck. Die Arme sind «starke», aber lange Arme, die Handgelenke etwa in Schulterhöhe, Handflächen zeigen zum Boden. Die «Tigermäuler» zeigen zueinander und die Daumen «direkt» zum Unteren Dantian.

Vorstellung: Mein Qi steigt im Rücken auf und ich entlasse es aktiv in die Weite.

Bild: Ein Strom zieht mich vorwärts.

Idee: Ich werde wach und achtsam.

Übung III, Yin, Ausatmer

Schwache Phase: einatmen

Position der Hände: in Höhe der Hüften, energetische Funktion der Daumen: Rückbindung des Qi zum Oberen Dantian.

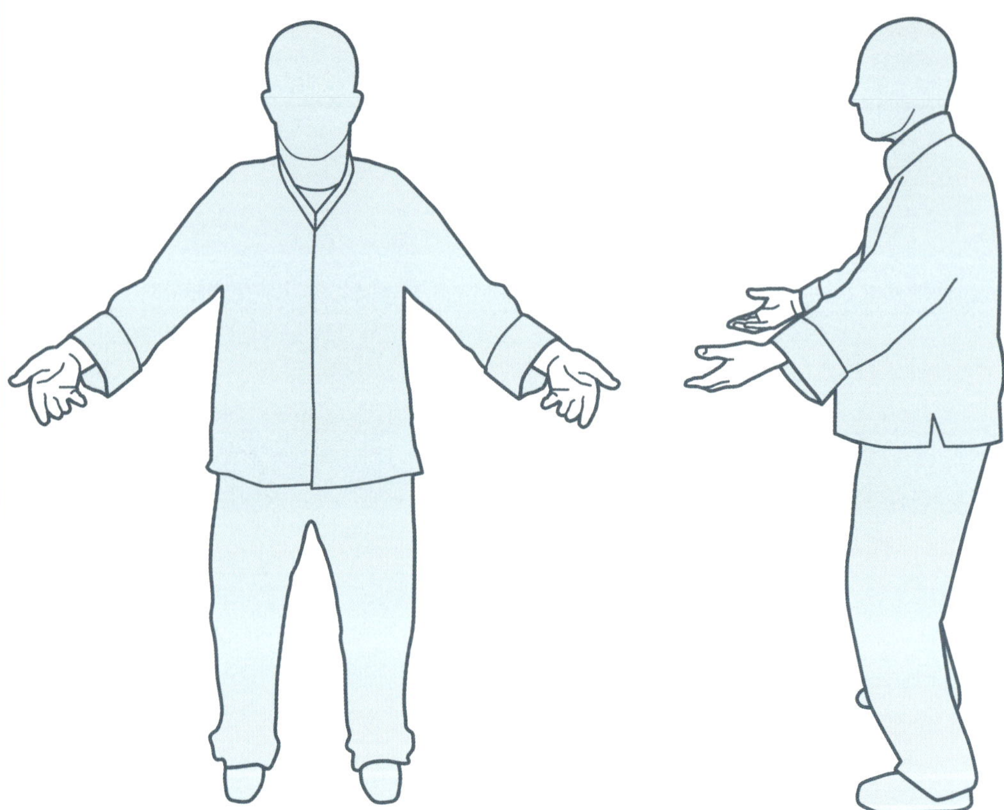

Schultern und Arme bis zu den Ellbogen bilden das Dreieck. Die Arme sind «schwache» Arme, die Unterarme zeigen nach unten, die Handflächen nach oben. Die «Tigermäuler» öffnen sich in die Weite, die Daumen zeigen «indirekt» zum Oberen Dantian.

Vorstellung: Qi steigt in den Armen auf ins Untere Dantian und sinkt von oben den Rücken herab zum Perineum und von dort ins Untere Dantian.

Bild: Mein Zentrum füllt sich wie von selbst.

Idee: Gelassenheit wird mir zuteil.

Übung IV, Yang, Ausatmer

Starke Phase: ausatmen

Position der Hände: Handgelenke in Hüfthöhe, energetische Funktion der Daumen: Rückbindung des Qi zum Oberen Dantian.

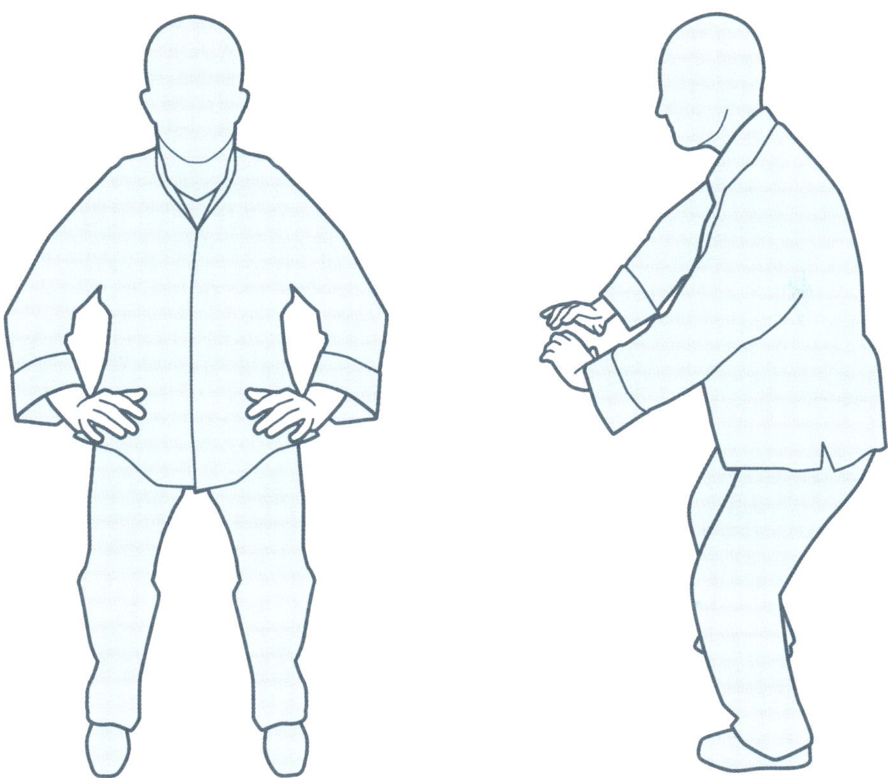

Schultern und Arme bis zu den Ellbogen bilden das Dreieck. Die Arme sind «starke» Arme, die Handgelenke etwa in Hüfthöhe, Handflächen zeigen nach unten. Die «Tigermäuler» zeigen zueinander, die Daumen «direkt» zum Oberen Dantian.

Vorstellung: Ich sammle und bewahre mein Qi im Unterbauch.

Bild: Meine Hände liegen auf einem großen Ball, der gleich nach vorne rollen könnte.

Idee: Ich bin voller Kraft und Sicherheit.

Übung V, Yin, Ausatmer

Schwache Phase: einatmen

Position der Hände: in Höhe der Ellbogen, energetische Funktion der Daumen: Rückbindung des Qi zum Mittleren Dantian.

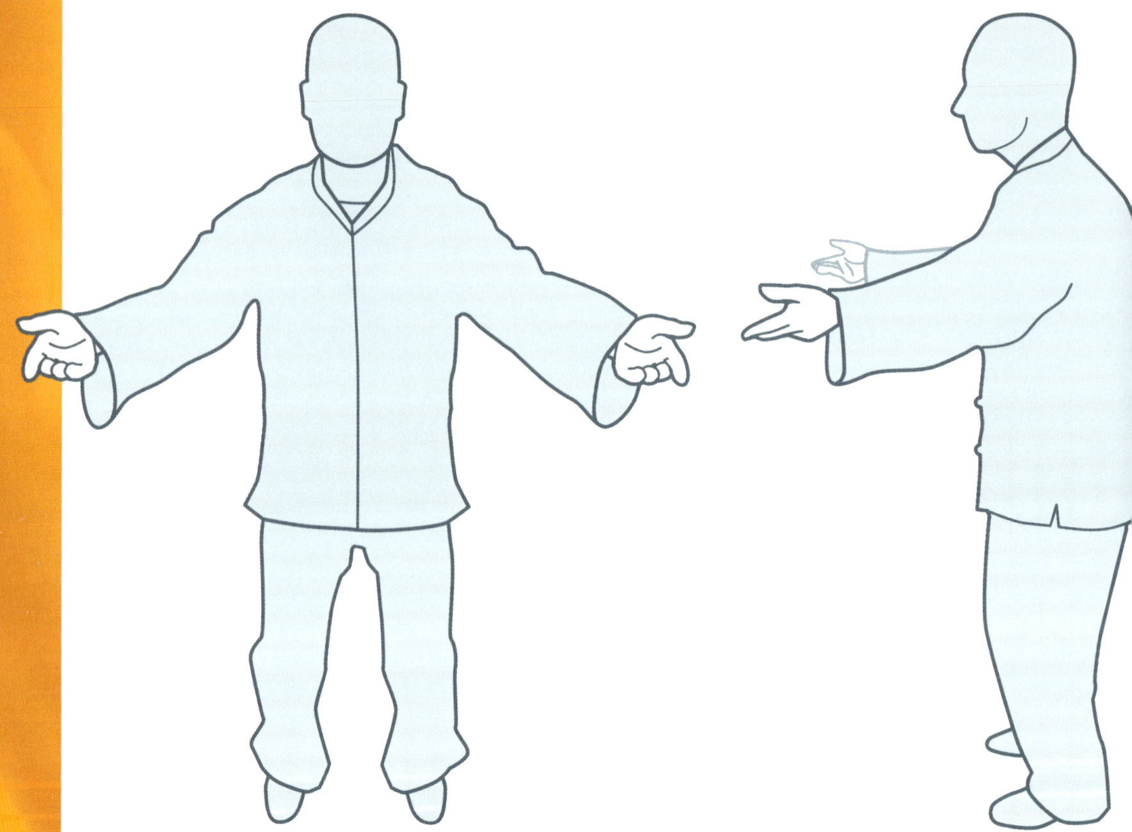

Schultern und Arme bis zu den Ellbogen bilden das Dreieck. Die Arme sind «schwache» Arme, die Unterarme zeigen leicht schräg zur Seite, die Handflächen leicht nach oben. Die «Tigermäuler» öffnen sich in die Weite, die Daumen zeigen «indirekt» zum Mittleren Dantian.

Vorstellung: Qi fließt in mein Herz.

Bild: Ich öffne mich.

Idee: Leichtigkeit und Freundlichkeit kommen zu mir.

Übung VI, Yang, Ausatmer

Starke Phase: ausatmen

Position der Hände: in Höhe der Ellbogen, energetische Funktion der Daumen: Rückbindung des Qi zum Mittleren Dantian.

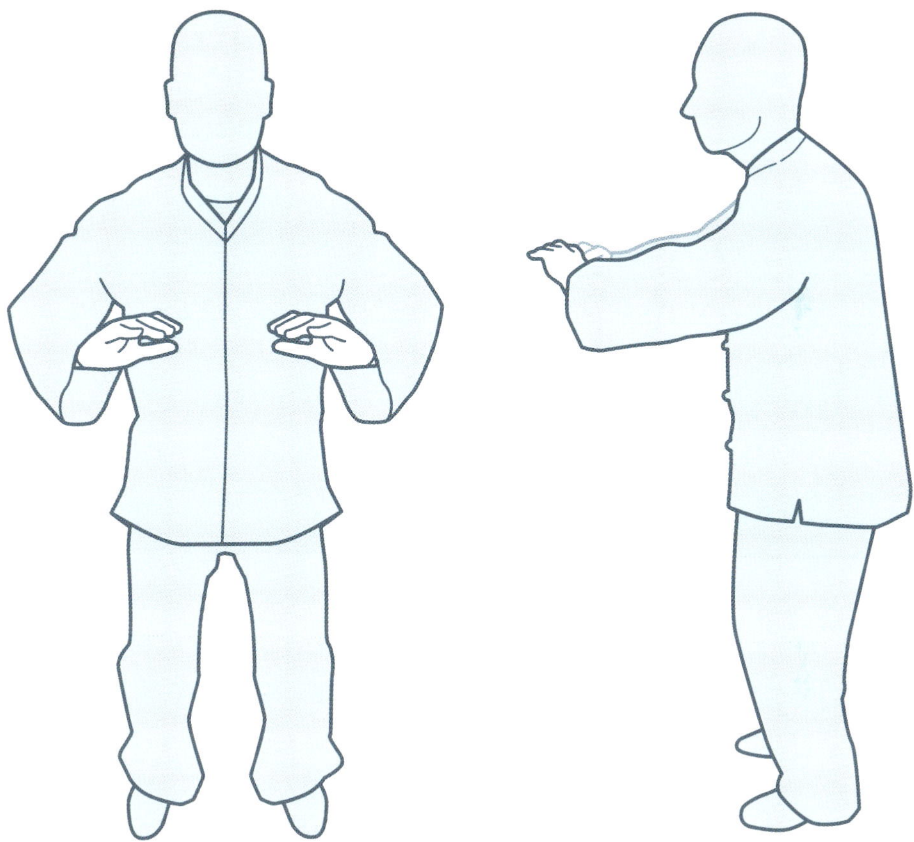

Schultern und Arme bis zu den Ellbogen bilden das Dreieck. Die Arme sind «starke» Arme, die Handgelenke etwa in Ellbogenhöhe, Handflächen zeigen zum Boden. Die «Tigermäuler» zeigen zueinander, die Daumen zeigen «direkt» zum Mittleren Dantian.

Vorstellung: Qi umgibt mein Herz.

Bild: Mich trägt die Erde, auf der ich ruhe.

Idee: Ich bin bereit, zu geben.

Übung VII, Yin, Ausatmer

Schwache Phase: einatmen

Position der Hände: Handgelenke in Höhe der Schultern, energetische Funktion der Daumen: Rückbindung des Qi zum Unteren Dantian.

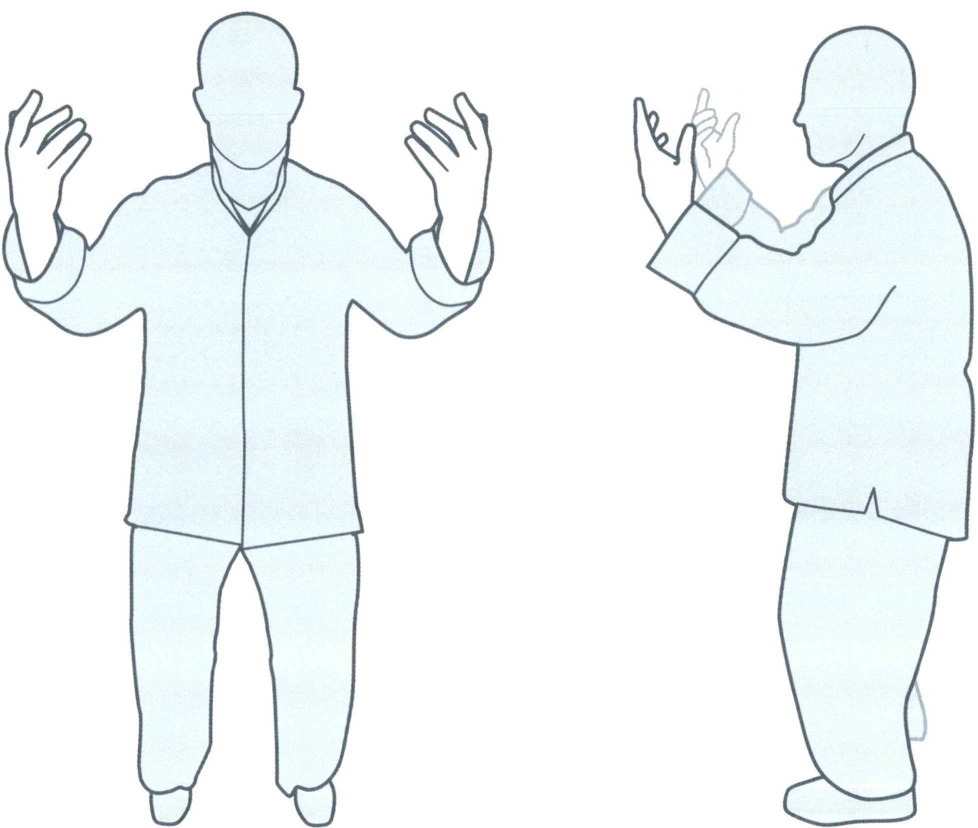

Schultern und Arme bis zu den Ellbogen bilden das Dreieck. Die Arme sind «schwache» Arme, Ellbogen etwa in Schulterhöhe, die Unterarme stehen leicht schräg aufrecht. Handflächen zeigen nach oben/innen. Die «Tigermäuler» öffnen sich nach oben, die Daumen zeigen «indirekt» zum Unteren Dantian.

Vorstellung: Meine Arme sind Antennen nach oben.

Bild: Sterntaler empfängt das Himmels-Qi.

Idee: Mein Geist wird weit.

Übung VIII, Yang, Ausatmer

Starke Phase: ausatmen

Position der Hände: Handgelenke in Schulterhöhe, energetische Funktion der Daumen: Rückbindung des Qi zum Unteren Dantian.

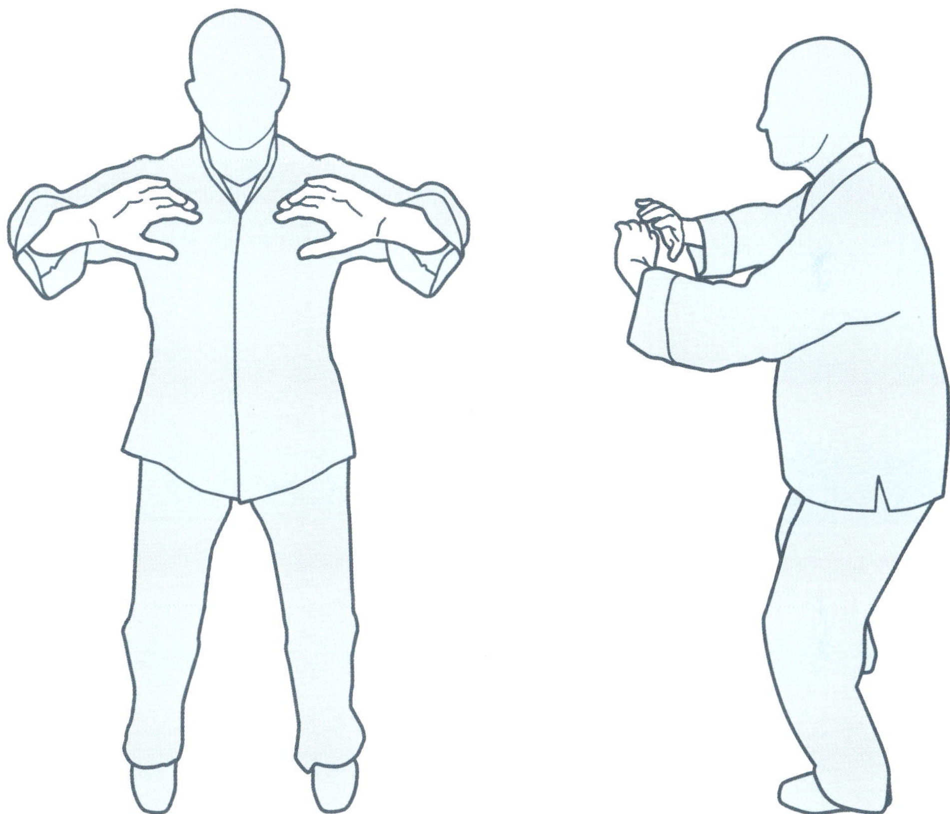

Schultern und Arme bis zu den Ellbogen bilden das Dreieck. Die Arme sind «starke» Arme, die Handgelenke etwa in Schulterhöhe. Die «Tigermäuler» zeigen zueinander, Handflächen nach vorn/unten und die Daumen «direkt» zum Unteren Dantian.

Vorstellung: Qi dringt nach außen und bleibt doch bei mir.

Bild: Atlas umarmt die Welt.

Idee: Ich bin voll in meiner Kraft.

Anschließend kann der Ablauf wiederholt werden.

Abschluss:

a) Yin wie Übung I

Schwache Phase: einatmen

b) Hände lösen, entspannt ausatmen, Beine strecken, Füße zusammennehmen

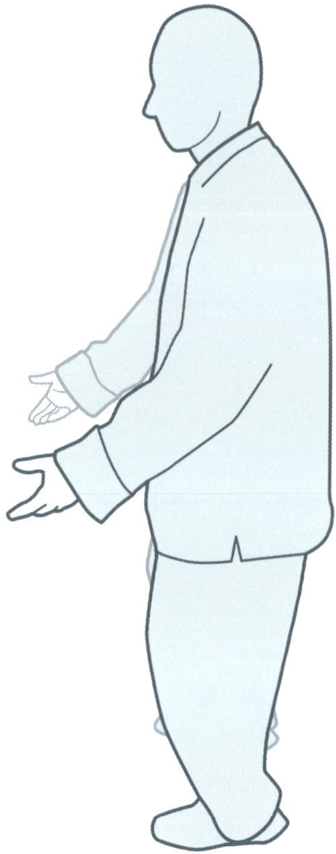

Ausblick: Die Positionen fließend verbinden

Damit ist die Darstellung der «Grundstufe» von LebenstorQigong abgeschlossen. Wenn die einzelnen Positionen nacheinander sicher erlernt wurden, auch in ihrer fließenden Verbindung, kann als Nächstes der Atem hinzugenommen werden. Zur Erinnerung: Es ist erst dann sinnvoll, den Atem zu beachten, wenn Yin und Yang sinnvoll, d. h. dem eigenen Atemtyp entsprechend, verbunden werden können.

Die nächste Stufe ist dann «LebenstorQigong in motion», auf der die einzelnen Übungen frei kombiniert werden können, natürlich immer in der Yin-Yang-Abfolge. Gleichzeitig (oder vorher) ist das Erlernen der Spiralbewegungen möglich, die letztlich erst den «wahren Atem» ermöglichen.

LebenstorQigong-Seminare mit dem Autor finden statt in der Taiji Akademie Frankfurt. Näheres auf www.taijiakademie.de. Videoclips sind in Vorbereitung.

Anhang

Lunarer Einatmer: So geht's ...

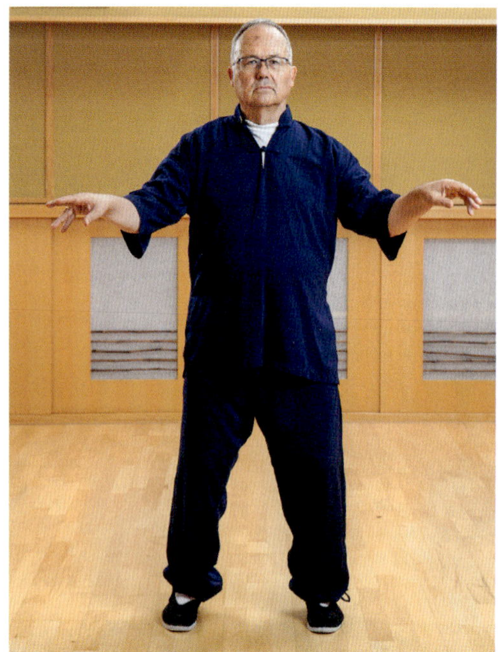
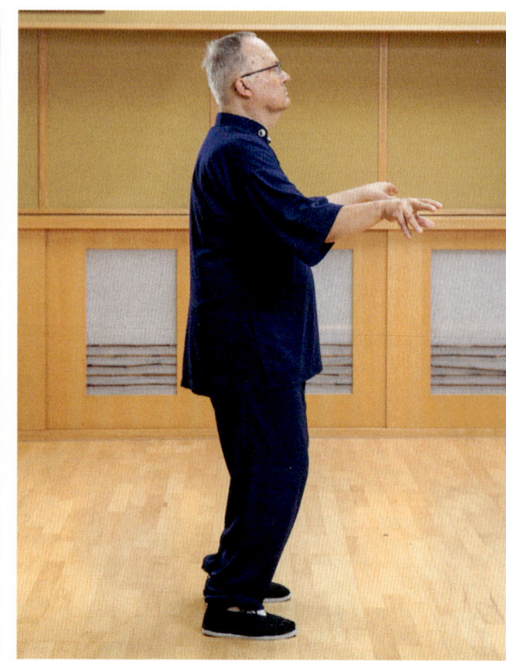

Einatmer schwache Position (Übung VIII, Yang)

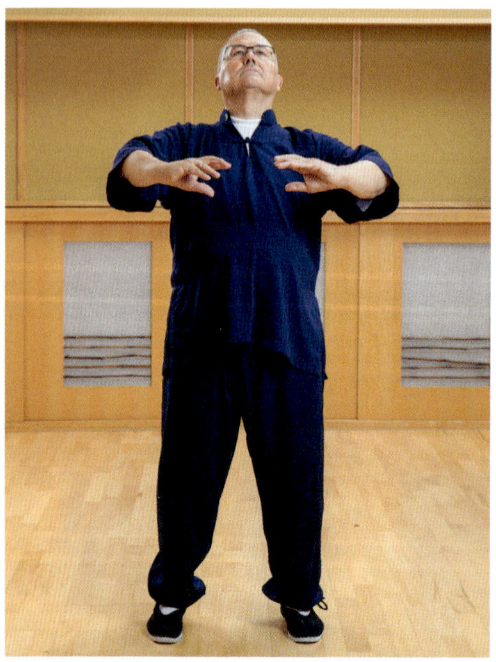
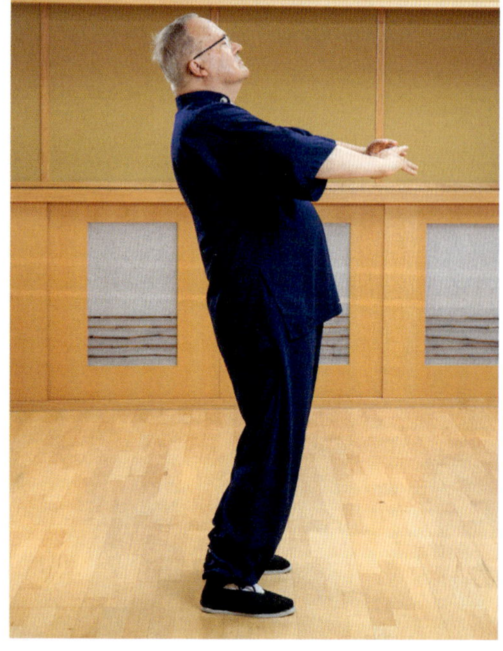

Einatmer starke Position (Übung VII, Yin)

... und so geht's nicht:

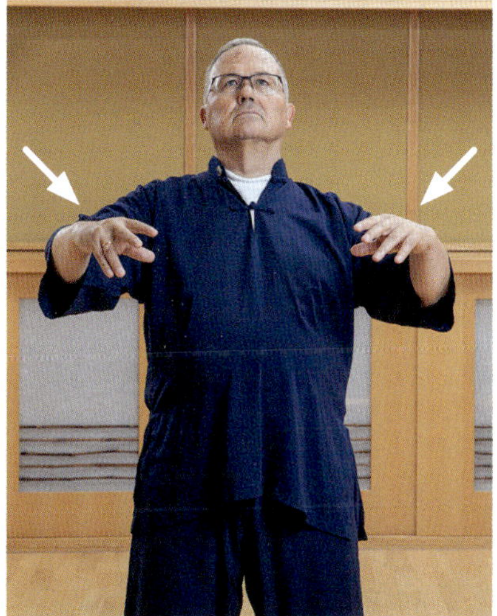

Starke Arme ohne Handgelenksknick

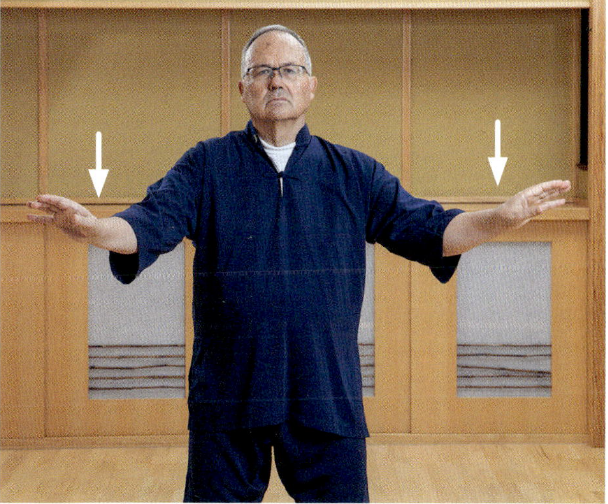

Schwache Arme dürfen keinen Handgelenksknick haben

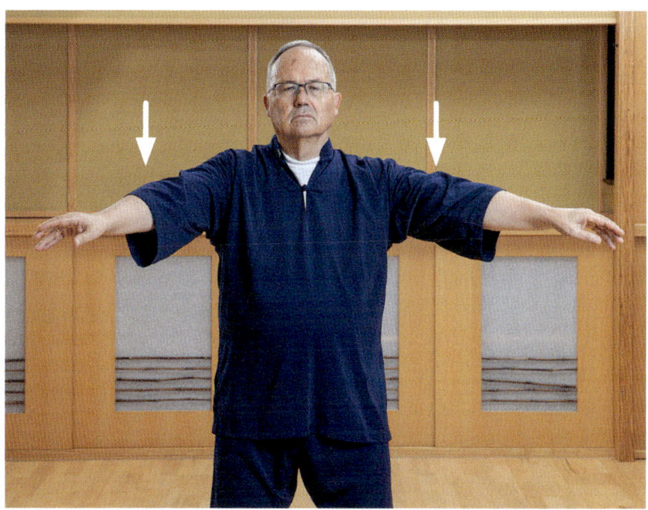

Schwache Arme dürfen nicht gestreckt sein

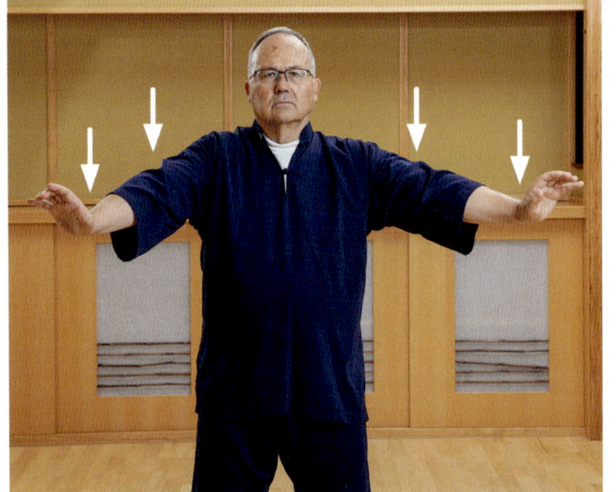

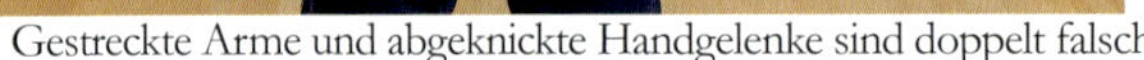

Gestreckte Arme und abgeknickte Handgelenke sind doppelt falsch

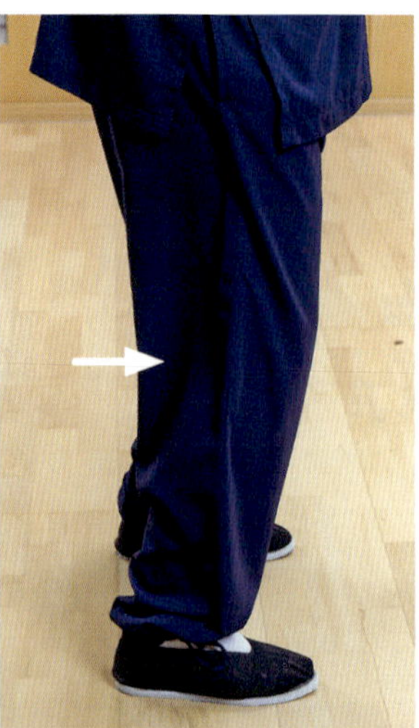

Knie zu wenig gebeugt

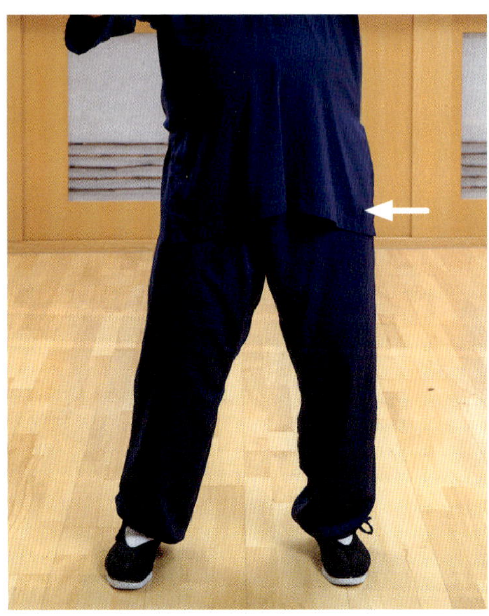

Becken steht schief

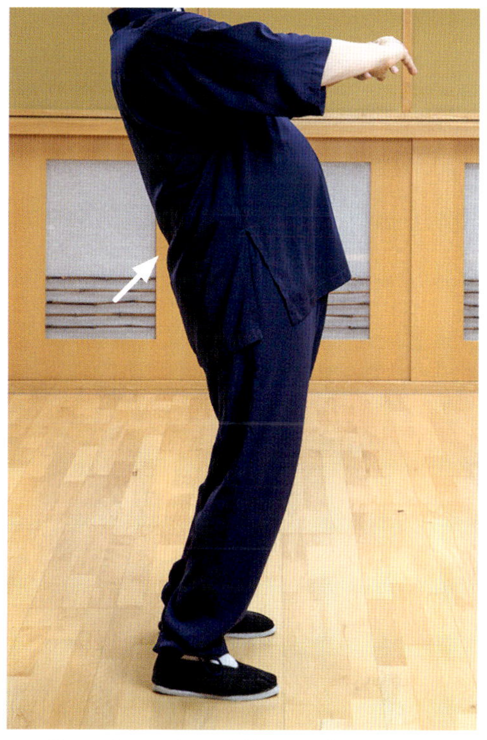
Rumpf zu weit nach hinten gebeugt

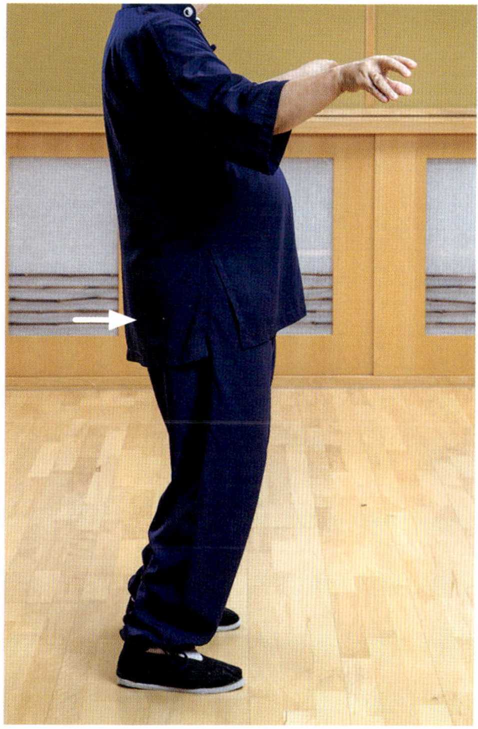
Becken nach vorn geschoben in der schwachen Stellung

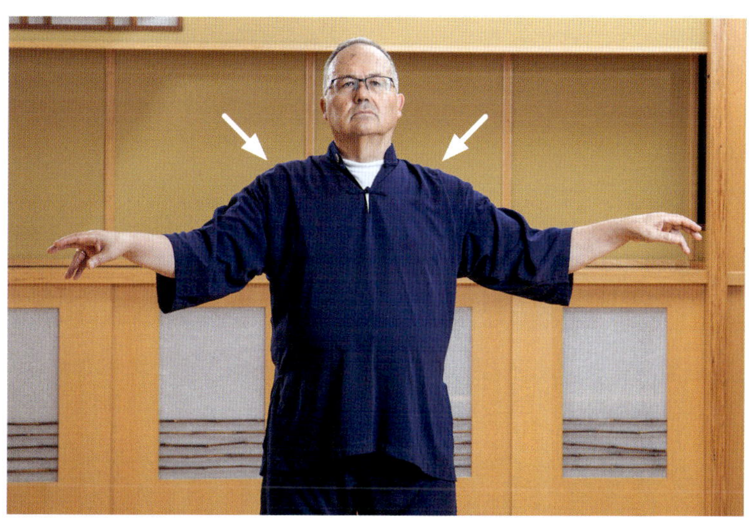
Schultern zurückgenommen

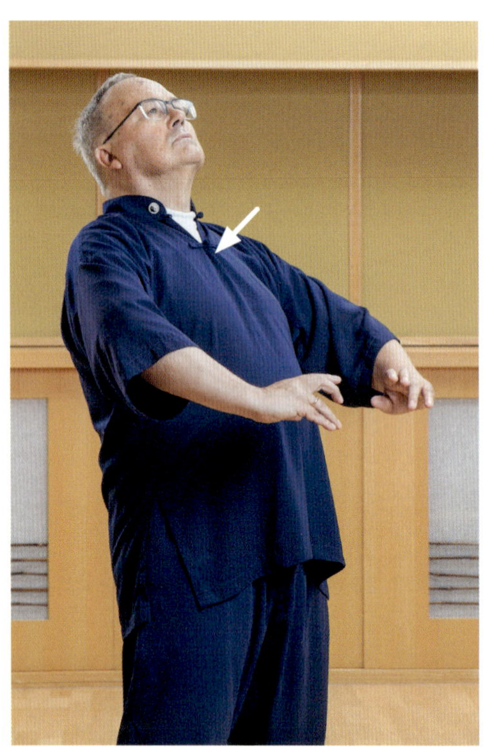

Brustbein angehoben

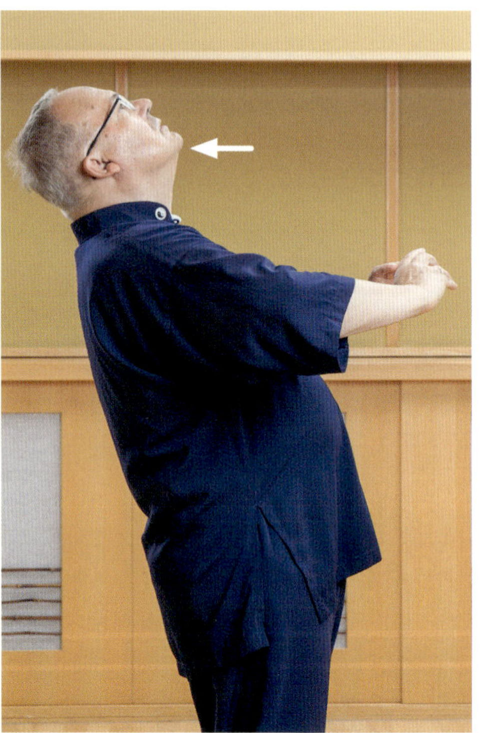

Kopf zu hoch

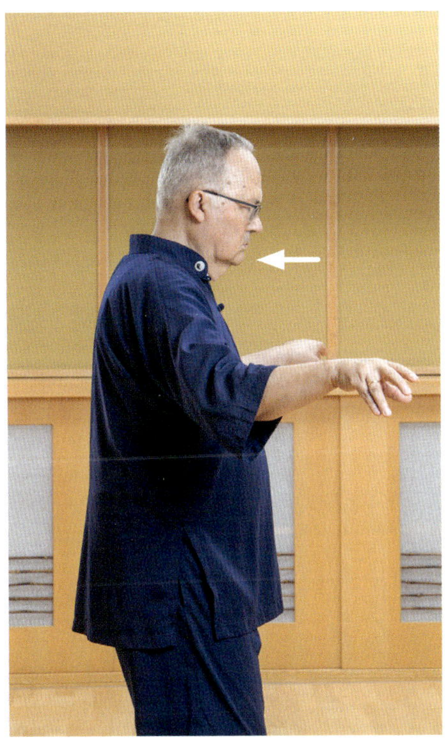
Kopf zu tief

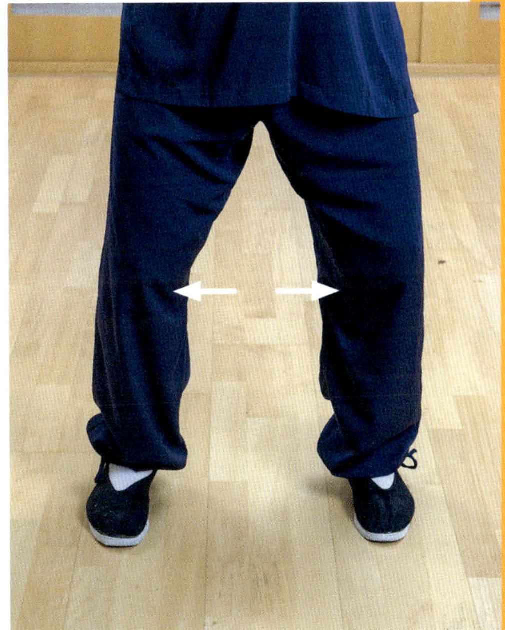
Knie nach außen gedrückt

Solarer Ausatmer: So geht's ...

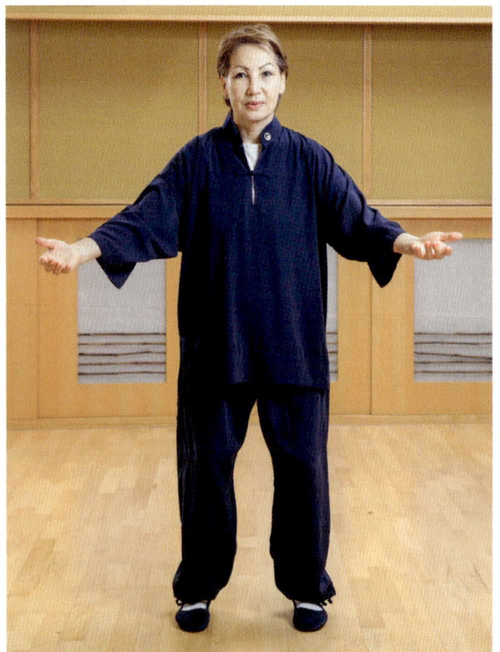

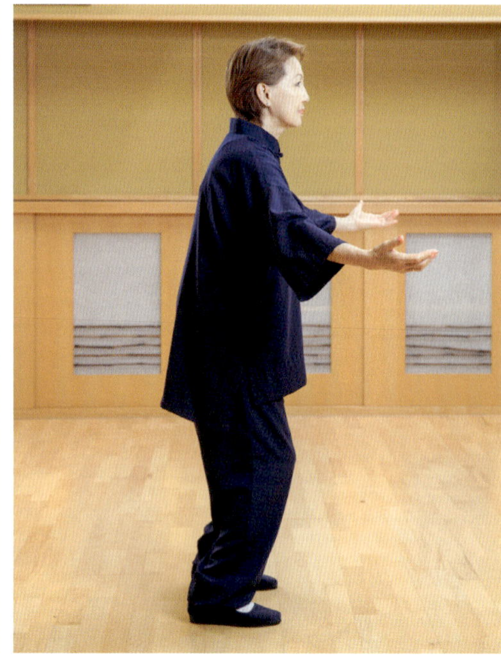

Ausatmer: schwache Position (Übung V, Yin)

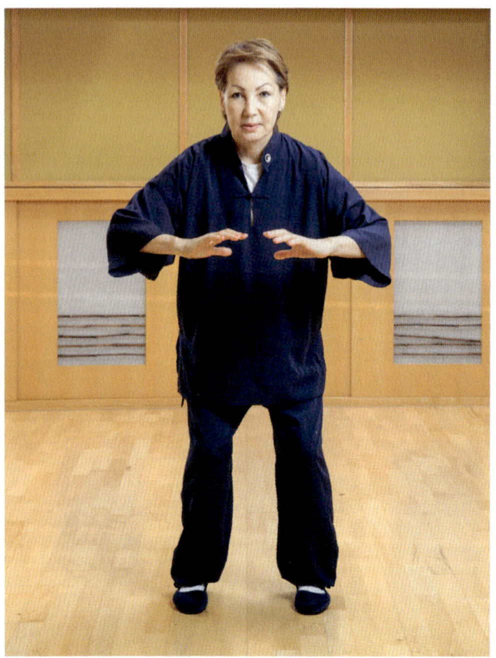

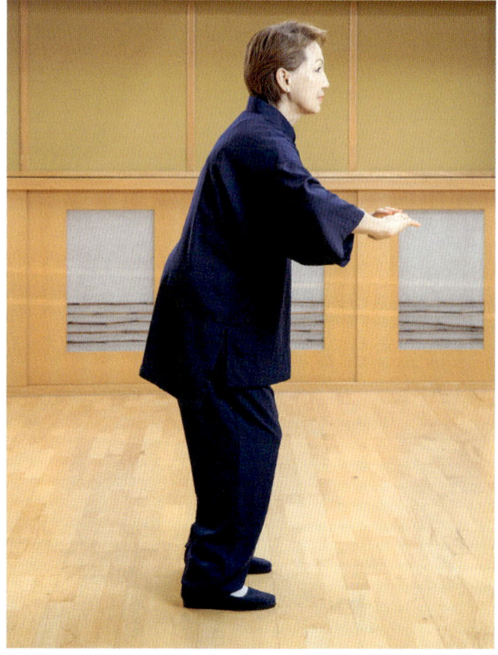

Ausatmer starke Position (Übung VI, Yang)

... und so geht's nicht:

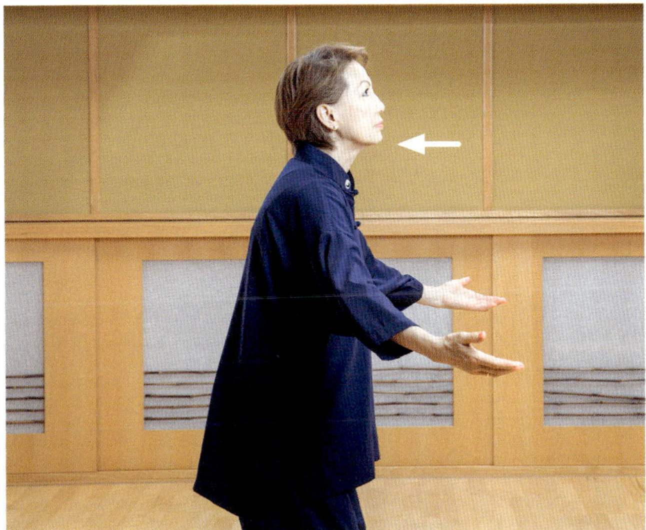

Kinn zu hoch

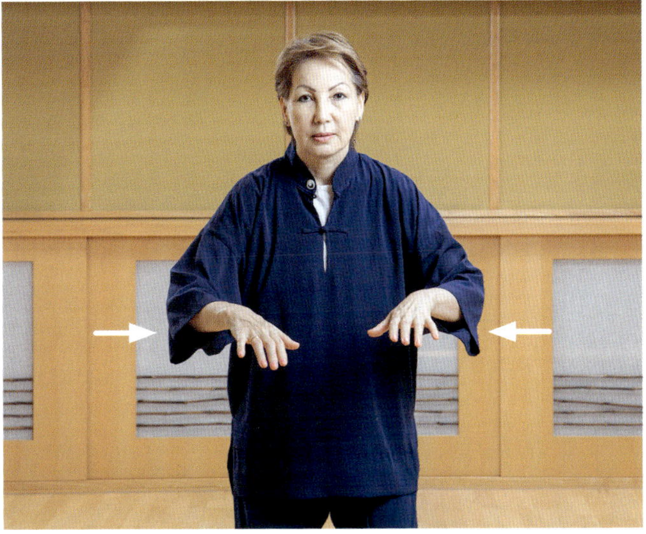

Starke Arme ohne Handgelenksknick

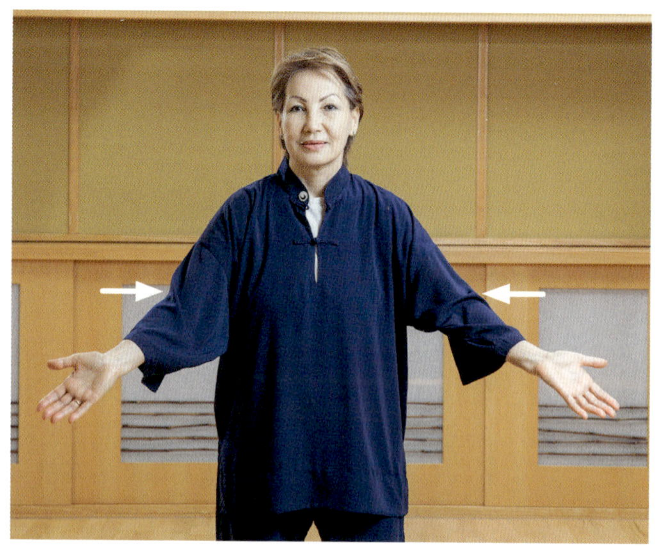

Ellbogen zu dicht am Körper

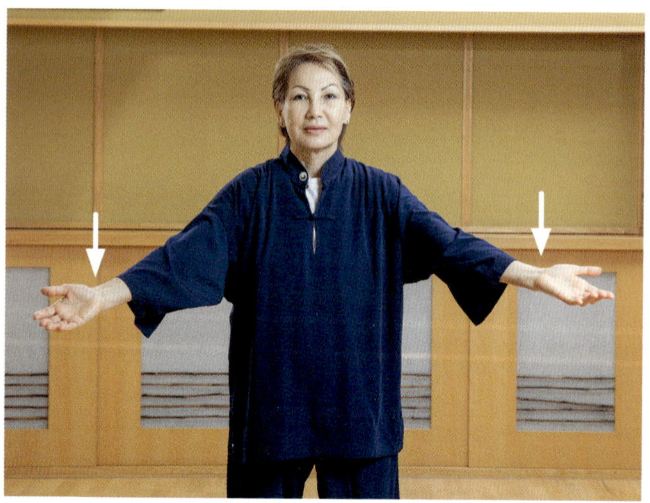

Schwache Arme dürfen keinen Handgelenksknick haben

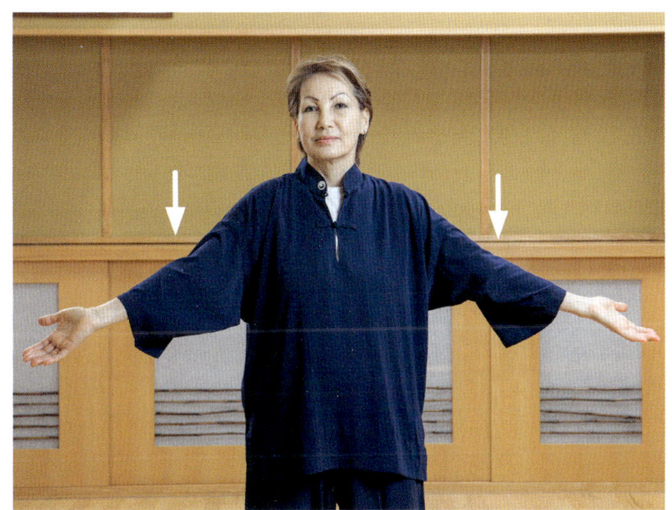

Schwache Arme dürfen nicht gestreckt sein

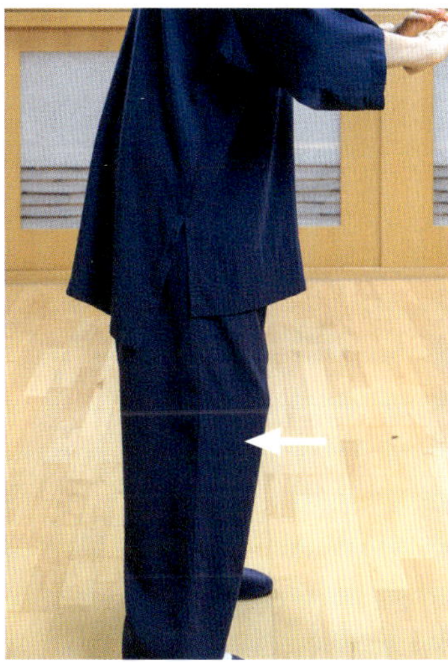

Knie nicht genug gebeugt

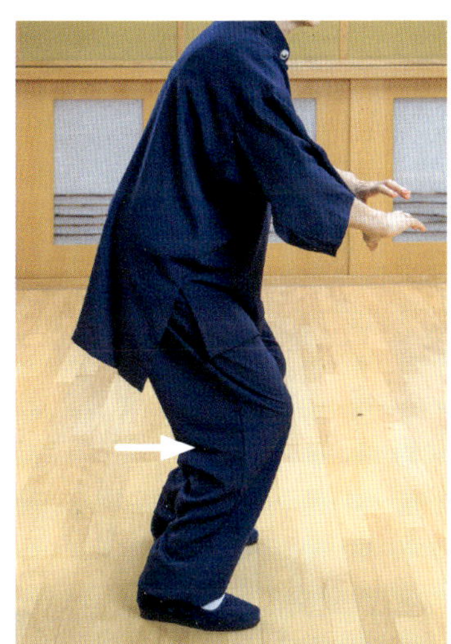

Knie zu tief gebeugt

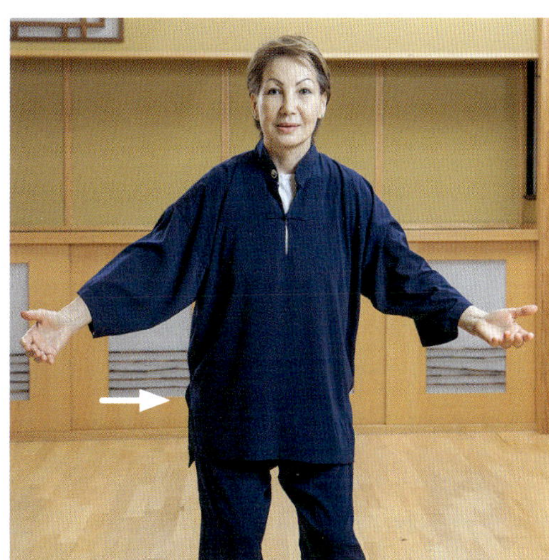

Becken nach rechts verschoben

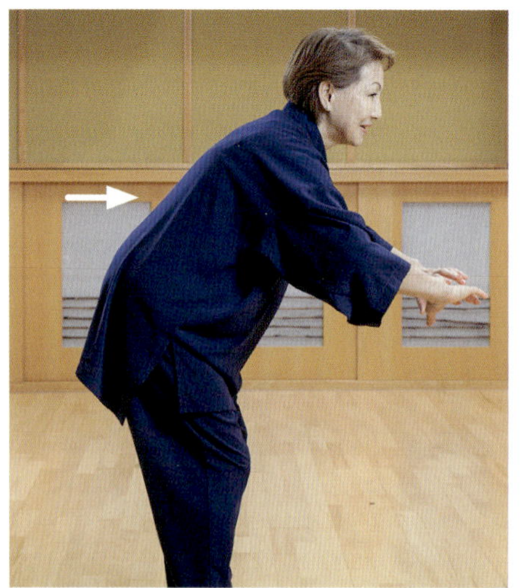
Rumpf zu weit gebeugt

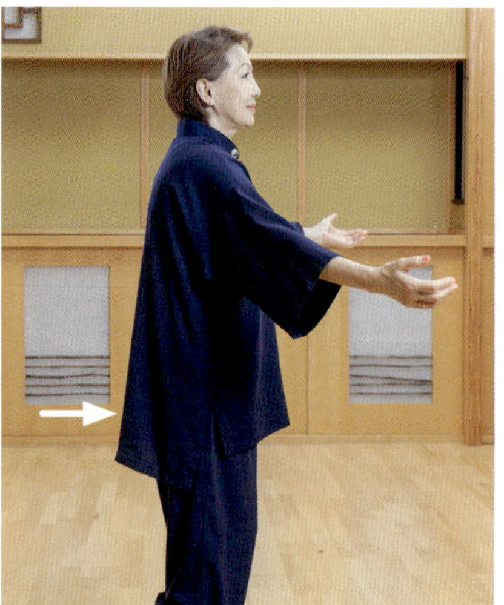
Becken zu stark aufgerichtet

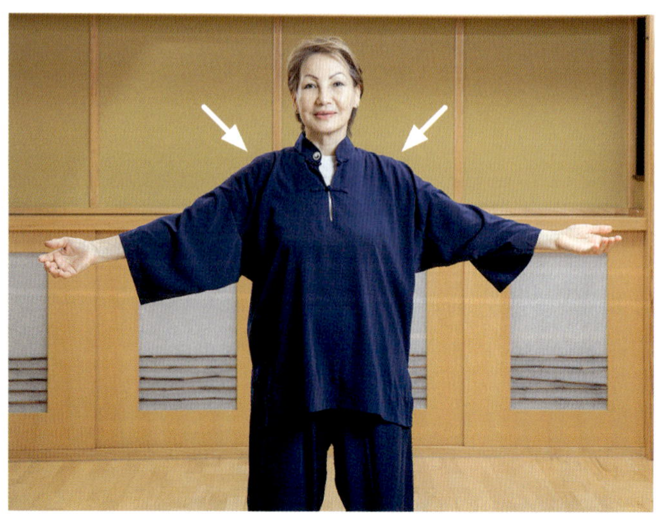
Schultern zu weit zurückgenommen

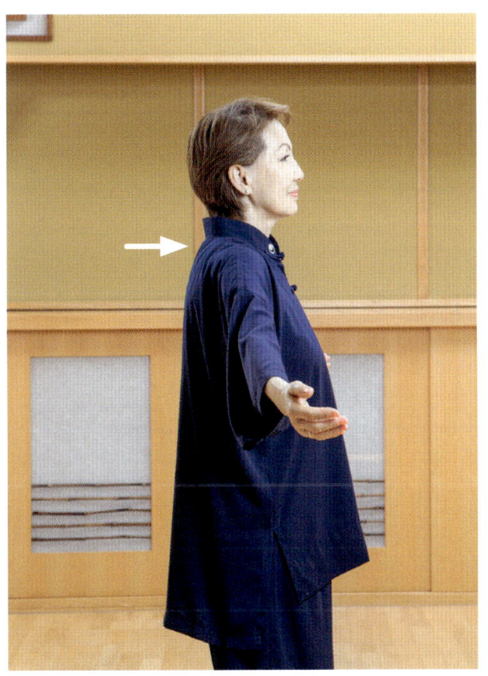
Schultern zu weit zurückgenommen

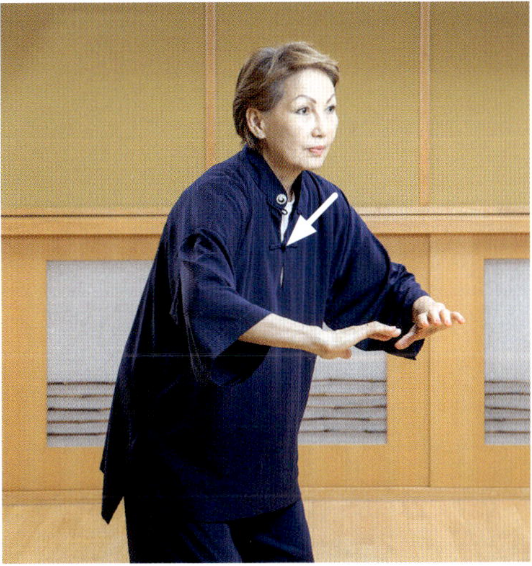
Brustbein zu stark eingesunken

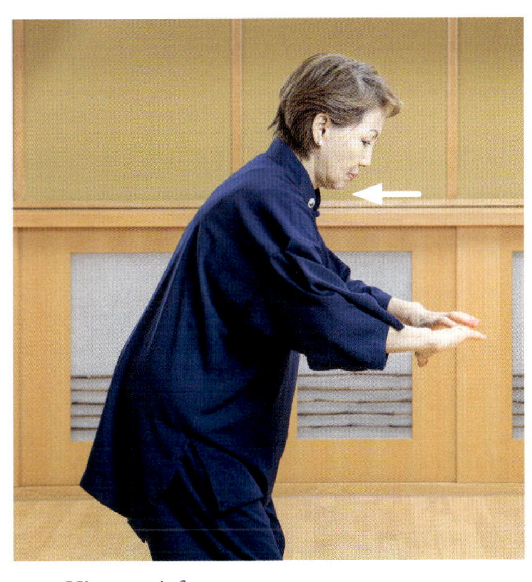
Kinn zu tief

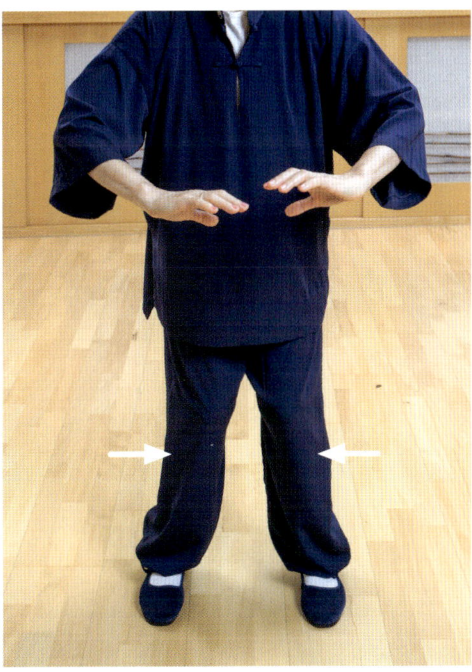
Knie nach innen

Danksagung

Zuvörderst danke ich meinen Schülerinnen und Schülern, die mich in den letzten Jahren geduldig bei den Pilotprojekten rund um das Thema «Atemtypen in Taiji und Qigong» begleitet haben. Ohne ihre Offenheit, meinen Entdeckungen und den daraus resultierenden Vorschlägen zu folgen, hätte die Taiji Akademie in den letzten 10 Jahren ihre Arbeit nicht entwickeln können und ich hätte dieses Buch, wie auch die früheren, nicht schreiben können.

Dann gilt mein Dank Susanne Klein für das Lektorat, in welchem sie – wie bereits in einigen früheren Büchern von mir – meine sprachlichen Unklarheiten aufgelöst und mir zu einem neuen Blick auf das, was ich ausdrücken wollte, verholfen hat.

Jutta und Dardo Lessmann aus dem Kreis meiner Schüler haben mit ihrer sinologischen und religionswissenschaftlichen Kompetenz Ergänzungen und Korrekturen angeregt, für die ich dankbar bin; ebenso danke ich Dr. Rainald Simon für seine Definitionen der chinesischen Begriffe, sowie Horst Schmidt, HP für Chinesische Medizin, für seine Durchsicht des 1. Kapitels.

Wolfgang Höhn, einem frühen, und Klaus Vorpahl, einem engen heutigen Wegbegleiter, danke ich für Durchsicht und Korrektur des Manuskripts. Und Dank an den Verlag, der mir alle Freiheiten bei seiner Entstehung gelassen hat, dass es so werden konnte, wie es hier erscheint.

Gar nicht hoch genug kann ich die Arbeit des Grafikers Matthias Emde und seiner Kollegin Andrea Thiele schätzen, die nicht nur die Zeichnungen erstellt und das Layout gestaltet haben, sondern auch mit großer Geduld meine Änderungen angenommen und kreativ umgesetzt haben.

Das so entstandene optische Erscheinungsbild wäre nicht möglich gewesen ohne die tatkräftige Unterstützung zahlreicher «Mitstreiter», für die ich mich besonders herzlich bedanke. Die Hilfsbereitschaft, sich als Modell für die Illustrationen zur Verfügung zu stellen wie auch die Höhe der Spenden hat mich wirklich überrascht und erfreut.

Zu guter Letzt gilt mein Dank meiner Frau Roza, die mich während dieser Arbeit, und ganz besonders in schwierigen Phasen, unterstützt und umsorgt hat. Als ich mir da manchmal wünschte, ich hätte ein Sabbatjahr nehmen können, um das Buch zu schreiben – aber eben leider keinen Chef habe, der so etwas gewährt –, da ließ mich ihre liebevolle Zuwendung diesen Wunsch wieder vergessen und weitermachen.

Ich bin sicher, dass das Engagement aller Beteiligten spürbar ist und zum Erfolg des Buches beitragen wird.

Literatur

Achtner, Wolfgang: Willensfreiheit in Theologie und Neurowissenschaften – ein historisch systematischer Wegweiser. wbg Academic, Darmstadt 2010

Anders, Frieder: Das Innere Taijiquan – Einführung in den authentischen Yang-Stil für beide Atemtypen. tao.de in Kamphausen Media, Bielefeld 2019

Anders, Frieder: Taiji – Atemenergetik und Biomechanik. Shaker Media, Düren 2015

Anders Frieder/Hechler, Judith: Innere Kraft durch AtemtypQigong – Gesund durch richtiges Atmen. tao.de in Kamphausen Media, Bielefeld 2019

Anders, Frieder/Höhn, Wolfgang: Taichi – Grundlagen der fernöstlichen Bewegungskunst. Shaker Media, Düren 2017

Bauer, Wolfgang: Geschichte der chinesischen Philosophie. C. H. Beck, München 2001

Bayertz, Kurt: Der aufrechte Gang – Eine Geschichte des anthropologischen Denkens. C. H. Beck, München 2013

Cleary, Thomas (Hrsg.): Die Drei Schätze des Dao – Basistexte der inneren Alchimie. edition steinrich, Berlin 2012

Cohen, Kenneth S.: Qigong – Grundlagen, Methoden, Anwendung. O. W. Barth, München 2008

Dale, Cyndi: Der Energiekörper des Menschen- – Handbuch der feinstofflichen Anatomie. Lotos, München 2012

Damasio, Antonio R.: Descartes' Irrtum – Fühlen, Denken und das menschliche Gehirn. List, München 2005

Deadman, Peter/Al-Khafaji, Mazin/Baker, Kevin: Handbuch der Akupunktur. Verlag Systemische Medizin, Bad Kötzing 2000

Dschuang Dsi: Das wahre Buch vom südlichen Blütenland, aus dem Chinesischen übertragen und erläutert von Richard Wilhelm. Diederichs, Köln 1984

Dürckheim, Karlfried Graf: Hara – Die Erdmitte des Menschen. O. W. Barth, München 2003

Feldenkrais, Moshe: Bewusstheit durch Bewegung. Suhrkamp, Frankfurt a. M. 1996

Feldenkrais, Moshe: Das starke Selbst. Suhrkamp, Frankfurt a. M. 1989

Fleckenstein, Johannes/Trinczek, Klaus: Quick-Start Akupunktur. Haug, Stuttgart 2011

Gerhards, Marco, Die Atemformen beim Menschen – Mit 111 Wahrnehmungsübungen. Ryvellus, Saarbrücken 2016

Gernet, Jaques: Die chinesische Welt. Suhrkamp, Frankfurt a. M. 1988

Gloy, Karen: Das Verständnis der Natur, Band 1: Die Geschichte des wissenschaftlichen Denkens. C. H. Beck, München 1995

Gloy, Karen: Das Verständnis der Natur, Band 2: Die Geschichte des ganzheitlichen Denkens. C. H. Beck, München 1996

Granet, Marcel: Das chinesische Denken – Inhalt, Form, Charakter. Suhrkamp, Frankfurt a. M. 1985

Granet, Marcel: Die chinesische Zivilisation – Familie. Gesellschaft. Herrschaft. Von den Anfängen bis zur Kaiserzeit. Suhrkamp, Frankfurt a. M. 1985

Hagena, Christian: Grundlagen der Terlusollogie. Haug, Stuttgart 2000

Hempen, Carl-Hermann: dtv-Atlas zur Akupunktur. dtv, München 1995

Hertzer, Dominique: Das Leuchten des Geistes und die Erkenntnis der Seele. VAS-Verlag für Akademische Schriften, Frankfurt a. M. 2006

Huai-Chin Nan/Wen Kuan Chu: Tao & Longevity – Mind-Body Transformation. Red Wheel/Weiser, Newburyport, MA, 1984

Jarmey, Chris: The Concise Book of the Moving Body. North Atlantic Books, Berkeley, CA, 2006

Kubny, Manfred: Qi – Lebenskraftkonzepte in China: Definitionen, Theorien und Grundlagen. Haug, Heidelberg 1995

Kungfutse: Gespräche – Lun Yü, aus dem Chinesischen übersetzt und herausgegeben von Richard Wilhelm. Diederichs, München 1989

Lade, Arnie: Selbstheilung mit Qi – Das Standardwerk der Energiemedizin. O. W. Barth, Frankfurt a. M. 2004

Landmann, Rainer: Taijiquan – Konzepte und Prinzipien einer Bewegungskunst. Institut für bewegungswissenschaftliche Anthropologie, Hamburg 2002

Laozi: Daodejing, aus dem Chinesischen übersetzt und herausgegeben von Rainald Simon. Reclam, Stuttgart 2009

Linck, Gudula: Yin und Yang – Auf der Suche nach Ganzheit im chinesischen Denken. C. H. Beck, München 2000

Lorenzen, Udo: Mikroskopische Landschaften Bd.1 – Übergreifende Konzepte in der Chinesischen Medizin. Shaker Media, Düren 2016

Lorenzen, Udo/Noll, Andreas: Reflexionen über Ming Men – das Lebenstor, in: Die Wandlungsphasen der traditionellen chinesischen Medizin, Band 5. Shaker Media, Düren, 2017 (siehe auch unter abz-nord.de/Literatur/Fachartikel/lebenstor_Ming_Men.htm; Stand: 4.11.2019)

Lu K'uan Yü: Die Geheimnisse der chinesischen Meditation. Bechtermünz, Freiburg 1984

Mair, Victor H. (Hrsg.): Zhuangzi – Das klassische Buch daoistischer Weisheit. Krüger, Frankfurt a. M. 1998

Meinberg, Eckhard: Das Menschenbild der modernen Erziehungswissenschaft. Wissenschaftliche Buchgesellschaft, Darmstadt 1988

Müller, Josef Viktor: Den Geist verwurzeln – Die Namen der Akupunkturpunkte als Bindestriche der Psycho-Somatik. Müller & Steinicke, München 2004

Myers, Thomas W.: Anatomy Trains – Myofasziale Leitbahnen. Urban & Fischer Verlag/Elsevier GmbH, München 2004

Nelting, Dr. Manfred: Burn-out – Wenn die Maske zerbricht. Goldmann, München 2014

Olson, Stuart (Hrsg.): Das Qi pflegen – Die geheimen Trainingsdokumente der Familie Yang nach Chen Gong. Aurum, Bielefeld 1992

Olson, Stuart (Hrsg.): Das Wesen des Taiji-Quan – Die geheimen Trainingsdokumente der Familie Yang nach Cheng Gong. Aurum Bielefeld 2006

Olvedi, Ulli: Das Stille Qi Gong nach Meister Zhi-Chang Li. Heyne, Berlin 2004

Pietschmann, Herbert: Das Ende des naturwissenschaftlichen Zeitalters. Paul Zsolnay Verlag, Wien/Hamburg 1980

Plessner, Helmuth: Mit anderen Augen – Aspekte einer philosophischen Anthropologie. Reclam, Stuttgart 1982

Schleip, Robert u. a. (Hrsg.): Lehrbuch Faszien – Grundlagen, Forschung, Behandlung. Urban & Fischer Verlag/Elsevier GmbH, München 2014

Schwind, Peter: Das Croissant im Gehirn – Die ungewöhnliche Osteopathie des Jean-Pierre Barral. Irisiana, München 2015

Seem, Mark/Kaplan, Joan: Geistkörper-Heilung. Heyne, München 1994 (Originalausgabe: Bodymind Energetics – Toward a Dynamic Model of Health. Rochester, VT, 1987)

Slingerland, Edward: Wie wir mehr erreichen, wenn wir weniger wollen – Das Wu-Wei-Prinzip. Berlin Verlag, Berlin 2014

Sonnenschmidt, Rosina: Sonnen-, Mond- und Erdatem. Inroso Edition Elfenohr, Pforzheim 2014

Sunzi: Die Kunst des Krieges. Insel, Frankfurt a. M. 2009

Tang, Zi-Chang: Principles of Conflict. T. C. Press, San Rafael, CA, 1969

Tarnas, Richard: Das Wissen des Abendlandes – Das europäische Weltbild von der Antike bis zur Moderne. Patmos, Düsseldorf 2006

The Pocket Atlas of Human Anatomy – A Reference for Students of Physical Therapy, Medicine, Sports, and Bodywork. Lotus Publishing, Chichester, UK, 2006

Todd, Mabel E.: Der Körper denkt mit – Anatomie als Ausdruck dynamischer Kräfte. Huber, Bern 2003

Wen-Shang Huang: Fundamentals of Tai Chi Ch'uan. South Sky Book Company, Hongkong 1974

Wolf, Fred Alan: Körper, Geist und neue Physik. Insel, Frankfurt a. M. 1993

Zhang Yu Huan/Rose, Ken: Den Drachen reiten – Die kulturellen Wurzeln der Traditionellen Chinesischen Medizin. O. W. Barth, München 2010

Zheng, Buyin: Authentisches Qigong in der chinesischen Tradition. Schirner Verlag, Darmstadt 2010

Bildnachweis

Buchgestaltung:
Matthias Emde, Andrea Thiele

Buchumschlag:
Foto: *Michael Borgers - pixabay*
Illustration: *Wang Ning*

Illustrationen:
Wang Ning: 3, 24, 26o., 27, 32o., 38o., 41, 42, 43, 48, 86, 94, 125; *Andrea Thiele:* 19, 25, 28, 32u., 38u., 45l., 46, 49, 52, 60, 72, 75, 91, 105u., 118, 126, 136; *Matthias Emde:* 13, 22, 23u., 26u., 35r., 36r., 37, 44, 45r., 53, 54, 56, 58, 65, 78, 81, 82, 84, 87, 98, 103, 105o., 108o., 110, 111, 112m, 112u, 113, 115-117, 119-124, 127o., 128, 129u., 130-133, 137-139, 141-143, 153, 156-158, 164, 166, 167, 169-177, 179, 181, 183-190; *phisicalpsience.com/public/Taosi_Observatory/Taosi_Observatory.html:* 23o.; *Qi Encyclopedia:* 34; *abz-nord.de/cms/bildersaal/leitbahntafeln-ming-dynastie.html:* 35l., 36l.; *shutterstock/Uncle Leo:* 67, 68ol.; *Anders, Brauner, Zock: Taiji, Atemenergetik und Biomechanik:* 68u., 76; *Andreas Vesalius:* 95; *The Pocket Atlas of Human Anatomy, 2006:* 96, 97, 114; *Henry Gray:* 100, 129o.; *Leonardo da Vinci:* 104; *unbek.:* 127u.; *paradisi.de/Health_und_Ernaehrung/Anatomie/Arm/Artikel/22809_Seite_2.php:* 154, 155

Fotos:
Matthias Emde: 5-8 (Rand), 73-116 (Rand), 107o., 112o.; *Andrea Thiele:* 9-71 (Rand), 117-209 (Rand); *Christian Rall:* 68or., 79o., 80o.; *commons.wikimedia.org - Dr. Meierhofer:* 79u.; *pixabay:* 80u.; *Onderwijsgek/Wikipedia:* 107u.; *idmuseum.com/en/product/394.html:* 108u.; *Harry Tränkner:* 146-149, 192-203; *Sibel Cirsi:* 210

Modelle: Roza und Frieder Anders

Tabellen:
Gerhards a. a. O., Seite 328: 59

Über den Autor

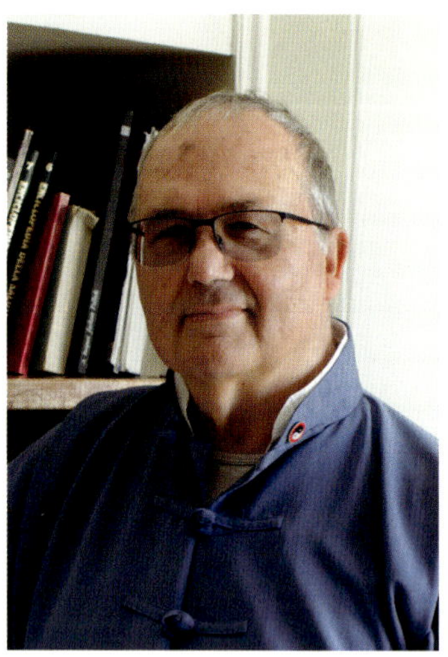

Taiji-Großmeister **Frieder Anders**, Jahrgang 1944, ist einer der bekanntesten Lehrer dieser Kunst in Europa. Er praktiziert Taiji seit 1973, und seine Ausbildung führte ihn früh zu den wichtigsten Meistern in Ost und West (u.a. in Taiwan, New York, London und Hongkong).

Nach 26 Jahren Ausbildung bei Großmeister K. H. Chu (London) wurde er 2002 als Meister der 6. Generation im Yang-Familienstil bestätigt.

Bereits 1980 gründete er die erste deutsche Taiji-Schule in Frankfurt am Main, die unter seiner Führung als «Taiji Akademie – Schule der inneren Kraft» bis heute ausbildet.

Über Taiji und Qigong schrieb Frieder Anders bisher sieben Bücher, dazu zahlreiche Aufsätze, und er produzierte mehrere eigene Lehrfilme (als DVD erhältlich).

Der Autor, der in jungen Jahren Musikwissenschaft studierte, verfügt auch über eine professionelle Gesangsausbildung. So sind Musik und Gesang wichtige Bestandteile seines Lebens, ebenso wie die weitere Erforschung des Taiji, der er sich seit seiner Entdeckung der Atemtypen in Taiji und Qigong (FriederAnders:AtemtypTaiji®, FriederAnders:Atemtyp Qigong®) verstärkt widmet.

Im gleichen Verlag:

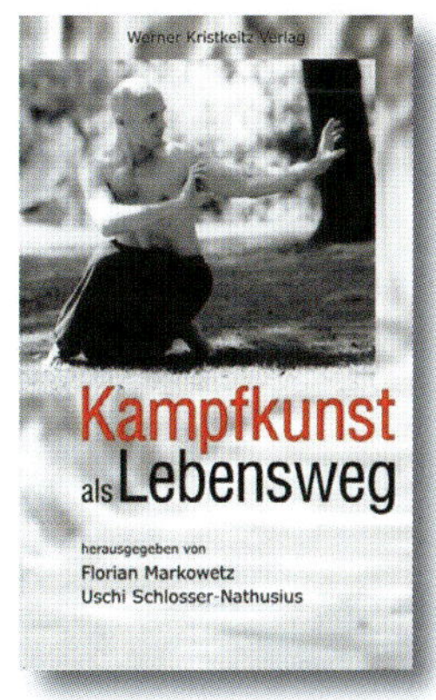

Uschi Schlosser-Nathusius / Florian Markowetz (Hg.)

Kampfkunst als Lebensweg

Hardcover, ISBN 978-3-932337-14-7

Erfahrene Meister erzählen, wie sie ihren Lebensweg in der Kampfkunst gehen — hier im Westen. Doch wer sich in der unglaublichen Vielfalt fernöstlicher Kampfkünste orientieren will, muss auch China und Japan verstehen. Ohne die faszinierenden Welten des Dao, Qi, Zen und Bushidō ist Kampfkunst nicht zu leben.

Dieser Sammelband enthält Beiträge von Rainer Jättkowski, Andreas B. Niehaus, Fritz Nöpel, Lothar Ratschke, Thomas Schmidt-Herzog, Song Chuanyu, Gerhard Walter sowie der Herausgeber.

Ein Grundlagenwerk, das dem westlichen Menschen konkrete Hilfestellung bietet beim Verständnis dessen, was Kampfkunst hier und heute tatsächlich bedeutet.

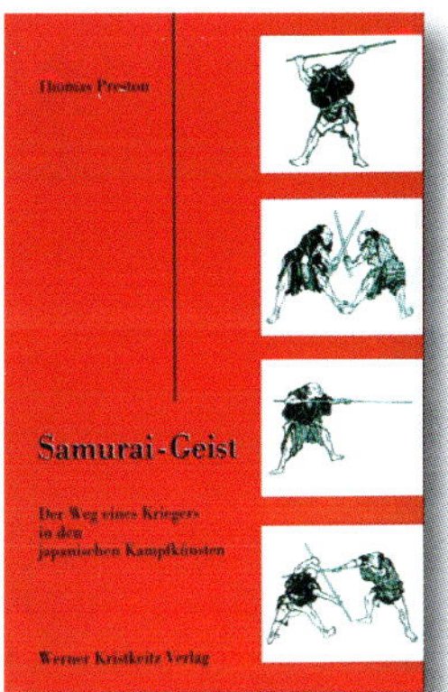

Thomas Preston

Samurai-Geist

Der Weg eines Kriegers in den japanischen Kampfkünsten
Hardcover, ISBN 978-3-921508-76-3

Das Vermächtnis eines alten Samurai, eines Schwertkämpfers der Tokugawa-Zeit, der vertraut ist mit der Frage von Leben und Tod, von Sieg und Niederlage: die überlieferten und über Jahrhunderte erprobten Prinzipien und Werte der Ausbildung zum Samurai, ihr Nutzen im Alltag und im sportlichen Wettkampf. Ein Buch für alle, die praktisch oder theoretisch an den traditionellen Kampfkünsten interessiert sind, gleich ob an Kendō, Iaidō, Karate-dō, Aikidō, Jūdō oder anderen. Es beschreibt, was alle diese Praktiken verbindet: den WEG zur menschlichen Vervollkommnung.

Werner Kristkeitz Verlag
Löbingsgasse 17 • 69121 Heidelberg • www.kristkeitz.de

Kenjiro Yoshigasaki

Aikido

Kunst und Lebensweg

456 S., 1487 Fotos und Diagramme

Großformat, Hardcover, ISBN 978-3-932337-64-2

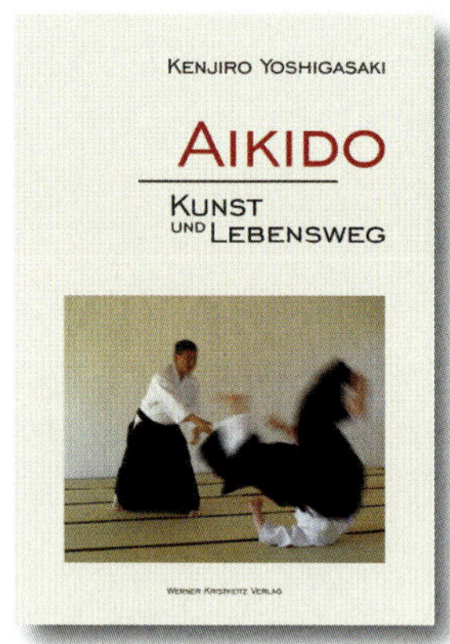

Aikido ist eine junge japanische Kampfkunst. Sie basiert zwar auf Kampftechniken aus der Feudalzeit Japans, hat sich aber zu einer Kunst des Friedens und des Nichtkämpfens entwickelt.

Ebenso wie Meditation ist Aikido ein Weg für alle, die auf der Suche sind nach Frieden im Geist und Frieden in der Welt.

Dieses Buch beschreibt im Detail, wie man mit Aikidotechniken Konflikte beilegen kann, anstatt sie weiter zu schüren. Es gibt dem Leser einen fundierten Überblick über die Grundlagen dieser Kunst sowie vielfältige Anregungen, diese in seinem Alltag anzuwenden.

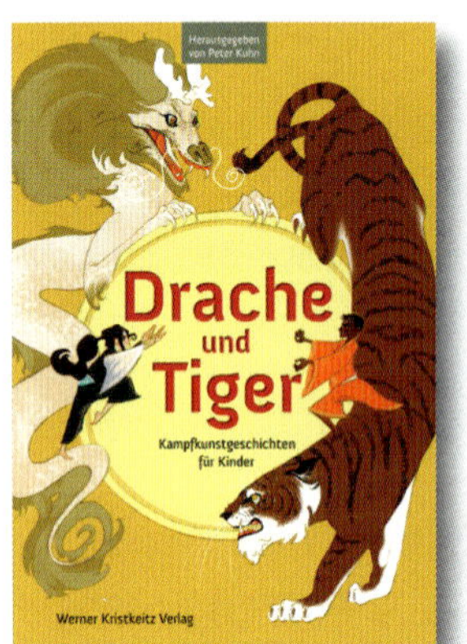

Peter Kuhn (Hrsg.)

Drache und Tiger

Kampfkunstgeschichten für Kinder illustriert von Lisa Henke

4. Auflage. 240 S., Großformat, 45 meist ganzseitige Farbillustrationen

Großformat, Hardcover, ISBN 978-3-932337-61-1

Vielfältige und liebevoll illustrierte Sammlung traditioneller und moderner Geschichten über Weisheiten und Wahrheiten, die wir mit den Kampfkünsten verbinden. Mädchen und Jungen, Handwerker und Prinzen, Mönche und Meister, Tiere und Fabelwesen beflügeln mit ihren Erlebnissen unsere Fantasie und laden zum Mitfühlen, Nachdenken und Fragen ein. Ob im Training oder zu Hause, zum Vorlesen, selber Lesen oder Nacherzählen: Die Geschichten sind eine Bereicherung – nicht nur für Kinder …

«Ein ungewöhnlich umfassend und qualifiziert verfasstes Werk, in dem zwei Stilfiguren der Kampfkunst – Drache und Tiger – eine besondere Rolle spielen. Ich bin davon überzeugt, dass es schnell eine weite Verbreitung finden wird. Jedem, der sich für die Kampfkunst interessiert, kann ich dieses Buch empfehlen.»
(*Fritz Nöpel, 9. Dan Hanshi, Gōjū-Ryū Karate-Dō*)